U0225676

THE END OF THE BEGINNING

Cancer, Immunity and the Future of a Cure

癌症·**免疫** 与 **治愈**

［美］迈克尔·金奇 —— 著

任烨 —— 译　刘颖 —— 审校

中信出版集团｜北京

图书在版编目（CIP）数据

癌症·免疫与治愈/（美）迈克尔·金奇著；任烨
译. —北京：中信出版社，2021.9
书名原文：THE END OF THE BEGINNING：Cancer,
Immunity and the Future of a Cure
ISBN 978–7–5217–3437–9

I.①癌…　II.①迈…②任…　III.①肿瘤免疫学　②
癌－治疗　IV.① R730

中国版本图书馆 CIP 数据核字（2021）第 156460 号

癌症·免疫与治愈
著者：　　[美]迈克尔·金奇
译者：　　任　烨
出版发行：中信出版集团股份有限公司
　　　　　（北京市朝阳区惠新东街甲 4 号富盛大厦 2 座　邮编　100029）
承印者：中国电影出版社印刷厂

开本：880mm×1230mm 1/32　印张：11.25　　字数：258 千字
版次：2021 年 9 月第 1 版　　印次：2021 年 9 月第 1 次印刷
京权图字：01–2020–4069　　书号：ISBN 978–7–5217–3437–9
　　　　　　　　　　定价：59.00 元

谨将此书献给哈罗德·诺埃、托马斯·诺埃、威廉·泽尔纳和所有希望胜利曙光近在眼前的癌症患者及其家人……

　　在同样的园区，同样是阳光明媚的日子，连停车的位置也和我几周前来的时候差不多，境况却完全不同。上次我受到一位前同事的邀请，来介绍我们在一家生物技术公司进行的尖端肿瘤学研究中的亮点，这家公司距离我目前所在的马里兰州贝塞斯达的美国国立卫生研究院（简称NIH）只有几英里远。这家公司的名字是"MedImmune"，由"med"（医学）和"immune"（免疫）两个词组合而成，反映出专注于研发释放免疫系统威力的新方法，以促进医学发展的宗旨。这家公司已经在传染病领域赢得了声誉，而我的任务则是开发针对癌症的产品组合。MedImmune公司的研究主要集中于释放单克隆抗体的威力。单克隆抗体是免疫系统中的制导导弹，它的特异性和破坏性并不亚于两年前在第二次海湾战争中用到的最先进的智能炸弹。

　　来到MedImmune之前，我是普渡大学的一名教授，在学术研究中发现了制造并利用单克隆抗体搜寻和摧毁转移性细胞的方法。这些"流氓杀手"由最具侵略性和致命性的肿瘤细胞组成，往往能避开外科医生的手术刀和化疗。我在一两年前刚刚获得了普渡大学的终身职位，而且非常痴迷于研究转移背后的过程。尽管如此，在这段平静的岁月里，我始终怀揣着利用研究成果来减轻人类在"现实世界"中承受的病痛的热情，这与学术研究中设法治愈实验鼠肿瘤的基本目标是截然不同的。

1998年是很关键的一年，尽管当时我并没有意识到这一点。那是我在普渡大学担任助理教授的第三年，我发表了一篇科研论文，详细介绍了我在北卡罗来纳大学莱恩伯格综合癌症中心完成博士后学业，准备前往普渡大学的过程中开始的一个项目。我们发现了一种将良性细胞与其恶性变体区别开来的细胞行为，我希望这些差异可以给癌症治疗带来新的机遇。

在关键阶段，我非常幸运地出现在正确的地点和时间点。1995年，我们与北卡罗来纳大学教堂山分校和附近的葛兰素制药公司（位于北卡罗来纳州研究三角园区）的同事们合作，开发了一种针对转移性癌症制备单克隆抗体的新方法，如果我们足够幸运，这种方法将可以真正地被用于治疗转移性癌症。我们在1995年的理论依据来自新的证据，这些证据表明急需采用以单克隆抗体取代常规化学毒素的新方法。当时只有一种单克隆抗体获批用于治疗癌症。

我们会看到，美罗华®（利妥昔单抗）这种药品由圣迭戈的一家新兴生物技术公司（IDEC Pharmaceuticals）研发，并由位于旧金山地区外的另一家生物技术公司（Genentech）进行销售。1997年，利妥昔单抗克服重重阻碍，获得了FDA（美国食品药品监督管理局）的批准，被用于治疗一种叫作淋巴瘤的恶性肿瘤。这种药物早期的销量还不错，但并没有取得压倒性的优势。销售迟滞的一部分原因是大多数医生（甚至还有许多科学家）对单克隆抗体药物并不是很熟悉。然而，仅在2015年，这种药物带来的年收入就达到了史无前例的73亿多美元，它成为历史上排名第12的畅销药（毫无疑问，由于抗体药物的销量不像常规药物那样容易受到仿制药竞争的影响，它的排名肯定会进一步上升）。

1998年，商界对于单克隆抗体疗法的态度并不乐观。首先，许多行业专家认为，单从经济因素来看，这一新兴领域不切实际。这样的观点是有道理的，因为制造这些大分子药物需要高昂的成本，每剂药可能要花费数百美元（相比之下，许多常规药物只需要几美分）。此外，那些早期的生物技术先驱掌握着关键专利，这意味着收入中有相当一部分（药物售价的1/3）将会被拱手让给竞争对手。为了收支平衡，一些抗体药物公司打算开出一个疗程一万美元的高价，这在当时简直太离谱了。

如今，在保险公司越来越频繁地要为某些药物支付几十万甚至上百万美元的情况下，一万美元似乎很划算。然而，在20世纪90年代末，这个价格对许多人来说都是非常荒唐的。因此，许多传统制药公司都把重心放在由不太复杂的小分子构成的常规药物上（比如阿司匹林）。相比之下，单克隆抗体就像是庞大而笨拙的野兽（比如，要比阿司匹林大1 000倍）。制造一个抗体需要4个精准排布的大蛋白，为了保证抗体药物的稳定性、安全性和有效性，每个蛋白都要在正确的位置上。

这种复杂的构造过程无法在用于制造小分子的大型发酵罐中进行，而是需要更为复杂的东西，那就是人类或其他哺乳动物细胞的高超技能。没错儿，这些细胞实际上就是一个个工厂，在这些小车间里设计并生产蛋白质所需的技术在20世纪七八十年代才得以实现。本书中提到的所有抗体药物都由从废弃的人体或动物组织中提取的细胞生产出来，并经由基因工程改造以得到所需的抗体。

培养产生抗体的细胞、纯化其蛋白产物并且使合成的药物保持活性，所需的高昂成本贡献了单克隆抗体药物价格的大部分。大量的知识产权（专利及使用费）进一步使抗体的生产成本急剧增加。因此，很少有生物技术公司，或者更准确地说是投资者，愿意冒险从事这样高风险的行业。我在担任大学教授的几年里，和许多传统制药公司的销售代表进行过交谈，大多数人表示他们对应用单克隆抗体治疗疾病感到忧虑，这其中当然不包括癌症。

在那个时候，癌症是药物研发中一个相对落后的领域。我清楚地记得与某位制药公司高管的一次谈话，她说癌症可能会永远保持这种状态，因为在这个领域"从来没有出现过一种拳头产品"（拳头产品是一个行业用语，指的是年销售额达到10亿美元的药品）。她还说"真正的商机"在于人的余生中每天都需要服用的药物（比如治疗高血压或者高胆固醇血症的药物）。肿瘤学的一个问题就是治疗往往是短期的（几周或几个月），如果药物有效，可能就再也不需要治疗了；另一种情况则是患者因病死亡。无论是哪种情况，患者都不会长时间地服药。我记得当时自己对这种粗暴愚蠢的想法感到很震惊，而且现在还能回忆起这次谈话的细节，就好像它发生在昨天。简单地说，在20世纪90年代的制药界，人们对癌症和抗体并没有太大的兴趣。

有一个例外，那就是MedImmune公司。

这家公司最早是由两位共同创业的医生——韦恩·霍克迈尔和富兰克林·托普在1988年建立的，当时他们已经从沃尔特·里德医疗中心的领导岗位上退休。1987年5月，在马里兰州盖瑟斯堡市菲尔斯特菲尔德路一座完全不起眼的建筑物里，分子疫苗公司（1990年10月更名为MedImmune）在一间很小的研究实验室里成立。在这座建筑物外面，一边是冷冷清清的邮局，另一边是一排不算太老旧的公寓楼。

霍克迈尔和托普与一位风险资本家合作，继续从事他们几年前在沃尔特·里德医疗中心时就开始的研究。一个主要的项目是设法研制出抗血清，以预防早产儿感染RSV（呼吸道合胞病毒）。感染RSV大约每年都会导致大多数儿童和成人出现类似感冒的症状。尽管对你我来说，这只是一次简单的感染，但同样的病毒会使早产儿遭受不可修复的肺损伤，而且死亡率很高。RSV带来的风险会持续一两年，因为这些婴儿的肺尤其脆弱，而且发育和愈合的速度比较慢。MedImmune推出的第一种基于免疫血清的RSV疗法在许多方面都与一个多世纪前被路易·巴斯德和罗伯特·科赫率先用于治疗白喉和狂犬病的抗血清没什么区别。然而，这两位退伍老兵——霍克迈尔和他的前指挥官托普并不满足于只关注这些血清疗法，而是计划应用新开发的单克隆抗体技术。

10年的时间里，MedImmune克服重重困难，研发的抗血清（被称为RespiGam®）和注定要取代它的单克隆抗体产品——帕利珠单抗（Synagis®）获得了FDA的批准。随着新千年的到来，当后一种产品的年销售额接近10亿美元时，该公司已经开始扩展产品线，开发预防人乳头状瘤病毒感染的疫苗技术（本书后面的章节会谈到这一话题），同时积极探索针对一系列传染病的抗体和疫苗技术。与调查性报道一样，生物技术的关键在于跟着资金走。在这方面，生物技术领域已经不同于相对保守的制药界，开始相信资本会流向肿瘤学领域。

私营企业对癌症的看法所发生的根本变化，大约是和我与制药公司高管提及制药行业不愿涉足肿瘤学的那次令人不安的对话同时开始的。1998年，一种名叫泰素（Taxol®）的药物以超过10亿美元的年收入跻身拳头产品行列，成为首个实现这一成就的抗癌药物。同年，生物技术领域一家名为"基因泰克"（Genentech）的先驱企业研发的第二种用于治疗癌症的单克隆抗体获得FDA批准，这种药物就是曲妥珠单抗（又名赫赛汀，Herceptin®）。曲妥珠单抗面向高度组织化的乳腺癌患者群体，这些患者帮助宣扬了它相对于乳腺癌传统治疗方法的诸多优势。你能感觉到一种巨大的转变，因为积极性强、消息灵通的乳腺癌患者群体突然间充满了希望。曲妥珠单抗的成功引发了一场早该到来的以开发新的乳腺癌药物为目标的投资热潮。

除了乳腺癌以外，整个行业对于需要肿瘤药物的个人相对较少的顾虑也被打消了，因为人们发现治疗癌症的方法哪怕是只能延长几年寿命的部分治愈，也依然要价不菲。调整了思维模式的生物技术和制药公司高管突然充满了干劲，他们期待一种新的拳头产品从患者人均花费很高的药物中产生，即使只有少数患者会用这种药物进行短期治疗。换句话说，如果疗效能证明高价的合理性，那么小群体也能创造出利润。很快，这种从少数人身上获得巨额利润的方法就主宰了生物制药行业，取代了要被更多人使用的终身产品的概念，这样的终身产品尽管在单个病人身上产生的收益很低，但每年都会出现在处方上。

当MedImmune成为第一批依靠针对传染病的产品带来的收入实现盈利的生物技术公司时，我正期盼着我在北卡罗来纳大学研发的单克隆抗体可以成为一种科学工具。延续了我在北卡罗来纳大学开始的研究工作，我最关注的是有关癌细胞行为的基本科学问题。这些抗体的作用就是教会新的研究生如何进行研究。每个学生会被随机分配一种抗体（共有600多种），然后在实验室学习与抗体相关的基本技术。如果这些年轻的学生中有人碰巧利用这些抗体发现了一些东西，那么我们可以抓住机会继续研究下去。

当我的第一个学生，继而第二个学生开始用这些抗体获得令人兴奋的结果时，一切都改变了。他们的发现揭示了这些抗体在识别并有可能靶向转移性细胞方面的意想不到的潜力。结果，这些附带项目成了我在普渡大学实验室里的主角。他们的发现最终影响了我们的家庭中很多年轻成员在未来10年大部分时间里的人生选择，包括居住地和就业，同时也改变了我和我的妻子凯莉（她也是一位癌症研究者）的事业和个人生活。我们当时并不知道自己正处在生物技术行业，尤其是癌症免疫学领域的一次非同寻常的爆发期。

新千年之初，我的研究开始集中于癌细胞里一种在功能上被改变和过度表达的分子。这种被称为EphA2的蛋白质通常只存在于发育中的胚胎里，而在良性细胞中则基本处于关闭状态（或者水平非常低）。在功能正常的情况下，EphA2蛋白质能起到抑制细胞增殖和侵袭的作用。与此相反，我们实验室已经证明，癌细胞找到了一种重编程EphA2从而促进肿瘤细胞的增殖和转移的方法。我们的研究最终揭示了一个恶性循环的存在，在这个循环中，EphA2蛋白的恶意行为导致其在恶性细胞内积聚，从而增强了肿瘤细胞的侵袭力，并且反过来进一步提高了EphA2蛋白的水平。EphA2蛋白和疾病发展的因果关系会呈螺旋式上升，直至肿瘤成为依赖于EphA2的杀手。最重要的是，我们发现了一种方法，可以通过精心挑选的EphA2单克隆抗体（专为这个目的而制造）推翻上述进程，从本质上使肿瘤细胞"短路"，在有选择地杀死恶性细胞的同时，不伤害良性细胞。

随着越来越多的人知道身处农业大州印第安纳州的我们在"十大联盟"成员之一的大学某个不起眼的实验室里所做的工作，我开始收到其他大学（偶尔也有生物技术公司）发出的介绍研究成果的邀请。2001年初夏，我结束在西海岸旋风式的访问，连夜坐飞机回来，顺便来到办公室查收信件，询问一下学生的情况，心想着要赶快回家补觉。我刚走进办公室，电话就响了。我本想无视它，但命运的安排让我接起了电话。

打来电话的是普渡大学的新校长马丁·吉施克，他问我是否能花点儿时间和一位校友见面。校长说这位先生创办了一家生物技术公司，而且碰巧也在研究单克隆抗体。我从来没和校长说过话，所以要拒绝他是很有挑战性的行为（可能也会让我丢了工作）。尽管如此，强烈的疲惫感还是迫使我打算请求取消这次会面。我询问那位校友的名字。校长回答："韦恩·霍克迈尔。"我从来没听说过这个人，于是又问他创办了什么公司。答案是"MedImmune"，我对这个名字有点儿印象，但想不起来在哪儿见过（我是出了名的记性差）。吉施克校长接着说，MedImmune最近推出了一种名叫帕利珠单抗的药物，可以预防RSV感染。这一下子唤醒了我的记忆，我意识到自己在短时间内没法实现迫切需要的小憩了。我立刻同意和那位校友见面。

让我突然改变主意的一部分原因是，我的大女儿萨拉在婴儿时期因RSV感染引发过哮喘。她用了几个月的时间才慢慢习惯了喷雾器喷出的沙丁胺醇，用于在哮喘发作时缓解症状。如今，萨拉已经是蹒跚学步的孩子了，她和哮喘的较量成为一段遥远的回忆。更让人担心的是我们的儿子，当时只有6个月大的格兰特。他一直是个相当有活力的孩子（即使在子宫里也是如此），还是胎儿的他用力踢母亲，以至于在羊膜囊上撕开了一个洞，导致他在大约孕期33周的时候停止发育。一周后，他早产了，虽然他不是新生儿重症监护病房里最小的早产儿，但由于他姐姐萨拉之前有感染RSV的病史，因此儿科医生给他开了帕利珠单抗。我的妻子和我都从事单克隆抗体的研究工作，当得知我们的儿子是极少数能使用这种药物的患者之一时，我们都很开心（不过，我们的保险公司就没有那么兴奋了，它每月要为此支付大约800美元的费用）。因此，普渡大学校长说出"帕利珠单抗"这个词已经足以说服我去见霍克迈尔博士了。

尽管我当时确实没有处于最佳状态（仍然是下飞机后睡眼惺忪、还没洗澡的样子），但会面进行得非常顺利。霍克迈尔和我讨论了在单克隆抗体方面共同关心的话题。最后，他大方邀请我去位于马里兰州盖瑟斯堡的MedImmune总部参观。几周后，我在这家规模虽小但极具活力的公司的会议室里开了一场研讨会。我飞过来准备在中午做一个报告，上午按照惯例见了几个人。我的航班行程意味着在出发去赶返程飞机之前我只有两三个小时的时间，特别是考虑到去杜勒斯机场需要经过首都环城公路，而这条环城路的拥堵是出了名的。我的演讲原定只有一个小时，所以没有什么大问题。参加研讨会的十几个人兴致勃勃地讨论了两个多小时。讨论结束的时候，持续飙升的肾上腺素和由于紧张而不停喝水，让我的膀胱已经达到了极限状态，于是我离开了一小会儿。回来的时候，我发现除了首席执行官戴维·莫特以外，房间里已经没人了。我听说戴维最近刚从霍克迈尔手里接掌了公司大权。戴维相当直接，他开门见山地说MedImmune想启动一个肿瘤项目，希望我来负责。我当时受宠若惊，目瞪口呆。坚定地走学术道路的我被要求牺牲终身职位，转而投身风险很大的生物技术项目。让情况变得更复杂的是，我刚刚在弗吉尼亚大学又获得了一个非常有吸引力的机会。

回到印第安纳州后，我兴奋地和凯莉讨论了我在马里兰州出差时的情况。对于这个突如其来的新机会，我们感到很苦恼，这和学术界提供的选择完全是两回事。通过一次具有启发性的长谈，我的妻子让我意识到了自己有多么无知，这是她更为突出但偶尔也令人讨厌的天赋之一。虽然转行到私营企业意味着要放弃终身职位，但她甚至比我更能感觉到，在MedImmune工作的机会可以实现将科学应用于医学的愿望，而这一直是我们很想做的一件事。我们都很喜欢夏洛茨维尔，甚至在来到这个地方之前，我就暗自梦想着能在"杰斐逊先生的学校"工作（读者很快就会发现，我是个不折不扣的历史迷）。然而，即便我在读研究生时研究的是基础生物学，我也认为自己是一名癌症研究者。

早在20年前，当我的祖父和外祖父都因癌症离世时，我就萌生了成为癌症研究者的念头。上高中时，我的外祖父哈罗德在1982年感恩节后的第一天被诊断出患有结肠癌，13个月后去世，痛苦的折磨摧毁了他原本强壮的身体，到临终时他已形同骷髅。这种病如阴影般笼罩着我们这个亲密的家族，并且在未来许多年里都破坏了我们对节日的期待。

我们当时并不知道，这种病还蔓延到了整个家族。我上大学四年级的时候，一个叔叔被诊断患有胰腺癌。这是一种尤其可怕的疾病，和许多患上这种病的人一样，他几个月后就去世了。此外，我的祖父在一年内也因结肠癌和前列腺癌的双重折磨而去世。

这些家庭悲剧最终帮助塑造了我的职业生涯，我年少时对于科学的热爱发展成了与这种让个人付出巨大代价的疾病相抗衡的愿望。当我的祖父因癌症去世时，我已经在北卡罗来纳州达勒姆的杜克大学医学中心攻读免疫学博士学位了，并决心将所学到的知识应用于癌症研究。之前已经提到，我后来在北卡罗来纳大学从事博士后研究，我与EphA2蛋白的故事也由此展开。

2001年9月11日午夜刚过，我的妻子和我降落在华盛顿特区的国家机场。我们一大早就抵达酒店，计划当天晚些时候和一位房地产经纪人去盖瑟斯堡看看，然后9月12日去MedImmune讨论未来职位的问题。计划好的日程被当天那些可怕的事件彻底破坏了。按照常理，我们会礼貌地谢绝在一个有飞机撞向建筑物的地方工作，选择在弗吉尼亚州古朴的夏洛茨维尔过着安全而快乐的生活。我们从未受到这种常理的困扰，接受了MedImmune提供的职位，并且很快就开启了一系列主要以单克隆抗体为基础的癌症项目。

我以前在教堂山分校的同事杰夫·克拉克很关注我在MedImmune的工作，后来他在美国国家癌症研究所（NCI）工作。2004年夏天，杰夫邀请我在位于贝塞斯达的国家癌症研究所举办一场研讨会，我讲到了EphA2、MedImmune以及我们计划开发的创新性产品。这一次和其他很多研讨会并没有什么不同，但对我来说更加难忘，因为在对抗癌症的战争中，贝塞斯达的国家癌症研究所园区是一个发生过很多传奇故事的地方。

几个月后，我又来到了国家癌症研究所。只是这一次，我并不是以受邀嘉宾的身份从正门进去，给大家讲解当时的科学进展，而是从写着"患者专用"的侧门进入。这次我是和母亲一起来的，经过审核我们拿到了腕带，并被送到医学遗传科。我们之所以会来到这里，是因为最近一位近亲的诊断结果，在过去一年的大部分时间里，他的下腹部一直不舒服。前文中提到的那个死于胰腺癌的叔叔就是他的父亲。

在41岁的时候，这个原本很健康的年轻人因持续的腹痛被诊断为浸润性结肠癌。值得庆幸的是，这种病对化疗反应良好，其间用到了另一种开创性的单克隆抗体安维汀（Avastin®），该药物在他确诊前几周刚刚获得FDA的批准。考虑到这种病的早发性，他的医生建议他进行早期基因检测，结果发现了一种被称为遗传性非息肉病性结直肠癌（简称HNPCC）的疾病。这种病又叫林奇综合征，许多以癌症为主要内容的网页都把这种基因变化描述为一种"外显率高的常染色体显性遗传病"。

在确诊的那天晚上，我母亲打电话给我，要我解释一下这种病究竟意味着什么。一听到诊断结果，我感觉口干舌燥，差点儿说不出话来。不过，我的心脏和大脑都在高速运转，我解释说这个诊断意味着我的堂兄从他父母中的一位那里继承了一个坏的基因，因此患癌症的概率很高（基本上是100%）。然后我安慰她说，我会对林奇综合征多做一点儿研究，再打电话给她。

胆汁上涌到我的喉咙，我的思绪开始像跳旋转舞的托钵僧一样。虽然我认为自己一向沉着镇定，但凯莉在瞬间就发现了一个事实：我注定做不了职业扑克选手（尽管不知出于什么原因，我在邻居间的扑克游戏中还是很受欢迎的）。我的表情和声音都让人明显感觉到了恐慌。

我决定冷静地查阅一下癌症方面的教科书。文森特·T. 德维塔、西奥多·S. 劳伦斯和史蒂文·A. 罗森伯格曾编写过一本"癌症宝典"。在厚厚的两卷书中有一节是专门讲林奇综合征的，里面确认了发生基因突变的患者几乎都会患上结肠癌或者子宫内膜癌。好消息是，我们知道自己的家人恢复得很好（而且会持续好转）。尽管如此，当我努力平静地向母亲解释我们可能需要了解一下准确的诊断用语，却没有解释原因以避免引起过度恐慌的时候，我的头脑仍然很乱。一天之内，我神情呆滞地盯着传真过来的病理报告，上面证实了基因的改变，并确认了诊断结果。

随即，我开始给所有欠我人情的人打电话。几个小时内，我就预约到了结肠镜检查，以及和国家癌症研究所关注HNPCC的医学遗传学项目负责人见面的机会。国家癌症研究所之所以会对林奇综合征患者感兴趣，一部分原因是他们提供了一种研究癌症科学、医学以及当前或即将到来的癌症诊断（癌症可能要几十年后才会发病）所产生的社会学影响的方法。作为回报，国家癌症研究所会提供有关治疗方案和生育决策的咨询。我们首先要做的是和咨询师讨论一下目前的情况。

在我母亲乘飞机来到华盛顿后，我们去见了研究项目的负责人。为了获得更多关于我们的家庭及个人健康史的信息，他问了很多问题。我们之所以会来，是怀疑我的外祖父是另一个林奇综合征的受害者，他在71岁时死于结肠癌，从而激发了我对癌症研究的兴趣。此外，我们还怀疑我的祖父把这样的基因传给了那个死于胰腺癌的叔叔和他的孩子们，正是其中那个被诊断患有结肠癌的孩子促使我们来到了国家癌症研究所。

当遗传咨询师得知我的婶婶（我的母亲和婶婶恰巧从小就是最好的朋友）多年前被诊断出患有宫颈癌时，这些假设就全被推翻了。我也是第一次听说这件事。遗传咨询师解释说，过去子宫内膜癌的病例经常被误诊为宫颈癌。与此相一致的是，我母亲回忆说，我婶婶的母亲也曾被诊断出患有宫颈癌。这些事实突然间确切地印证了这样一种可能性，那就是这种病的遗传组分来自母系血统，而不是我与那位亲戚共有的父系血统。

尽管我们家这边自私地感到一丝安慰，但还是陷入了窘境。我们是该透露这种推定的谱系关系还是保持沉默呢？遗传咨询师坚持认为，无论在伦理上还是法律上，我们都有义务保持沉默。这项规定背后的原因是，其他人可能不想要了解这样的信息。换句话说，透露一些可能影响到他人生活或决定的事情，是自私（而且非法）的行为，除非对方表示愿意讨论。虽然这令人沮丧，但我们还是保持沉默，一晃就过去了好几年。

将近10年后，我已经到了耶鲁大学。我正坐在客厅时，电话铃响了。打电话的是我亲戚（来自母系家族）的一个堂兄，他说他在40岁时得了结肠癌，然后刚刚被诊断出患有HNPCC。直到几个小时之前，他才知道我们共同的亲属也患有这种病。他了解我的专业背景，于是打电话来询问这一诊断的科学及医学意义。庆幸的是，受这件事影响的所有人都获得了美好的结局，他们都战胜了癌症，恢复了幸福健康的生活。事实上，正如我们将在本书中所探讨的那样，这样的结果很可能会变得更加普遍。

英国首相丘吉尔的演讲推动了英语这种语言的繁荣，可以说他是最伟大的演说家。在题为《胜利之光》的演讲中，他奏响了胜利的小夜曲。第二次阿拉曼战役胜利结束后，北非的战事终于让这个国家有了庆祝的理由。在这场战役中，伯纳德·劳·蒙哥马利将军统率的英国第八集团军将埃尔温·隆美尔的非洲军团向西赶出了埃及，并穿越了利比亚沙漠。在英军与从阿尔及尔附近的滩头阵地向东进发的美军联合后，美英联军彻底把纳粹军队从非洲海岸驱逐出去，而且很快促成了后来对西西里岛和意大利的入侵，并使其投降。尽管如此，1942年11月10日，丘吉尔在向议会发表庆祝演讲时，还是非常务实地提出忠告："这并不是结束，这甚至不是结束的序章，而是序章的结束。"

用这句话来概括过去几年在癌症治疗方面取得的非凡进展是很恰当的。一系列重大事件让我们见证了预防或者彻底根除某些疾病的潜力，即使是最谨慎的医生和病人，也会认真考虑治愈的可能性，这是癌症治疗中一个被寄予厚望却很少实现的目标。

"癌症"和"治愈"在同一句话中破天荒地并列出现，可能是因为我们有能力利用人类免疫系统的超凡力量，并引导其对抗癌症。在抗击癌症的过程中实现的突破，并非与丘吉尔的军队在埃及沙漠中取得的战绩完全不同。我们会看到，这些成功可能与20世纪后期发生在伊拉克沙漠的另一场沙漠战争有着更多的相似性。

本书要实现的一个目标是介绍在研发癌症疗法方面，特别是在过去的25年里取得的非凡成就。为了实现一个10年前还被大多数人认为不可逾越的目标，我们有必要先了解一下癌症的历史，以及人们对于癌症与免疫系统动态相互作用认识的演变。在这个过程中，我们会见到很多名人和用于攻击神出鬼没的肿瘤细胞的各种武器，以及在科学突破的积累下迅速成熟的挽救生命的技术，而这些技术已经开始显著提高癌症患者的生命质量和延长其生命长度，其中包括许多终身治愈的案例。

虽然通过利用免疫系统来治疗癌症取得了很大的进展，但这样做并非毫无风险，所以我们还会谈到这些新技术涉及的一些风险。对于许多人来说，免疫疗法带来的风险要大于好处。和火药、飞机的发明或者原子能的发现一样，理解对于预见和防止潜在的滥用和误用是极其重要的。

在叙述过程中，我回顾了自己的个人经历，这并不是因为我的研究成果特别有影响力，而是因为我碰巧在恰当的时间出现在恰当的地点，亲眼见证了这本书里提到的许多事件。用我的经历来填补一些空白，从而让读者决定要不要相信我，似乎比较合适。

我目前在圣路易斯的华盛顿大学担任助理副校长和教授，这里有排名前五的医学院，其专长包括免疫学和癌症研究。我们将会看到，在寻找新方法来调动人体免疫系统对抗癌症的过程中，华盛顿大学始终走在前沿。正因如此，我一直在积极参与癌症研究及其药物开发的探索和应用。

从杜克大学医学中心获得免疫学博士以来，我在生物制药行业和学术界投入了同等的精力。2014年进入华盛顿大学之前，我最近一次负责药物开发是在耶鲁大学。我的职责还包括领导两个世界领先的生物医学研究中心，它们共同承担着分析和支持药物及疫苗研发的责任。

在搬到耶鲁大学之前，我住在华盛顿特区的郊区，那里有一个蓬勃发展的生物技术社区。我在那里帮助一家名叫MedImmune的中型生物技术公司成为生物技术巨头。正如前文中提到的那样，我在MedImmune的任务是组建一个团队，并且研发出以人体免疫防御为目标来消除癌症的一系列产品。2001年，我作为一人团队加入了MedImmune。在不到5年的时间里，我们组建了一个由40多位科学家组成、负责着21个项目的团队。这些项目包括概览利用疫苗在世界范围内消除宫颈癌的情况，以及裸单抗和共轭单抗等癌症特效"智能炸弹"的开发，所有这些内容都将在本书中进行介绍。

在过去的20年里，癌症的治疗方法有了显著的进步。在基于免疫的疗法出现之前，采用有毒物质的化学疗法使得对病患的治疗首次实现。用我在印第安纳大学与普渡大学联合分校医学院讲授癌症生物学时说过的话来概括这个时代，那就是"癌症治疗的目标是在杀死病人之前，先杀死肿瘤"。

尽管有些时候这些传统疗法是有效的，但它们往往非常残酷，通常是以降低生活质量为代价来延长寿命。20世纪五六十年代，对新化学疗法的探索取得了重大的进展，此后突破性癌症疗法的研究放慢了一段时间，直到引入新的科学技术后才重新焕发了活力。我们将会看到，主动免疫（即疫苗）和被动免疫（通过实验室合成而不是体内产生的抗体实现）的应用预示着，在对抗癌症的战争中将会出现一种经过改进的新武器。

随着时间推移，科学家意识到除了可以改变通常存在于人体内的蛋白质，比如抗体，还可以调整其基于细胞的宿主防御机制。这一认识通过新疗法的应用被付诸实践，尽管这些疗法最初只有世界上最先进的研究型医院才会使用，但后来它们借助联邦快递等其他创新实体提供的同样有影响力的即时技术进入大众市场。通过将这些过去的经验与新兴的基因组技术相结合，我们即将迎来全新的突破，从而让最保守的医生和最务实的病人能不带一丝讽刺意味地在一句话中提到"癌症"和"治愈"这两个词。

比如，我们将重点介绍在治疗转移性黑色素瘤方面取得的进展。就在几年前，大家都知道这个诊断意味着被判了死刑。同样可悲的是，几十年来转移性黑色素瘤一直是癌症研究人员关注的焦点。尽管投入了很多资金，但所有的尝试基本上都宣告失败。在这段艰难的日子里，黑色素瘤被戏谑地称为"药物研发的黑色陷阱"，既反映出这种疾病典型的黑色皮肤病变症状，也反映了与之对抗的药物的命运。

尽管几十年里，现代医学在改善黑色素瘤患者状况方面失败了无数次，但过去10年间突然发生了戏剧性的逆转。黑色素瘤疗法突然有了成功的希望，并得到了FDA的批准。有些成果只能用科学推动的奇迹来形容。在过去10年里，黑色素瘤的治疗方法发生了彻底的改变。一部分患者可能已经痊愈，而且更多的患者会欣然同意这种预后。这种光明的前景可以用一个带有连字符的单词或者两个简单的字母来概括：immuno-oncology（肿瘤免疫学）或者IO。

在治疗多种肿瘤方面取得的进展促使许多公司完全放弃了其他所有的药物研发活动，并重新专注于肿瘤学研究。百时美施贵宝是一家知名的大型制药公司，它不仅将所有肿瘤学方面的研究都转移到IO这一个重点领域，还为了只专注于IO而重组了整个公司。这是一次勇敢的冒险，因为世界上一些最知名企业的全部未来都被投进了赌局，它们不惜一切地希望IO今后能在健康和经济方面都带来机会。

我们还会讨论IO在商业风险以及个体患者健康前景方面潜在的局限性。尽管一部分患者能够从新疗法中获益，但尚不清楚这样的成功能否在所有人身上实现。因此，讨论一下提高新IO疗法广度和深度的方法也是很重要的。在这个方面，我将重点介绍新一代的技术，这些技术有可能进一步扩大我们对人体免疫系统与体内癌细胞之间动态相互作用的认识所产生的影响。我还会介绍一些只与IO相关的风险，包括某些疗法可能会提高预期寿命，但代价是获得性自身免疫病等潜在风险（尽管并非不可避免）。所有药物都有副作用，基于IO的疗法也不例外。在讨论药物时，另一个无法回避的话题就是成本，IO药物也不例外。就保险公司有限的财政资源而言，不管在目前还是将来，这些新药都相当昂贵。因此，我们可以很容易地预料到，谁将接受这种治疗以及如何获得治疗的机会将是不得不面对的艰难决定。

综上所述，本书要实现的一个目标是将围绕肿瘤免疫学历史的事实与那些研究癌症并造就看起来不可思议的新一代药物的人的故事相结合。这本书还想要呈现这样的现实：战胜癌症并不是没有风险的。书中会提到患者所做出的巨大牺牲，有很多人贡献出了他们所拥有的一切，为的是帮助这些技术取得成功。我还想提供一个平台，让人们既能交流过去的成功，也可以探讨我们如何从全人类面对的各种疾病当中消除癌症。最后，我希望介绍一下效果惊人的癌症新疗法背后的研发故事，对于像转移性黑色素瘤这样在5年前还几乎无药可治的疾病来说，这些疗法彻底改变了患者的预后。

第 1 章

一个日益令人关切的问题

我们都有这样一些时刻，它们深深烙印在我们的脑海里，甚至在几年后仍然可以被完美地记起和保留。除了公开的历史时刻，比如美国总统遇刺或者飞机撞向摩天大楼以外，还有一些让人印象深刻，并且塑造了我们生活的个人闪光时刻。不过，对于我们当中的某个人来说意义重大的事情未必会让其他人有同样的感受。我有过几次这样的经历，其中一次发生在1997年夏天，也就是我开始在普渡大学担任癌症研究员和教授的一年后。

我受邀参加了一场有关提高前列腺癌研究水平必要性的研讨会。这是我们学校举办的第一场（也是最后一场）前列腺癌动物模型国际研讨会，为期两天，当时是1997年8月中旬，天气非常闷热。[1]考虑到这场研讨会的一个重点是评估我们的犬类朋友作为研究人类前列腺癌潜在模型的优缺点，选择一年中的这个时候，也就是"三伏天"（dog days of summer）还是很合适的。有些神经脆弱的人（比如我自己）会对给动物注射致癌的恶性细胞而导致其患病的想法感到不太舒服，我要指出的是，狗是一个很好的疾病模型，部分原因是它和人类一样是自然发病。这种自发性意味着病情会更加多样化，这和会产生一致结果的化学处理是不同的。不过，对于我们当中那些支持多样性的人（因为人的病情也各不相同）来说，狗是一个很好的模型。这正是会议期间要讨论的主题。

当时我研究的重点基本上一直是乳腺癌（狗的发病率与人类大致相同），但普渡大学，特别是兽医学院在犬类前列腺癌方面积累了很多专业成果。有一个在鸡尾酒会交谈间隙可能用得上的冷知识：狗是唯一一会自然（而不是经化学诱导或者基因触发）患上前列腺癌的非人类物种。拥有美国顶尖兽医学院之一的普渡大学正在挖掘这一成果的重要意义。我之所以会来到普渡大学，很大程度上是因为患有前列腺癌（以及乳腺癌）的狗与患有同种疾病的人类照料者有许多相似之处。

在兽医学院担任教授的另一个好处是，我可以把我自己的拉布拉多寻回犬巴鲁带到办公室。它成了我们走廊里无人不知的"拉布拉多实验室"，并且意外地参与了实验。跟许多爱吃的寻回犬一样，它吞下了一个信封，里面装着含有一段用于合成潜在致癌基因的DNA（叫作质粒）的塑料管。幸亏它没事，或许是因为信封里还有一个相匹配的"反义"质粒抵消了致癌基因。不过，我不得不向寄件人解释为什么还需要一批新的材料（庆幸的是，对方觉得这个故事很有趣，还在很多年后跟我提起了这件事）。

巴鲁活到13岁的高龄才出于自然原因（与吞下致癌基因或者塑料无关）死亡，它的情况印证了狗的寿命比大多数人都要短（但人们普遍使用的狗龄换算法并不准确）。因此，人类最好的朋友会在相对较短的时间内（几年而不是几十年）患上像乳腺癌或前列腺癌这样的疾病。狗还受到大规模近亲繁殖的影响，这无意中增大了某些基因表现出疾病易感性的概率，例如，苏格兰㹴犬易患膀胱癌。而且最引人注意的是，大型犬种因癌症（和其他疾病）死亡的速度大致与它们的体型成正比（比如，大丹犬很少能活到8岁，而马尔济斯犬的寿命往往是大丹犬的2倍）。这些事实让我们能够加速对癌症的研究，既要了解疾病的起因，也要找到治疗或预防疾病的方法。

犬类朋友的另一个优势是，它们要么与主人吃一样的食物（比如残羹剩饭），要么每天摄入严格限定的食物。任何一种选择都意味着，狗为控制或监测饮食对疾病预防或治疗的影响，提供了一次绝好的机会。还有我们之前提到的，和需要移植癌细胞的实验室模型或者经过集中化学或基因处理的动物相比，狗是自然发病，因此更符合实际情况。最后一点是，许多狗主人和自己的宠物建立了非常亲密的关系，他们渴望参与临床试验，也很乐意在家里照顾他们的宠物。这些情况有助于增加测试新药的志愿者数量，还省去了安置和监测研究对象所需的一笔不菲的费用。

那时我在普渡大学才待了一年，不管是对学校内部的同事还是那些远道而来的知名的研究前列腺癌的科学家来说，我都是个无名之辈。那个炎热的夏天，在印第安纳州西拉法耶举办的为期两天的研讨会上，尽管我已经决定融入这场会议，做个旁观者，但开幕演讲给我带来的冲击很快就让我出了名。

底特律韦恩州立大学的癌症病理学家和流行病学家瓦埃勒·萨克尔概述了人类前列腺癌的情况，并对自己毕生的研究工作进行了总结。萨克尔一直在利用没有前列腺癌病史或相关症状的男性的尸检标本，来研究前列腺癌的发病率。这些尸体大多来自车祸、暴力犯罪、心脏病或其他与癌症无关的原因引发的非正常死亡。他在对前列腺进行深入的显微分析后发现，即使是在最年轻的20多岁的年轻男性身上，也存在着恶性和侵袭性癌细胞。这不是一个小概率事件，而是相当普遍的现象，在20多岁的年轻人中，有1/4的人都出现了这种现象。萨克尔回忆了他在1993年发表的一篇论文中的信息。[2]然后，他讲到了一项正在进行的研究取得的初步结果，那就是男性在60岁的时候，基本上一定会表现出侵袭性前列腺癌的至少一种症状。

房间里的大多数人在前列腺癌的流行病学方面都比我了解得多，他们勉强接受了这种说法，懒散地点点头表示自己知道了，大概是要为接下来漫长而炎热的一天节省精力。和他们形成鲜明对比的是，我做出了完全无意识的反应，从椅子上跳了起来，好在我的座位在房间后排。毫无疑问，这种过度反应一定程度上是出于利己主义的认知，那就是如果我的运气不是很好，作为一名30岁的科学家，我可能已经患上前列腺癌了。我以前觉得自己无坚不摧，但这一切很快就改变了。不过，我大部分的感觉都源于：我前一刻还以为自己已经了解的疾病，在下一刻就要被重新定义。

当天的会议结束后，我回到办公室，然后直奔附近的医学图书馆，去寻找底特律研究项目的详细资料（当时互联网还不太成熟，谷歌公司两年后才成立）。在听了萨克尔演讲后的几个小时里，我确信自己一定对这次重要的清晨研讨会的要点有误解。

距萨克尔发表第一篇论文已经过去了几年，其他研究人员有充足的时间来重复他的研究成果，这是对科学负责的表现。这些后续研究证实了萨克尔尸检研究的总体情况，不过有一些需要注意的地方。这项研究是在底特律进行的，那里非洲裔美国男性的比例非常高，而这一群体被认为更容易患上这种病。[3]即使针对这一点进行调整，萨克尔提出的基本事实也经受住了时间和严格审查的考验。

随着夜幕降临，我在图书馆里寻找着更早的研究成果，结果发现了一篇首次发表于1934年5月，并在1979年重印的科学期刊文章。[4]这项研究是由约翰斯·霍普金斯大学泌尿学专家阿诺德·赖斯·里奇博士完成的。和底特律团队一样，霍普金斯大学的研究人员对男性尸体的前列腺进行了评估，只不过他们的研究对象至少50岁了。尽管没人报告过有前列腺癌的症状，但在这些无症状的男性中，有近2/3患有转移性的前列腺癌。20世纪70年代末，新奥尔良的几位病理学家进行过一项类似研究，证实了这一结果，并解释了1934年的研究成果为什么会被重印。[5]2007年的一篇关于该课题的综述有预见性地提出了一个观点，其中引用了《传道书》的第1章第9节："已有的事后必再有，已行的事后必再行。日光之下并无新事。"[6]我的收获也很有预见性：表明老年疾病在年轻人中普遍存在的证据已经存在了相当长的时间。

我在1997年的那个瞬间获得的令人震惊的启示中，有一部分是几乎接近哲学的基本问题：如果在健康的人体内普遍存在着恶性细胞，我们对前列腺癌的看法是否会发生改变？如果从没有过任何症状，也没有出现过病态或者死亡，或者如果症状最终确实出现，但在半个世纪后才会有临床意义，是否还应该将其归类为疾病呢？一个直接结论是，如果大多数或者所有男性的前列腺中都有转移性细胞（而且细胞很可能已经转移到其他地方），他们没有表现出症状，并出于其他原因死亡，他们是否应该接受让人筋疲力尽，同时还会带来更多问题的癌症治疗呢？

从更基本的层面来看，癌症究竟是什么？我在自己选择的领域里已经接近专家水平了，尽管我早上醒来时会因此而骄傲自满，但到了上床睡觉的时候，我都会感受到自己超乎寻常的无知，同时也充满了好奇。这种好奇而无知的感觉一直持续到今天。

生长、存活及其他错误观念

人体是由大约37万亿个细胞组成的集合体，这还没有算上至少同样多的细菌细胞，它们和人类细胞共同构成了一个"超级有机体"——你或者我。[7]每个人类细胞都有不同的用途和位置。从拟人的角度考虑，我们可以把这看作细胞的职业和邮政编码。例如，许多神经细胞可以存活几十年，它们尽管承担着向大脑和从大脑向外传递感官信息的功能，但从来不会移动。与此相反的是，只能存活几周的红细胞会在全身游走上万次，忠实地履行着为各个组织输送氧气的职责。尽管如此，这些迥然不同的职业、邮政编码和寿命都源于多年前编码在一个受精卵中的指令。此外，以全部37万亿个细胞各自的职业和地点为代表的超乎寻常的多样性必须在高度复杂的机构中保持协同，以确保这个集合体（也许更恰当的说法是"细胞集合体"）为有机体整体的健康做出贡献。引用已故天文学家卡尔·萨根（死于癌症并发症）的话："我们每个人都是一个群体，我们的身体里有一个小宇宙。"[8]

考虑到大量的细胞在一起工作，难免会不时地出现一些细胞"耍无赖"，并且导致一系列我们勉强将其归纳为"癌症"的疾病。这个笼统的术语相当具有欺骗性，因为癌症是极其多样化的疾病，不仅所有的癌症患者都是独一无二的，而且某种特定的肿瘤细胞与对应的良性细胞，甚至与附近其他相关的肿瘤细胞都有很大的不同。这些变化反映出一种过度加速的进化形式，是我们的基本遗传物质DNA极高的突变率造成的结果。几乎所有的癌细胞都有一个罕见的共同点，那就是DNA的突变率极高，既有细微的（一个基因中微小的位点变化），也有大规模的（比如包含数千个基因的整条染色体重复或缺失）。总的来说，这些突变影响了肿瘤细胞的行为，改变了它们生长、存活和在体内移动的能力。

即便是科学家，也普遍存在着一种错误观念，那就是将癌症视作一种细胞生长加速的疾病。这种传统观点认为，恶性细胞的生长速度比正常细胞快，由此导致的不平衡最终使得细胞数量增加并且发展为肿瘤——一个由快速生长的细胞构成的活跃又危险的结构。这种观点进一步认为肿瘤会持续不断地扩张，直到它庞大的身躯抢夺了人体的营养物质，破坏了重要器官的功能（比如肺肿瘤阻断氧气供应），以及/或者转移到全身，造成不可逆转的远程伤害。这种观点并不完全准确。

就连用于描述癌症的基本词汇，也常常被误用。"肿瘤"可以是一个通称，专指一团不正常的细胞。虽然我们本能地将肿瘤与癌症联系在一起，但其他生理活动也会导致大量细胞被吸引到一个特定的位置，在那里它们会生长成一个通常被称为"肿瘤"的团块。这些特别的肿瘤并不表示有癌症，而是由于感染、过敏原和体内其他相对轻微的失效事件才出现的。因此，一些科学家和内科医生用"肿瘤"这个词来代表与炎症无关的团块，还有一些人则把几乎所有肿块都归为肿瘤。我也曾不经思考地与后一类人为伍，直到一次亲身经历让我突然醒悟。

"肿瘤"这个术语让我想起自己在俄亥俄州立大学上大三那年的秋天，当时发生了一件事。一个星期六的早晨，我醒来时感觉腋下酸痛，还能摸到一个明显的肿块。快到中午时，肿块已经长成了葡萄大小；刚到下午，那个奇怪的肿块就变成了核桃大小，而且很疼，使得我的左臂无法动弹，最终我不得不去学生健康中心（尽管是在休息日）。许多学生健康中心的医生，甚至名校里大型医疗中心的医生，往往都趋向于自己职业发展道路上的两种极端，通常越来越接近职业生涯的起点或终点，而不会是在中间。这一次我遇到的是后者，他当场宣布这个肿块是"肿瘤"。然后他递给我一沓文件，让我步行穿过足球场去医院急诊室。我到达那里的时候，已经是星期六晚上了，急诊室里基本上都是血液酒精水平高的患者，他们需要补充水分，并且恢复电解质平衡。[①]

　　也许是因为我的情况很奇怪（没有喝醉），分诊护士非常重视我，很快我就发现自己被5位住院医生和医学院的学生给包围了，他们都在针对我腋下的肿块发表自己的看法，而且大多数都引用了讨厌的拉丁语发音的术语。我并不在意大家的关注，但监控设备显示我的血压已经升高了很多。看到我眼中的恐惧和生命体征反映出的紧张状态，一位高级主治医生轻快地走进来，一挥手赶走了那群实习医生，然后开始进行检查。

　　在我简短地叙述了肿块突然出现的情况之后，医生首先询问了我的卫生习惯。有些奇怪的是，他对我偏爱腋下除臭剂这件事特别感兴趣。之后，他带过来一支内有强力类固醇的大号注射器。他告诉我肿胀会在24个小时内消退，并提醒我要定期更换腋下除臭

---

① 有一名醉酒的患者碰巧是我大一时的朋友，他失足从俄亥俄体育场的最高处滑到了底层平台，大概有几百个台阶。他的背部严重瘀伤，头还在台阶上磕了好几下；他要继续留院观察，一方面是因为可能会有脑震荡，不过更主要的原因是他血液中的酒精水平。如果你担心他，他后来完全康复了，只不过他的名誉和尊严都受到了持久的损害。

剂，因为重复使用同一种产品会让身体变得敏感，导致腋窝附近的淋巴结肿胀，因为免疫细胞在试图与不存在的入侵者战斗。诊断结果的突然逆转使我放宽了心，我的血压也暂时恢复了正常。

这种宽慰只是一时的，因为那位医生接着在纸条上写了一个电话号码，他告诉我如果肿块持续存在或者在下周内复发，就拨打这个号码。他用一种安慰（却起到反作用）的语气向我保证，如果我有患上淋巴瘤的可能，他会优先诊断（和治疗）我。幸运的是，类固醇和新腋下除臭剂的组合起效了，但这一周特别漫长，我感觉过了几十年才"彻底痊愈"。尽管如此，结果好就一切都好，而且这件事让我深刻认识到避免轻率使用"肿瘤"等医学术语的重要性，以及这些词可能带来的情感冲击。

回到癌症肿瘤的话题，许多人可能会惊讶地发现，大多数肿瘤团块是由死细胞和细胞碎片组成的。恶性细胞通常由中心向外生长，内部的细胞会"自然"死亡，因为营养物质或氧气都被附近更有活力的肿瘤细胞抢走了。然而，这种向外生长伴随着一个越来越严格的达尔文式进化过程，这个过程是由DNA突变和对能够在日益恶劣的条件下茁壮成长的细胞所进行的选择驱动的。这些情况导致了之后的问题（这也是癌症的早期诊断要比现代医学提供的其他任何技术都更能延长生命的原因）。

或许最令人惊讶的是，恶性细胞的生长速度往往不如它们对应的良性细胞快（我倾向于说"良性"而不是"正常"，因为后者的定义很模糊）。在某些情况下，最致命的癌细胞生长得更慢。[①]生

---

① 虽然这不是本书的重点，但有一部分所谓的癌症干细胞生长缓慢，并能源源不断地产生攻击性更强的后代。由于生长缓慢，这些细胞已经被证明尤其能够躲避许多传统的利用癌细胞快速生长特性的化疗方案。

长率指的是细胞一分为二所需的时间，它通常并不是问题所在。事实上，把癌症看作一种"不适当"生长的疾病要更准确一些。一个普通的细胞在一生中要面临许多决定，比如它需要吃（或者避开）什么分子，对于基本的"管家"功能（包括修复自身DNA发生的突变）的关注程度，以及是否要继续为细胞集合体做出贡献，以确保更大的有机体保持快乐和健康状态。这些决定需要一系列极其复杂的保护措施，才能保证约37万亿的良性细胞"公民"形成一个结构井然、行为端正的集合体。

当数万亿个细胞中的任何一个忘记或者无视不分裂的指令时，就可能出现被我们称为"癌症"的各种疾病。尽管由此导致的分裂过程并不一定比良性细胞快，禁止细胞分裂的指令却完全被忽略了。这是一种相当大胆的行为，因为有一系列的保护措施用以防止这种异想天开的决定。例如，每个细胞都受到一系列调控检查点的控制，它们管理着关键的生死决策。之所以要取名为"检查点"，是为了反映出它们与把国家分割开来或者保护公民免受潜在伤害的检查点控制之间的相似性。如果决定生长，就必须克服"细胞周期检查点"的挑战，以确保细胞只在适当的时候才会分裂。这些检查点还必须保持相当大的灵活性，例如皮肤细胞可能会突然需要恢复分裂的能力，以填补小到被纸割伤、大到截肢所造成的空缺。在这样的情况下，身体会在一段时间内放松或者撤销检查点，甚至会通过产生一系列被称为生长因子的物质来加速这个过程，以促进附近的细胞开始伤口愈合的过程。这种生长促进机制的过度使用可以解释，为什么慢性胃反流导致的慢性细胞损伤会提高一个人对局部恶性肿瘤（比如食道癌）的易感性。不过大多数情况下，这些检查点和由面无表情、手持自动步枪的警卫把守的西柏林著名的查理检查站一样致命。如果一个细胞试图通过检查点并且选择不恰当地分裂，那么它通常会被打上死亡的印记。

那么，癌细胞是如何通过检查点的呢？我们已经知道，为了便于伤口修复，检查点必须具有一定的灵活性。生物体一生中获得的随机突变可能会带来一种允许细胞继续通过检查点的通行证。有时候，这些突变不可避免，而且是随机产生的。更多的时候，它们是由提高突变可能性的内外部因素（比如化学物质、辐射或某些遗传倾向）触发的。

被称为"癌症"的众多疾病，也可能是由于一个细胞选择不去执行自己基本的管家功能（包括清理突变的遗传物质）而导致的。按照设计，如果检测到基因损伤，细胞是有能力修复的。如果损伤过于严重，细胞会启动一种自我毁灭形态。有些突变可能会破坏这些DNA修复机制或者自毁指令，从而允许某个不法之徒在错误的时间继续生存和成长。随着时间推移，这样的突变会累积并且导致更糟糕的行为，使得决策失误的频率越来越高。客观地说，这种突变的累积通常发生在疾病症状出现之前的几年或几十年间。然而，接触环境损害（比如致癌物质、某些类型的辐射，或者只是运气不好）的机会增多，会提高突变发生率和发病率。

让我们通过一个例子，来看看几个错误的决定会如何导致健康细胞成为致命的威胁。在这个例子中，我们假设有一个普通的角质细胞，它是皮肤的主要细胞成分。角质细胞通过与相邻细胞及其分泌的生长因子相互作用在一起愉快地工作，形成了又薄又有弹性的皮肤表面，或者叫"表皮"。总的来说，这些相互作用的细胞形成了一道出奇致密的屏障（甚至可以阻止单个质子通过）。这有助于保持细胞和更高层级结构的完整性，同时使细胞免受外部世界中各种真菌、细菌和病毒的残酷侵害——这些入侵者想要的就是进入我们营养丰富的体内。为了做到这一点，角质细胞把自己获得的大部分能量和营养物质都投入在彼此之间形成坚固致密的格栅结构和执行基本管家功能，比如合成一组被称为细胞角蛋白的蛋白质，它能帮助封堵屏障上的所有漏洞，使我们相对无菌的内脏器官免受体外那个明显不太卫生的世界侵扰。特别要提到的是，细胞角蛋白为皮肤细胞提供了结构支持，帮助组织角质细胞间和角质细胞与身体的其他细胞成分间的相互作用，从而使其保持和谐。

在角质细胞层中，夹杂着一些不常碰到的邻居，比如成纤维细胞。这是一种独特的细胞，它可以合成和分泌各种非活性蛋白质，比如胶原。事实上，胶原（比如我们指甲中的那种）大约占人体蛋白质总量的1/5。[9]这些胶原分子相互作用，并与其他蛋白质和细胞相互作用，从而强化了表皮细胞外错综复杂的格栅结构，也就是细胞外基质——它会为身体内外间的屏障提供进一步的保护。这种基质在生活中还起到了一定的缓冲作用，当细胞碰撞到其他细胞或者物体时，它可以保护身体免受钝性损伤。举个例子来说，从手部皮肤细胞的角度来看，拍手这个简单的动作是一种很残忍的行为，如果没有角质细胞和成纤维细胞构成的网络，或者它们没有严格执行基本的管家功能，这个动作就有可能产生巨大的破坏性。

到目前为止，我都没有提到过我们的角质细胞是终末分化细胞。这个词暗示着悲惨的命运，而且在某种程度上确实如此。皮肤是一个相当有活力的地方，堆叠着许多层角质细胞（就像砌墙的砖块一样），随着下面的新细胞生长，老的细胞被向上、向外推。考虑到外界环境中充满了化学和生物攻击，这种持续的补充很有必要，而且一层死皮作为屏障的一部分，可以将最讨厌的化学物质和微生物排除在外。因此，这些"砖块"由基底层（皮肤最下层，终生都在持续生长）所谓的干细胞补充。然而，被向上推的细胞并没有把自己的能量投入生长中，而是通过一个叫作终末分化的过程，合成胶原、角蛋白和其他构成表皮大部分结构的分子。这些细胞在它们短暂的余生里（平均不到两个月），一直在不可扭转地致力于合成角蛋白。

这些细胞接收到的指令阻止了它们进一步生长（即进行细胞分裂），而把所有的能量都用于合成蛋白质，并且和相邻的细胞一起抵抗外界的干扰。然而，随着细胞向着外部世界移动，它们会面临更多的环境毒素和紫外线带来的辐射危险。这些攻击偶尔会改变DNA，并且可能会破坏终末分化的指令，使得细胞重新获得不适当生长的能力。

除了无休止的化学和放射性攻击以外，一种阴险的叫作乳头状瘤病毒的病原微生物还会劫持我们的角质细胞，重组其控制机制，从而恢复细胞的增殖能力。从病毒的角度来看，细胞突然增加是有好处的，因为能带来越来越多的食物和生产更多病毒的场所。最终会形成明显的疣，这并不是由于接触了青蛙，而是一种良性的病毒诱发肿瘤。这样的肿瘤几乎都不会变成麻烦，因为它们基本上无法转移到身体其他部位，而且很容易被皮肤去角质剂，比如水杨酸（与阿司匹林成分相近，是Compound-W等非处方药和各种去角质洗剂的活性成分）等。然而，我们在第4章中会看到，其他表皮组织感染乳头状瘤病毒可能会非常致命。

生命的凋亡

另一个可能会令人惊讶的事实是，活着并不是我们体内细胞的默认设置。事实上，细胞活着的每一刻都是一个主动的决定，而死亡，或者更准确地说故意自杀，才是心照不宣的常规做法。换句话来说：只有主动避免死亡，生命才会延续。这样的结论直到最近几年才变得清晰起来，但这个观点最早的基础已经存在了近一个世纪了。1934年10月，澳大利亚病理学家约翰·福克斯顿·罗斯·克尔发表了一篇文章，详细介绍了对大鼠肝脏（或者更准确地说，是大鼠肝脏细胞的死亡）进行的微观研究。[10] 在此之前，细胞活着一直被看作常态，而细胞死亡是例外。克尔对细胞死亡很感兴趣，与他同时代的人都认为微观世界的死亡和宏观世界的死亡，都是一个主要由创伤事件导致的剧烈变化。事实上，早期的微观研究是以一些直观的过程来描绘细胞死亡的，比如细胞膜突然破裂以及细胞内容物喷射到周围的环境中。这个过程被人们称为"necrosis"（坏死），在希腊语中这个词表示"死亡"。

在1934年秋季的研究报告中，克尔提出了一种截然不同的新的细胞死亡形式。他描绘的现象并不是不太雅观的细胞爆裂，更像是一种内爆：垂死细胞中含有DNA的细胞核首先开始解体，这预示着细胞在分解成碎片之前会发生收缩。考虑到这项研究成果是在秋天发表的，将这个过程命名为"apoptosis"（凋亡）似乎特别合适，这在希腊语中的意思是"脱落"。在克尔引用"apoptosis"之前，这个词主要用于描述树木在秋天落叶的过程。[11] 尽管创伤导致的坏死和自杀性的凋亡之间的这种区别对外行人来说似乎微不足道（毕竟死了就是死了），但它们的含义将对我们探究癌症如何产生和最终如何战胜癌症产生深远的影响。

在克尔发现细胞凋亡后的半个世纪里，我们逐渐理解了将凋亡和坏死区别开来的因果关系，揭示出凋亡是细胞水平上一种有意识的自杀形式。[12, 13]最终，我们明白了除非阻止自杀，否则这个决定会占据主导地位。就好像必须要不断地命令身体里的每个细胞"活下去，活下去，活下去……"。这句不断重复"活下去"的咒语稍有延迟，就可能会引发一连串最终导致有意死亡的事件。此外，在有些特别恶劣的情况下死亡对集合体是有利的，那么主动自杀的信号也可能会被调用。比如，被病毒感染或者处于恶劣环境条件下的细胞如果持续存在，可能会给更大的有机体带来有害的物理或遗传损伤。

如果一个细胞以不当的方式绕过前面提到的细胞周期检查点，就会出现一系列引起凋亡的触发因素。因此，终末分化细胞只有推翻细胞周期检查点和凋亡这两道屏障，才能生长。要克服这两个过程意味着恶性细胞通常必须包含多个不同的突变，或者必须借助其他技巧来让它分裂并延续"活下去"的信号。尽管这很难办到，但经验告诉我们，推翻这些屏障并不是天方夜谭。例如，疣的普遍存在反映出即便在终末分化细胞中，乳头状瘤病毒也能够推动"生长"和"活下去"指令的表达机制。

与乳头状瘤病毒相关的疣是良性肿瘤的典型例子，因为它们无法扩散。尽管病毒可能会扩散从而引起其他的疣，但肿瘤细胞本身是不会移动的，所以无法转移扩散。如果出现有利于转移的癌变，情况就完全不同了。细胞离开原发肿瘤是一个复杂的过程，涉及运动的能力，以及在行进过程中穿过细胞和组织的能力。这些技能是通过重新激活一般只在伤口愈合期间才会用到的那种"正常"移动行为来实现的。一个细胞要想真正具有转移性，还必须解决另一个本质上并不是"正常"过程的问题。

在详细介绍皮肤的微环境时，我们曾把角质细胞比作砌墙的砖块。把这个类比延伸下去，各层细胞之间的砂浆就是细胞外基质，它是能够确定前文提到的"邮政编码"的化学物质，让细胞处在体内正确的位置。如果一个良性细胞突然被迫转移到体内其他部位，它会感知到一个不同的"邮政编码"，而这往往会触发一种特殊的细胞凋亡。这种独特的自杀形式叫作"anoikis"（失巢凋亡）[14]，在希腊语中的意思是"无家可归"。这个名字准确地反映出这样一个事实，那就是失巢凋亡由发现细胞从正常环境中被转移而触发，无家可归的状态传达了自毁的指令。

综上所述，转移性癌症是一系列细胞缺陷协同作用的结果。一个恶性细胞必须要避开阻碍其生长的检查点控制，并且逃过在它不适当生长时出现的自杀信号。此外，转移性细胞必须具备运动和侵蚀周围组织的能力，这样才能转移到体内比较远的地方。在新的环境中落脚后，它还必须能够在一个意图（通过失巢凋亡）摧毁它的陌生环境中生存和发展。

所有这些障碍表明，癌症的自然发作应该是极其罕见的。然而，癌症在人类（以及狗和其他物种）中普遍流行的事实证明这个推测并不准确，也就是说这种如魔术师胡迪尼一般迁移、入侵和逃过失巢凋亡的能力是相当平常的。1997年的那个夏天，当毫无经验的我偶然了解到转移性前列腺癌惊人的普遍性时，这一切如触电般闪过我的脑海。然而，当时我还没有意识到自己是多么天真，因为我们很快就会看到，癌症有可能并不是一种在少数不幸的人身上发生一两次的疾病，而是在大多数人（即使不是所有人）身上每天都会发生的事情。

癌症指责游戏

尽管癌症普遍存在，但它仍然是一种被严重误解的疾病。很多人往往会害怕他们不理解的东西，而且毫不令人意外的是，这样的观点已经导致癌症和那些饱受它折磨的人被污名化。直到1961年，在10位接受采访的美国医生中，仍有9位表示他们不会将癌症诊断结果告知患者，部分原因是与癌症相关的社会歧视。[15]虽然他们给出的理由是这可能会导致患者自杀，但并没有证据支持这个观点；甚至在这些观念被推翻之后，许多医生还是继续拒绝充分告知病情，理由是患者知情带来的无谓和悲观的情绪会对他们的生活或治疗产生负面影响。事实上，1970年由同名小说改编的浪漫剧情电影《爱情故事》（Love Story）就是以这样的故事情节为前提的。尽管被美国电影协会评为有史以来第九大悲剧，但在现代人眼里，这部电影不仅过时，而且近乎荒谬。

对癌症患者的偏见并不只是出现在美国，癌症患者倡导组织LiveStrong 2007年发表的一篇报告显示，部分国家有超过1/2的受访者认可"癌症患者是自作自受"这一说法。[16]考虑到这样的态度，世界上许多地方无法采取或不接受验证性的措施（比如早期筛查和治疗）也就不足为奇了。

值得庆幸的是，至少在美国，这种错误观念正在得到扭转，或者说很多人愿意相信是这样。然而，2010年的一项调查显示，70%的美国人将患肺癌的原因归咎于患者自己，有人甚至对从未吸过烟的癌症患者也有类似看法。事实上，肺癌患者受到的蔑视已经接近性传播疾病和肥胖症患者所受蔑视的历史最高水平。[17]这种感觉并不是仅仅针对与吸烟有联系的肺癌，因为超过1/3的受访者认为宫颈癌发作是患者的过错（这些疾病可能与人乳头状瘤病毒感染有关），近1/4的受访者认为肠癌患者要为自己的病负责。相比之下，分别有9%和15%的人认为白血病或者乳腺癌患者要为自己的病负责。这些数据与一种叫作"公正世界谬误"的心理行为相吻合，这种观念让一些人把不好的结果解释为因果报应。[18]

癌症指责游戏一定程度上可能源于一个陈旧的观念，那就是传染性病原体会引起癌症。这种认识让一些地方的人普遍认为癌症具有传染性。例如，LiveStrong的那篇报告说，近1/3的墨西哥和印度受访者认可"我担心会从癌症患者那里感染上癌症"。[19]要彻底消除这些担忧（有些担忧并非完全出于无知），就必须介绍一下历史背景，从而揭示癌症是传染病的观念如何深入我们的心里。

剃须刷与宠物鸡

威廉·埃勒曼是一位丹麦病理学家，1871年12月28日出生于哥本哈根，除了在海德堡大学、柏林和巴黎接受解剖学和病理学的培训之外，他一生大部分的时间都待在哥本哈根。[20]回到丹麦后，埃勒曼在哥本哈根大学担任教授，并且对发现导致人类和动物患病的新细菌产生了兴趣。1903年5月，埃勒曼与艾格妮丝·路易丝·弗雷德里克·汉森结婚，几个月后他发表了一系列报告，详细介绍了发现坏疽和肺结核致病菌的过程。

这项成果引起了同时代的奥拉夫·邦博士的注意，他是丹麦皇家农业和兽医学院的兽医和教授。邦和埃勒曼一样，希望发现新的致病菌。1908年，两个人开始研究鸡群中一种传染性癌症的病因。他们的研究重点是鸡白血病，这种病以肿瘤扩散到整个肝脏和淋巴组织为特征，通常发生在三四个月以上月龄的鸡身上。

　　两位研究者怀疑这种病是细菌引起的，所以他们先分离这些肿瘤，并用从肿瘤活组织检查中获得的物质感染原本健康的鸡。这些鸡在几周内长出了新肿瘤。邦和埃勒曼确信导致肿瘤的罪魁祸首就是细菌，于是他们决定找到这种病的病原体，并且利用了一种全新的仪器来帮助他们做到这一点。1884年，巴斯德研究所的查尔斯·钱伯兰发明了一种过滤器，它的孔隙非常小，可以捕捉和分离最小的细菌细胞。尽管尝试了很多次，但邦和埃勒曼始终无法用过滤法分离出致癌细菌。病原体似乎已经从他们的网中溜走了，而事实也的确如此。

　　邦并没有继续研究下去，因为他的主要兴趣是发现新的细菌，所以这种非细菌原因导致的疾病不能满足他的兴趣。回想起来，这真是太令人遗憾了，因为这让他与诺贝尔奖失之交臂。然而，埃勒曼继续探索新的成果。[21] 他逐渐意识到，引发禽类癌症的病原体非常微小，以至于可以通过过滤器。事实上，把他们早期实验中过滤出的无菌液体注射到鸟类体内，也足以引起肿瘤生长。这个神秘的致病因子就是我们现在熟悉的病毒。

　　遗憾的是，尽管埃勒曼后来发现了引起鸡白血病的病毒和其他会导致白血病的病毒，但他自己没有因此获得诺贝尔奖。落选的原因并不是政治或者个人仇恨（尽管这是常有的事），而是诺贝尔奖获得者要满足一个条件，那就是在颁布奖项时必须活着。埃勒曼尽管正值壮年，但未能满足这一最基本的标准。

　　1924年12月18日早晨，时任斯德哥尔摩比斯佩布杰格医院高级病理学家的埃勒曼在处理着自己的个人卫生，53岁的他对此非常挑剔，想到他研究细菌的爱好，这真是一种奇怪的讽刺。像往常一样，埃勒曼刮着胡子，但不小心划了个小口子，流了一点儿血。尽管伤口从表面来看微乎其微，却破坏了他皮肤中角质细胞的完整性，为他皮肤上一些讨厌的细菌提供了一条诱人的通道，让它们进入渴望已久的营养丰富的内环境。[22] 两天后，埃勒曼因面颊严重发炎住进了自己工作的医院。细菌不仅侵入了他面颊上柔软的肌肤，还逆着从被割破的毛细血管流出的小血滴的方向，通过这个路径进入了他的血液循环。感染加重并引发了一种叫作感染性休克的症状，在这种情况下，血液中的细菌会引起过于激烈的免疫应答，也就是细胞因子风暴，它通常比细菌本身引起的任何症状都更致命。[23] 埃勒曼的健康状况迅速恶化，在那次看似无关紧要的剃须事故发生的6天后，他在平安夜离开了人世。

虽然这件事与我们探讨的肿瘤学没什么关系，但考虑到它引发的被遗忘许久的争议，还是值得详细展开的。尸检结果显示，埃勒曼死于皮肤炭疽病。后期的跟踪调查表明，他的剃须刷被土壤中常见的一种致命细菌的孢子污染，而恐怖分子偶尔会选择这种细菌作为武器。

第一次世界大战之前，制造剃须刷的主要原料是獾毛。这种好斗的小型杂食动物的皮毛有着恰到好处的均匀度和密度，可以满足在脸上涂抹剃须乳液的需要。大部分獾毛都来自中欧（事实上，腊肠犬是专门为猎杀獾而培育出来的，它的名字"dachshund"在德语中的意思就是"獾狗"）。然而，德意志帝国的参战破坏了利润丰厚的獾毛贸易，甚至还波及在整场战争中保持中立、在其他方面支持德国的埃勒曼的祖国——瑞典。剃须刷开始使用质量比较差的马毛来制造，但还是受到了第一次世界大战的影响，因为马在战争期间成了欧洲的热门商品。因此，埃勒曼在那个决定命运的早晨所使用的剃须刷是用来自日本的马毛制造的。

尽管日本人以过分讲究卫生而出名，但当地生产的马毛剃须刷的质量很差，而且一些制造商在使用前给毛发消毒的程序上节约成本。这个消毒程序通常需要用到蒸汽和防腐剂，但这一步骤往往会被省略，原因是欧洲和北美对剃须刷的需求量太大了。炭疽是一种只有农民或牧场主才会得的罕见疾病，而引起炭疽的芽孢杆菌特别喜欢附着在马毛上。

第一次世界大战爆发仅几个月后，由消毒不当的剃须刷引发的炭疽就开始在各个城市和军事基地蔓延，远及纽约、都柏林，当然还有斯德哥尔摩。埃勒曼在1924年秋天购买的剃须刷是用夹杂着炭疽孢子的廉价马毛制成的。由于受害者的知名度高，这起事件让整个欧洲和北美的医学界都备感压力，还引起了一些恐慌，因为医生建议同事、患者和当地的理发师立即停止使用剃须刷。[24] 实际上，这件事后来为1925年柏马剃须膏的发明提供了灵感，这是一种浓稠度较低且不需要使用剃须刷的剃须膏，至今仍是剃须护理界的主流产品。[25]

回到癌症传染性的问题上，就在邦和埃勒曼对鸡进行着具有里程碑意义的研究时，马里兰州约翰斯·霍普金斯大学有一个年轻的医科学生即将毕业，他比其他同学都晚毕业一年。这并不是因为他的能力不足，而是一场与埃勒曼遭受的感染类似的事故。佩顿·劳斯在约翰斯·霍普金斯大学上大二时，在一次解剖课上研究尸体。在解剖肺的过程中，他的手指被尸体的骨头划伤。不幸的是，劳斯研究的这具尸体死于肺结核，而这种致命的病原体找到了新的受害者。[26, 27] 这个被感染的医科学生很快患上了腋窝部淋巴结核，这是一种感染局限于上臂和肩部淋巴结的罕见病（与我在大学时得过的淋巴结肿大症状相似，但要严重得多）。对劳斯来说，淋巴结的肿胀可能挽救了他的生命，因为局限在淋巴结的病灶阻碍了致命的细菌进入他的肺部。尽管如此，劳斯可能也不会像我们一样有先见之明地看待这个事实，因为接下来的几个月充斥着令人难以忍受的痛苦。这种强烈的不适是他的宿主防御机制与细菌在体内斗争的一种表现，除了其他症状外，还会导致淋巴细胞（一种我们将在第2章里遇到的白细胞）数量大幅增加，它们会聚集在他腋窝和胸部严重肿胀的淋巴结内。尽管剧烈而持久的疼痛反映出他体内的宿主防御系统与入侵的结核杆菌之间的斗争，但劳斯还是无法靠自己的力量克服感染。他被迫接受了更为痛苦的外科手术治疗，清除了一堆因感染而肿胀的淋巴结。年轻的劳斯被送回家里休养了一年，后来就在他母亲的家乡得克萨斯州做牧场工人。

秋天的时候，佩顿·劳斯已经基本康复，回到医学院继续完成自己的学业。他一直希望能够从事研究工作，并且对最近给自己带来巨大痛苦的淋巴细胞特别感兴趣。经过一段时间的病理学学习之后，劳斯来到德国德累斯顿的腓特烈市立医院，成为一名尸体解剖专家（这显然违背了"一朝被蛇咬，十年怕井绳"的老话）。由于劳斯年纪轻轻就有极好的天资和经验，他在1909年被一位刚刚崭露头角的医学研究人员西蒙·弗莱克斯纳招募到了纽约市。[28]

尽管弗莱克斯纳在今天并不是一个家喻户晓的人物，但他在20世纪早期是一位超级巨星，而且将会成为当时最有影响力的科学家之一。西蒙·弗莱克斯纳1863年出生在肯塔基州路易斯维尔的一个波希米亚移民家庭（肯塔基是边界地带一个因内战而四分五裂的中立州）。就像经常出现在移民的孩子身上的情况那样，弗莱克斯纳的家人非常重视教育，他通过学习成为一名药剂师，还在路易斯维尔开了一家药店。在配药的时候，弗莱克斯纳很想拥有自己开处方的权利，于是他在路易斯维尔医学院攻读了医学学位。[29]在约翰斯·霍普金斯大学接受进一步的培训（这是他与当时还在读本科的劳斯之间经历的交集，但没有记录表明当时两个人认识）之后，弗莱克斯纳先是被宾夕法尼亚大学录用，不久后又成为洛克菲勒研究所的负责人。弗莱克斯纳的研究兴趣广泛，包括器官移植、传染病和癌症等，这对劳斯日后的发展起了积极作用。

在招收劳斯之前的两年，弗莱克斯纳大力提倡科学家和医生尝试将供体（无论是活体还是尸体）的关键器官和组织移植到有需要的接受者身上，从而开启了一个新领域，如今这已经成为一件司空见惯的事情（每年在美国有超过30 000例器官移植）。在弗莱克斯纳生活的那个时代，这是一个大胆的提议，需要人们对尸体解剖（为了完成器官切取）和组织排斥的原因（实际上造就了20世纪初才开始成形的免疫学）有更深刻的认识。尽管弗莱克斯纳很想亲自完成这项工作，但他已经被任命为洛克菲勒研究所的首位负责人了，这个刚刚在资助下成立的研究所日后有可能成为世界上最负盛名的研究机构。不断增加的行政工作意味着弗莱克斯纳必须放弃自己的个人研究，因此在1909年，弗莱克斯纳聘请佩顿·劳斯来负责他在洛克菲勒研究所的实验室。

很快，劳斯就投入了工作。1909年10月的第一天，一位同事带着一只宠物鸡来上班了。虽然这种做法在大多数行业里都不太合适，但在这只带有条纹的浅色普利茅斯母鸡的右胸上，鼓出来一个形状不规则的肿瘤。[30,31]这只鸡马上被麻醉，肿瘤则被切除和解剖。对禽类爱好者来说非常遗憾的是，这次手术只取得了部分成功，11月4日这只鸡不得不被实施了安乐死。然而，它并没有白白牺牲，因为劳斯已经确认这个肿瘤是肉瘤（成纤维细胞等结缔组织细胞的一种癌症），并且回顾了邦和埃勒曼在一年前发表的研究成果。为了探究这只鸡的病是否具有传染性，劳斯给一组健康的母鸡接种了感染物，结果这些母鸡也长出了肿瘤。劳斯与邦和埃勒曼的区别在于他成功地分离出了引起肿瘤的病毒，如今这种病原体被称为劳斯肉瘤病毒（简称RSV，致癌的鸡病毒）。[32]呼吸道合胞病毒的简称也是RSV，但它会导致人类呼吸道感染，对早产儿来说尤其危险。

　　在确定了病毒与鸡的癌症之间无可争议的关联性之后，劳斯把注意力转向了老鼠（癌症研究实验的主要对象），以确定病毒是否可能与哺乳动物的肿瘤有关联，但事实证明这要困难得多。尽管他的研究成果有潜在的影响力，但在很大程度上并没有受到同时代人的重视，于是劳斯在1915年彻底放弃了把癌症与病毒联系起来的研究。因此，肿瘤学研究就这样中断了近20年，直到大萧条的中期，同样来自洛克菲勒研究所的理查德·肖普博士才重启了病毒与癌症之间的联系。[33]我们会在第4章讲到这个故事，但现在很清楚的一点是，肖普后来的研究让劳斯得以分享1966年诺贝尔生理学或医学奖，主要是基于劳斯对被带到实验室的那只鸡所做的研究。劳斯开创性的工作带来的一个意外结果是，它给许多人留下一种挥之不去的恐惧，认为癌症是一种具有传染性的疾病。这种观念在今天仍然很普遍，但实际上它只适用于极少数的癌症，而且其中大部分现在都可以通过常规的儿童疫苗进行预防。

癌症与进化

　　对埃及木乃伊进行的X射线分析揭示了一些最早的癌症指征，

表明这种病至少与文明一样久远。正如在引言中所提到的那样，这种病实际上比20万年前刚刚从直立人进化而来的智人要古老得多。事实上，2016年对古代原始人骨骼进行的一项医学成像研究显示，在南非斯瓦特克朗斯附近一个洞穴发现的1 700万年前的人类祖先的脚趾中，存在着骨肉瘤（一种骨癌）。[34]我们已经知道，许多动物物种都容易患上癌症，包括所有的哺乳动物、蜥蜴、鸟类及其祖先物种。即便是鲨鱼也会得癌症，你可能会听到电视推销节目试图在凌晨时分引诱你购买假冒的软骨药丸，那些过于昂贵的药丸只是现代版的"狗皮膏药"而已。[35]

癌症在动物界（和许多植物中）的广泛流行引发了一种理论，那就是癌症有可能是DNA突变和进化的驱动因素（而不是被后者驱动）。这个观点是由一位美国商人在20世纪80年代初提出的，他认为从地球上出现生命开始，癌症就一直在帮助推动物种适应环境。[36]

詹姆斯·格雷厄姆曾从事制造业，他知道产品的每一次改进都会导致其制造质量下降一段时间（相对于之前人们更熟悉的产品来说），最终新的制造技术会变得更加规范和高效。[37]人们普遍认为基因突变（DNA的变化）是驱动进化的引擎和导致癌症的主要原因。基于这种认识，格雷厄姆推测癌症可能通过清除难以维持的突变而在进化中发挥着积极的作用。因此，癌症会作为一种质量控制手段，从地球上最古老的物种开始一直流行下去。

这套理论及其来源一直存在争议。尽管格雷厄姆的贡献基本上已经被人们遗忘了，但这个观点已存在了很多年。[38, 39]科学家很容易把这样的想法看作没有受过正规训练的业余爱好者欠考虑的胡言乱语。然而，如果抱持认为不是科学家的人无法做出贡献的思想，必须要考虑到下述事实，那就是尽管查尔斯·达尔文、格雷戈尔·孟德尔、本杰明·富兰克林和其他许多人都是业余科学家，但他们的理论和贡献到今天还是和以前一样有意义。这本书的目的并不是捍卫或者抨击格雷厄姆的观点，但它对于几乎所有物种都经历着异常且不适当生长（例如肿瘤和/或其他恶性生物学行为）的观点似乎是正确的。所以，也许我们应该记住他的名字，并给予客观的评价。

癌症可能确实和生命本身一样古老。与过去不同的是，我们现在可以有效地对抗这种疾病，下面我们将简要地谈谈这个问题。

癌症应对之策：过去与现在

虽然我们的祖先可能已经意识到癌症的存在，但他们基本上没有成功抵御疾病的手段。古希腊的希波克拉底在早期著作中指出，对于发病部位在身体侧面和淋巴结的癌症，即便可以通过手术切除肿瘤，治愈率也往往很低。[40]在20世纪中期基于药物的化疗手段出现之前，外科手术尽管没什么作用，却一直是西方世界唯一现实的选择。[①]

纵观人类历史的大部分时间，所有用于"治疗"癌症的药物都是由用煮过或者干燥的草药制成的膏药或药剂组成的。虽然某些疗法有一定的疗效基础，比如通过啃咬紫杉树皮来止痛（其中含有

---

① 亚洲的情况要稍好一些，因为在过去的两三千年里，传统中医的知识代代相传。虽然最近的研究已经证实了某些化合物的疗效，但根据现代标准，其中的大部分药物都还没有被证明非常有效，这表明病情好转有可能是一种"安慰剂效应"。

与现代阿司匹林成分相近的水杨酸），但大多数疗法都是无效的，其目的是改变体内的各种"胆汁"和"体液"的水平，因为当时人们认为这些物质的不平衡是导致疾病的原因。

19世纪中期出现了一定程度的突破，来自英格兰西米德兰兹郡的医生托马斯·福勒在1786年调制出一种至今仍以他的名字命名的混合物。"福勒溶液"（Fowler's Solution，"solution"也有"解决方案"的意思，大概是有意使用了双关语）据说可以治愈梅毒、白血病和皮肤癌等各种疾病。[41]毫无疑问，这种说法是有一定道理的，因为我们知道福勒溶液主要是由亚砷酸钾组成的，这是一种砷化合物。和所有重金属元素一样，砷一旦达到足够高的水平就会有毒性，而且福勒溶液在皮肤病变部位结块的现象可能证明它能有效地杀死暴露的肿瘤细胞（通过口服或静脉注射治疗白血病和体内其他癌症的效果并没有这么明显）。托马斯·福勒调制的砷溶液是化疗的早期代表，而且将在接下来的一个多世纪里主导着癌症的治疗。这些最早的化疗药物是众所周知的毒药，它们基本上会杀死接触到的所有东西。

时间推移，到了20世纪，德国一位名叫保罗·埃尔利希的著名医生正在研究德国化学工业全盛时期出现的一组苯胺染料。其中一些染料在治疗癌症方面很有希望（我们将在第2章中再次见到埃尔利希）。[42]例如，碘仿是一种直接施用于肿瘤的强力消毒剂，会杀死肿瘤周围的组织。[43]这种方法虽然还是对那些可以直接接触到的肿瘤有用，但时常被用在肿瘤团块通过手术暴露后，历史上一个有名的例子是一位名叫克拉拉·希特勒的病人，她接受了这种极其痛苦的乳腺癌治疗，但最终还是死了。[44]这次失败可能对世界历史产生了一些影响，许多学者认为她的儿子阿道夫非常爱他的母亲，所以母亲的离世让他在心理上受到了不可逆转的深刻伤害。

现代的癌症化疗所依赖的正是这种杀灭一切的粗暴方式。正如《变革处方》（*A Prescription for Change*）中所写的那样，癌症治疗在第一次世界大战后期进入了现代化阶段，当时在欧洲西北部的战壕中，一些受到芥子气袭击的士兵出现了贫血甚至肿瘤消退的症状。[45]直到第二次世界大战结束，也就是差不多30年后，人们才分离出芥子气的化学成分，并分析其对肿瘤的杀伤力。之后在冷战初期，癌症治疗经历了一场真正的革命。

特别需要指出的是这样一种自相矛盾的情况，那就是发展最快的癌症往往对像芥子气（医学界称为氮芥）这样的毒素反应最为强烈。被诊断为白血病不仅等同于死刑判决，而且患者往往在确诊后几天或几周内就死亡了。然而，这些疾病的患者最先接受新化学疗法的治疗，而且治疗效果是最好的。为什么会这样呢？

我们现在知道，发展最快的癌症几乎处于失控状态。白血病和淋巴瘤这两种免疫细胞的癌症是发展最快的，其速度简直超乎想象。事实上，这样的诊断和我大学经历那场虚惊时突然出现并且快速发展的症状非常一致。

快速生长和对营养物质的需求导致了食物供给方面的疏忽，这个问题至少体现在两个方面，对于我们理解20世纪的癌症疗法至关重要。首先，这些细胞经历了一次名副其实的"疯狂进食"，促使白血病细胞从身体中窃取营养。在这个过程中，这些肿瘤细胞往往会吸收一些原本会被更挑剔的捕食者排除在外的分子。如果肿瘤细胞周围都是令人讨厌的化学物质，比如重金属或氮芥，它们就更有可能经历特别严重（甚至有可能致命）的消化不良。

恶性细胞区别于良性细胞的第二个特点需要用汽车来进行类

比。当接近我们之前提到的检查点时，这些恶性细胞往往会快速穿过，撞击所有挡道的栅栏或围墙，累积越来越多的损伤。用更科学的方式来说就是，良性细胞通常具有检测到损伤后停止生长并开始修复的能力。前文提到的细胞周期的一个特点就是完全停止生长（和其他活动），这样细胞就可以在恢复正常活动之前花费能量和资源来修复损伤。癌症不适当生长的一个特点就是，恶性细胞通常会忽视损伤并且允许它积累。一方面，这是一种鲁莽的策略，因为事实上大多数肿瘤细胞都会因此而死亡（我们已经知道，肿瘤基本上是由死亡的癌细胞构成的）。有利的一面是这种鲁莽会让那些能够承受损伤的细胞存活下来，并且变得更加强大。

除了使用重金属，医学家还开始研究以一种略有针对性的方式来利用癌细胞疯狂进食行为的方法。这种第二代癌症化疗药物被设计得很像那些更挑剔（也就是生长缓慢）的肿瘤细胞偏爱的营养素和代谢物。这些所谓的抗代谢物是第一批被设计出来而不是被发现的抗癌药，我们现在就要见见这种方法背后的创新者。

虎父无犬子

查尔斯·海德尔伯格1920年12月23日出生于纽约市，当时这个城市还没有从接连的打击中恢复过来。1918年9月14日，纽约市的卫生官员注意到因肺炎死亡的人数出现了惊人的增长，这在夏季即将结束的日子里尤其让人意外。卫生官员特别谨慎，因为有点儿不寻常的是，第一波流感暴发出现在5月下旬和6月，这对于北半球暴发的流感来说也是一个奇怪的时间点。虽然流感患者的数量在漫长而炎热的夏季已经减少了，但有令人担忧的传言称，一种特别致命的流感正在饱受战争蹂躏的法国和位于非洲西海岸的英国殖民地塞拉利昂肆虐。况且，流感不过是一次组合拳打击的序幕，它使病人的肺部变得衰弱，为肺炎最终的致命一击做好了铺垫。

小查尔斯的父亲是一位年轻且成长很快的化学家，他叫迈克尔·海德尔伯格。随着战争爆发，尽管美国在接下来的两年内都不会参与战争，但迈克尔还是自愿加入了步兵，希望成为一名狙击手。不过，考虑到他的专长，他被分配到了卫生队，并驻扎在纽约的洛克菲勒研究所，在那里他专注于研发预防或治疗传染病的药物。随着西班牙流感（之所以这样命名，是因为没有参加第一次世界大战的西班牙是为数不多的几个能够坦承本国人民正遭受该疾病折磨的国家之一）的暴发，整个美国都开始与看不见的病毒及其共犯（引起致命性肺炎的细菌）做斗争。加拿大裔美国细菌学家奥斯瓦德·艾弗里找到老海德尔伯格，想与他合作研究如何对付肺炎球菌，从此这种特别的细菌成了他研究的重点。在合作过程中，迈克尔·海德尔伯格确定了抗体在体内发挥作用的方式。尽管人们都知道抗体在保护宿主免受传染病侵袭方面发挥着重要作用，但海德尔伯格进一步证明了这些重要的蛋白质是如何识别和结合目标的。凭借这项研究成果，迈克尔·海德尔伯格最终获得了两次（而不是一次）拉斯克医学奖，这是美国最负盛名的科学奖项，往往也是获得诺贝尔奖的前兆。然而，无论是海德尔伯格还是他的合作者——后来因发现DNA而声名鹊起的艾弗里，都没能获得这个他们极度渴望的国际奖项，于是他们获得了并不想要的殊荣：最应该获得诺贝尔奖却从未获得这份荣誉的科学家。

海德尔伯格的儿子查尔斯也没有获得诺贝尔奖，尽管他的发现后来拯救了数千（即使没有上百万）人的生命。事实上，查尔斯·海德尔伯格、他的父亲迈克尔和奥斯瓦德·艾弗里是公认的最应该获得诺贝尔奖却始终没有获得这份荣誉的科学家。

和他父亲一样，查尔斯也被培养成了一名化学家，并在威斯康星大学麦卡德尔癌症研究实验室担任教授，他在那里待了将近30年。他在早期的职业生涯中主要研究碳、氢、磷的放射性同位素和其他生命分子的应用，以它们作为探针来评估各种酶（细胞中由蛋白质组成的工具，基本上控制着细胞生命和功能的方方面面）的功能。1962年，他在英国剑桥进行学术休假时，对癌症研究产生了浓厚的兴趣——浓厚到只有他对航海的热爱才能比拟。在那里，他了解到一种以小鼠的细胞和组织作为工具来研究这种疾病的新想法。

查尔斯的大部分研究都是以一项1954年的研究结果为基础的，这项研究揭示了核酸（RNA和DNA的构成要素）的某种基本成分会在恶性细胞中积累。在确认了这些发现后，查尔斯想出了一个主意，那就是合成一个尿嘧啶的变体，来充当古希腊神话中的特洛伊木马。具体来说，查尔斯设计并合成了一种尿嘧啶分子，里面含有正常尿嘧啶中不存在的氟。通过用这种新的化学物质做实验，他证明了这种分子确实会在癌细胞内积累，并混入肿瘤细胞的DNA中。按照设计，这种被称为5–氟尿嘧啶（5–FU）的变体积累之后，会以一种相当巧妙的方式破坏肿瘤细胞的关键机制。原理是5–FU的积累会让肿瘤细胞相信自己有了足够的尿嘧啶，应该停止继续合成尿嘧啶。由于缺乏这种重要的物质，肿瘤细胞无法制造DNA、RNA或蛋白质，因此最终会死亡（但令人惊讶的是，它们死亡的确切机制直到今天仍是不解之谜）。

带着5–FU药物可能有效的实验证据，查尔斯试图让制药行业的关键决策者相信这种方法可以成为人们急需的、更有选择性地靶向癌症的手段（相对于重金属或芥子化合物等毒素而言，尽管基本上也杀死了所有细胞，但癌细胞比良性细胞稍微容易被杀死一些）。遗憾的是，他对5–FU的研究遇到了障碍，那就是这种药物很难进行大量生产。因此，对5–FU药物的持续需求影响了他对其抗癌特性的研究。最终，喜欢水的查尔斯·海德尔伯格成功地找到了一位喜欢爬山的科学合作伙伴。

出生于维也纳的罗伯特·杜钦斯基每个周末和假期都会去攀登欧洲的各座山峰，他是滑雪登山运动（爬上山然后滑雪下来）的先驱。在不那么令人兴奋的工作日里，他在罗氏制药公司担任化学工程师，工作地点位于罗氏制药在新泽西州纳特利的研发中心（他对阿巴拉契亚山脉没有阿尔卑斯山那么有挑战性的事实感到失望）。杜钦斯基在罗氏制药的老板罗伯特·施尼策尔博士在日新月异的药物研发领域是一位传奇人物。施尼策尔在20世纪20年代受雇于德国制药巨头赫斯特制药公司时，曾与格哈德·多马克（他研发了第一批抗菌药物，即磺胺类药物）共事，然而他在1939年战争爆发后就逃离了德国。施尼策尔加入了罗氏制药，并负责领导其在纳特利的研发活动。1948年，施尼策尔因发现一系列成功治愈肺结核的药物而声名鹊起，其中包括许多至今仍在使用的药物（考虑到细菌会快速产生耐药性，这是一项特别了不起的成就）。正是因为拥有这样的名气，查尔斯·海德尔伯格在20世纪50年代中期向施尼策尔请教了在5–FU合成方面遇到的问题，而施尼策尔派出了喜欢登山的杜钦斯基来解决这一难题。

到1957年，制造出的5–FU已经足够进行人体试验了。早期的临床试验是在海德尔伯格工作的威斯康星大学进行的，结果不仅鼓舞人心，还标志着一种全新的癌症治疗方法的诞生。[46]接下来的20年里，罗氏制药和许多大学以及制药公司所做的很多工作都是为了寻找其他类似于正常代谢物或与恶性细胞生长、生存有关的关键酶和底物分子。这些现代版的特洛伊木马被称为抗代谢物，其中包括了过去几十年间最常用的一些药物，它们在未来仍将继续证明自己的价值。

虽然抗代谢物提供了一种通过攻击肿瘤细胞的酶来提高癌症治疗有效性和安全性的方法，但在这些分子中，有一大部分对于许多良性细胞（包括肠、皮肤和血液中快速生长的细胞）的生长或生存也是很重要的。因此，脱发、肠胃不适和贫血等副作用已成为化疗的代名词。尽管这些药物对许多快速发展的血癌有着神奇的疗效，但对很多生长缓慢的肿瘤（比如乳腺癌、结肠癌和前列腺癌）的治疗效果却不理想。因此在20世纪后期，癌症死亡率一直在上升。

我们需要用新的思维来跨越这些障碍，20世纪后期我们对癌症相关科学、医学及行业的认识发生了翻天覆地的变化，正是这种新思维的具体体现。为了做好准备迎接这场革命，我们有必要了解癌细胞藏身并且公然羞辱人体免疫系统所提供的多层次抗肿瘤防御系统的动态过程，这就是我们接下来要探讨的话题。

第 2 章

免疫监视

尽管我们的身体有上一章中提到的各种预防癌症的保护措施，但一个令人不安的现实是，这种病仍然会无情地出现，也许会发生在我们每个人的身上，而且每天都在发生。这个大胆的结论是美国一位著名的博学者提出的科学假设，或许比起他的科学能力（他获得过美国科学最高奖拉斯克奖），更让人印象深刻的是他的诗歌和散文（他还获得过美国国家图书奖）。

　　1913年在纽约皇后区的法拉盛，刘易斯·托马斯出生于他父母工作的那家医院。他的父亲约瑟夫·西蒙·托马斯是毕业于哥伦比亚大学的医生，母亲格蕾丝·埃玛·佩克是一名护士。尽管托马斯成绩平平，但优越的家庭条件和人脉关系意味着他可以选择美国的顶尖大学。1929年秋，正当世界经济体系濒临灾难之际，他进入了父亲的本科母校普林斯顿大学。[1]在1929年10月29日"黑色星期二"这天，股市暴跌，随之而来的大萧条使得托马斯在普林斯顿的大部分时间都蒙上了阴影，但这并没有激发他太多的积极性。事实上，他后来承认自己对很多事情都不感兴趣，包括他的课业、运动和社会利益。[2]用他自己的话来说，他形容自己"被无聊和懒惰包裹着，在需要真正努力的课程中处于中等或者更低的水平"。[3]他唯一有干劲的事情似乎就是为校报《普林斯顿之虎》撰稿了，但就算是在这件事上，他也不怎么努力。

直到刘易斯·托马斯上大四的时候，普林斯顿大学的生物学家威尔伯·威利斯·斯温格尔教授才终于点燃了他的热情，斯温格尔满足了人们对于常春藤大学教师的刻板印象，将年轻的托马斯领进了科学和通俗科学写作（与专业科学论述中常见的枯燥内容截然相反）的大门。斯温格尔本人相当有造诣，研发出了一种治疗艾迪生病（一种肾上腺疾病，最著名的患者是约翰·菲茨杰拉德·肯尼迪总统）的方法。不过，斯温格尔对托马斯的主要影响是告诉他"科学始于承认无知"以及"出于好奇而做的实验往往会产生最有用的结果"。[4]事实上，斯温格尔杰出的科学成就正是源于他在1929年将这些思想付诸实践，当时他先后从动物和人的肾上腺中分离出一种能够对抗艾迪生病影响的物质。在老师的激励下，托马斯突然变身成一位"相当机敏的好学生"，主修生物学和医学（他认为当医生能确保自己在一个陷入长期经济衰退的国家获得稳定的工作）。在大四剩下的时间里，托马斯利用有限的留校时间，疯狂地学习各种科学、医学和写作方面的知识。

尽管前三年成绩平平，但托马斯扭转了局势并且被哈佛医学院录取。他后来承认自己之所以会被这所美国的顶尖学校录取，主要是因为他的父母与哈佛大学的传奇教师汉斯·辛瑟尔是非常要好的朋友。辛瑟尔发现了引起斑疹伤寒症的细菌病原体，他甚至还研制出了一种能有效消灭这种疾病的疫苗。[5, 6]辛瑟尔和刚刚发现自己兴趣所在的托马斯一样喜欢科普写作，61岁的辛瑟尔在1940

年死于白血病，去世前几周还获得了美国国家图书奖。[7]

辛瑟尔对托马斯产生了深刻的影响，并助燃了斯温格尔教授在托马斯大四时点燃的火种。从哈佛医学院毕业后，托马斯开始了住院实习，在哥伦比亚大学学习神经学。在日本偷袭珍珠港后，刘易斯应征加入海军。海军把这位训练有素、偏爱科研的医生分配到一个医学研究实验室，在这场战争的大部分时间里，他都在评估使用磺胺类药物（10年前刚被发现）对抗传染病的方法。在关岛驻军期间，托马斯奉命研究一种流行性乙型脑炎病毒，这种致命的病原体预计于1945年年底开始的对日本本土的入侵中影响美军。然而，1945年8月在长崎和广岛投放的原子武器意味着美军无须进行入侵。于是，托马斯没有任务了，而且在剩余的5个月服役时间里，他也无事可做。

托马斯听从了斯温格尔多年前的忠告，在关岛以及之后几年的研究中涉及了一系列的课题，有偏实用的（例如创立研究传染病的新方法），也有比较深奥的（为什么兔子的长耳朵在被注射了一种叫作木瓜蛋白酶的嫩肉粉之后，会变软并且一连几天都耷拉着）。有意思的是，正是后者让他取得了最重大的突破。

托马斯发现，嫩肉粉能够分解耳朵里的软骨（在鼻子和耳朵中起支架作用的刚性材料），从而导致兔子的耳朵下垂。然而，这并不是让托马斯取得突破的主要原因。托马斯发现，几个星期后兔子的耳朵又变硬了。这个简单的现象让他认识到：一直以来被认为无生命的组织（比如软骨）实际上是相当有活力的，可以不断生长和更新。即便是在结束关岛服役几十年后，托马斯教授（他先是在约翰斯·霍普金斯大学任教，后来到了耶鲁大学和纽约大学，最后担任纪念斯隆–凯特琳癌症中心负责人）也常常带着注射过嫩肉粉的兔子标本（处理前、中和后期），让他的学生和观众们知道身体生长和复原的能力远比人们所想象的更强大。

在1959年纽约科学院的一次研讨会上，托马斯把他对兔子耳朵的观察扩展为一次具有里程碑意义的演讲，激发了肿瘤免疫学这一新领域的诞生。[8]他猜测人体细胞高度活跃会导致的一个结果就是有患癌倾向。托马斯是最早认识到癌症是一种过度自我更新疾病的人之一，他进一步推断肿瘤细胞可能无处不在，而且在任何时间或任何年龄的人身上都会不断出现。20世纪中叶的听众可能会比现在的人更容易接受这个想法，因为他们清楚地知道癌症不是一种只有老年人才会得的疾病，朋友和邻居患儿童期癌症的情况太常见了，而且很少有好的结局。事实上，那个时候幼儿被诊断出患有癌症，在大家看来基本上是被判了死刑。儿童期癌症通常发展得很快，往往对早期癌症疗法（包括芥子化合物和抗代谢物）有响应。因此，现在年轻人死于癌症的情况很少，我们便会认为癌症是一种老年人的疾病。

癌症高发的结果引出了一个显而易见的问题：为什么在相对年轻的时候死于癌症的人没有变多呢？1959年，托马斯在纽约那次精彩的演讲中也谈到了这个问题。[9]他推测癌细胞虽然会自发地频繁出现，却受到免疫系统中细胞和化学物质的严格管控。这未必是一个全新的想法，因为免疫学领域的奠基人和主要思想家保罗·埃尔利希在1909年就曾主张癌症虽然频发，却受到一种强有力的免疫应答的控制。[10]然而，正是托马斯让这个想法重见天日，并推动其向前发展，最终促成了像儿童白血病早期治疗一样具有革命性的新药的诞生。

普鲁士王后与癌症研究

尽管我们在第 1 章中与保罗·埃尔利希有过短暂的接触，但有必要重申一下，他可以说是 19 世纪末引领生物科学进程最伟大的思想家（而且可能会让其他科学领域里同时代的人物黯然失色，甚至包括阿尔伯特·爱因斯坦）。埃尔利希在微生物学和免疫学领域的发展和进步方面所做出的非凡努力是我之前两本书涉及的主题。[11, 12] 埃尔利希因在研发对抗细菌性疾病的药物和疫苗方面取得的成就而备受赞誉，而他对癌症研究的贡献可能是他最后也最伟大的遗产。19 世纪末 20 世纪初，正值事业黄金期的埃尔利希完成了自己早前对感染性病原体的研究，成为受政府资助的皇家普鲁士实验疗法研究所（总部在法兰克福）的所长。任职期间，他的团队为了战胜致命的传染病，专注于新疫苗和抗血清药物的研发和生产。埃尔利希和他的研究所提供了人们急需的药物，用于治疗或预防白喉和破伤风等致命儿童疾病。[13] 尽管普鲁士人非常感激来自研究所的治疗方法和预防措施，但政府出现了财政赤字，这为削减给研究所的拨款提供了借口。埃尔利希直言不讳地提倡普鲁士国（后来是德国）的自由化，但这样的政治观点并不受国王或者大臣们的欢迎。1901 年，财政部要求埃尔利希找到新的资金来支撑这项拯救生命的事业，这一行为或许还带有普鲁士精英群体中盛行的反犹太主义色彩。[14]

就在埃尔利希正努力想办法挽救自己的研究所的时候，普鲁士的贵族和人民都在哀悼他们死去的王后。维多利亚·阿德莱德·玛丽·路易莎于 1840 年 11 月 21 日出生在白金汉宫，是维多利亚女王和阿尔伯特亲王的第一个孩子。17 岁那年，年轻的维多利亚嫁给了普鲁士霍亨索伦王朝的王储腓特烈，并移居欧洲大陆。[15]
在婚礼前，这桩幸福的婚姻就被破坏了，因为维多利亚女王坚持要
在伦敦举行婚礼。在某种程度上，会提出这个要求是因为英国人不
希望他们的第一位公主离开不列颠岛，前往他们认为闭塞落后的普
鲁士。在伦敦举行婚礼将是一种安抚英国民众的方式。维多利亚女
王对婚礼地点的坚持引发了她与霍亨索伦王室堂兄弟间的争吵，后
者认为作为未来国王的父母，维多利亚和腓特烈应该在柏林结婚。
固执的英国维多利亚女王尽管占了上风，却在德国失去了民心，特
别是在她说出以普鲁士为代表的中等国家即便是有希望迎娶世界唯
一超级大国的领袖——大不列颠及爱尔兰联合王国女王及印度女皇
的长女，也应该感到受宠若惊这句话后。

　　这场争论还引发了普鲁士贵族内部对这场婚姻的批评，他们
在听说新公主的政治和社会观点后表现得更加震惊。维多利亚尽管
年纪小，却直言不讳，个性很像她的父亲。阿尔伯特亲王是一位骄
傲的自由主义者，他给自己的大女儿灌输的都是英国社会中更偏自
由派的观点。这些观点大多与容克贵族的保守倾向背道而驰，而容
克贵族的政治和军事力量在欧洲迅速崛起，一部分原因是他们选择
了极右翼的军事和政治主张。阿尔伯特和维多利亚女王都公开表示
有意为女儿订立婚约，最终婚礼于1858年1月25日在伦敦的圣詹
姆斯宫举行，普鲁士的自由主义改革由此开始。

　　在维多利亚从不列颠搬到柏林的新家4年之后，她的政治观点
似乎在普鲁士占了上风。1862年，倾向自由主义的普鲁士议会不
同意增加军事预算，并拒绝将强制服兵役的时间从两年延长到三
年。这两件事对于普鲁士国王威廉一世来说非常重要，他正在考虑
把欧洲所有讲德语的民族统一成受普鲁士管理的单一政权。威廉一

世解散了议会，并且一怒之下提出退位。[16]威廉对外界批评他草率行动的言论反应过分敏感，进一步加剧了危机。谣言很快开始蔓延，说威廉决定把退位的威胁付诸行动，在普鲁士需要强有力的领导来实现扩张目标的时候弱化行政部门。

受父亲自由主义教导的影响，维多利亚敦促丈夫鼓励他的父亲威廉一世退位，以此作为启动政治改革的第一步。[17]维多利亚的劝说并未发挥作用，因为当时的腓特烈更想选择一种更保守的做法，他担心中央集权的放松会动摇自己加冕后的地位。这一决定让他在政治上与妻子疏远了一段时间。威廉和腓特烈还任命大名鼎鼎且极其保守的奥托·冯·俾斯麦伯爵担任新首相，从而化解了议会危机。新首相轻视维多利亚公主的自由主义观点，试图使她的意见与其丈夫以及崇拜她的公众敌对起来。不管是在公开场合还是私下里，冯·俾斯麦都极力地反对公主，他基本上成功了，而且在这个过程中，这个星球可能注定要经历一连串悲惨的世界热战和冷战，从而最终打破保守倾向的控制，但这样的结果只能出现在两次世界大战以及无数人死亡之后。

除了她不受欢迎的政治观点以外，维多利亚与她的第一个孩子，也就是王位第二顺位继承人（排在她丈夫之后）越来越疏远。[18]到达柏林后，维多利亚公主一直抱有强烈的偏见。她认为英国的医生是世界上最好的医生，于是要求为自己和家人安排一名英国医务人员。事实上，她在生第一个孩子，也就是未来的威廉二世的时候遇到了很大的困难，因为胎儿是臀位。长时间的分娩使孩子受到了永久性的伤害，包括身体上的（他的左臂比右臂短8英寸①），可能

_____

① 1英寸＝2.54厘米。——编者注

还有神经损伤（胎儿可能经历了长时间缺氧，因为在脐带被剪断后，他的头部没能从产妇骨盆滑出）。威廉虽然活下来了，但很快就对维多利亚产生了怨恨。1889年，他说："一个英国医生把我的胳膊弄残废了，这都怪母亲，因为她不允许德国医生照顾她或者她的直系亲属。"[19] 更糟糕的是，维多利亚一辈子都对她儿子遭受的出生缺陷非常内疚。为了弥补，她向丈夫保证年轻的威廉将能够履行王室成员的义务，比如马术。为了实现这个承诺，维多利亚通过残酷的骑术训练让年轻的威廉成为一名出色的骑手。[20]

由于冯·俾斯麦不断地离间英国公主和她国内外的家人，这对母子之间的紧张关系进一步加剧。在冯·俾斯麦的教唆下，这位年轻的王子开始诋毁自己的母亲及其政治倾向，而且后来他刚一继位，就对自由主义思想避而远之。①

1887年，年迈的威廉一世皇帝大限将至。在维多利亚和腓特烈结婚后的20年里，普鲁士成功地击退了法国人的入侵，并将大部分讲德语的公国统一为一个强大的中欧大国。与此同时，维多利亚也影响了腓特烈，他决定掌权后就开始实施一系列自由主义改革。他的改革计划中包括罢黜冯·俾斯麦，不再残酷地运用现实政治（即使用强制手段来统一讲德语的民族，并制定扩张主义的激进外交政策）。

1888年3月9日威廉一世去世时，腓特烈的身体状态也不好。腓特烈的烟瘾很大，他的声带被过多的痰和黏液覆盖，导致声音沙哑，偶尔还会犯喉炎。他的德国医生都认为王子（即将成为皇帝）

---

① 虽然威廉二世最终要求冯·俾斯麦辞职，但考虑到他的反英立场，德国在他的领导下参与了第一次世界大战或许并不是巧合。

有患喉癌的征兆。尽管这一诊断在1887年5月17日得到证实，但按照当时的惯例，这个情况并没有被告知腓特烈（但维多利亚是知道的）。当他的德国医生考虑通过手术彻底切除王子的喉部时（一个史无前例的方案），维多利亚的首选医生莫雷尔·麦肯齐，从英国被请来评估病情。5月20日，医生采集了肿瘤样本，并将其送到世界知名的普鲁士病理学家鲁道夫·菲尔绍那里，菲尔绍称活检未发现癌症。麦肯齐在6月9日进行了第二次活检，而菲尔绍还是坚称没有任何癌症的征兆。

让普鲁士的医生们大为沮丧的是，手术被取消了，麦肯齐建议腓特烈和维多利亚去气候温暖的意大利里维埃拉度过即将到来的冬天。1888年6月15日，腓特烈在那里去世，当时他们的儿子并不在身边，这进一步加剧了威廉对维多利亚的怨恨。德国皇帝腓特烈和他的皇后维多利亚只统治了普鲁士99天。尽管事实是那位杰出的普鲁士病理学家要为这次误诊负责，但腓特烈的儿子，也就是继承了王位的威廉二世则把全部责任都归咎到了英国医生麦肯齐的身上。

随着腓特烈早逝，冯·俾斯麦和新任德国皇帝威廉二世迅速行动起来。[21, 22] 为了表示对母亲的蔑视，威廉二世下令立刻查抄她的住所，以寻找证明母亲与她的英国亲属勾结的证据（然而，几天前维多利亚忠诚的随从已经将这类证据偷偷带到了伦敦）。刚刚丧偶的维多利亚随即被禁止进入她的住所，并被迫隐居在德国西南部陶努斯山区克龙贝格偏远的海森镇。她又活了10年，把主要精力都花在为其余的孩子安排婚事（威廉二世是7个兄弟姐妹中最大的）和提携年轻的艺术家。[23]

虽然维多利亚受到严重的孤立，但她是一个富有同情心的人，而且仍然受到民众的爱戴，特别是柏林社会中的自由派。新皇帝越发独裁和不可靠的趋势令许多德国公民无法接受，而这个国家的公民正朝着相反的方向发展，变得更加成熟和自信，因此也就不那么容易被新皇帝吓倒。

维多利亚对儿子的专制政策基本上保持着疏远和批评的态度，然而在1898年年末被诊断为乳腺癌后，她的反抗能力就被削弱了。[24]随着疾病扩散到她的骨骼和肺部，这位前王后的生命一直延续到1901年年中。1901年8月5日，维多利亚去世。她的拥戴者为了反抗她刚愎自用的儿子，决定捐资设立一个机构，让人们永远记住她的改革思想。这无异于公然违抗在位的皇帝。

在维多利亚走过一生的同时，保罗·埃尔利希攻克传染病的任务不断取得进展，他发现了治疗白喉、破伤风、斑疹伤寒和肺结核的新疗法。[25]尽管这些成就非同寻常，但威廉二世手下的财政部官员在1901年通知埃尔利希，他们计划大幅削减研究所的预算。[26]埃尔利希是一位著名的犹太自由主义者，而威廉二世则是一位保守的反犹太主义者。威廉二世尤其不喜欢富有的犹太商人，而埃尔利希最终因为他的创业本能受到抨击：他开办了一家公司来销售砷凡纳明，这是他针对梅毒研发的一种人们急需的新药品。[27]在这样的背景下，关闭埃尔利希研究所似乎一定会让这位左翼批评家失语。然而，这个为民造福的研究所受到整个德国的喜爱，这让危害埃尔利希的报复性决定变得复杂起来。

在这样紧张的局势下，犹太慈善家以及拉扎德·施派尔-埃利森银行的共有人格奥尔格·施派尔发起了一场拯救失去经费的埃尔利希研究所的运动。施派尔自己捐出了10万德国马克，并成立了一个由志同道合的犹太人道主义者组成的联盟，为埃尔利希在法兰克福的疫苗团队提供了运作资金。[28]唯一的附带条件是将癌症列入研究所的任务清单，以纪念已故的维多利亚（这也可以被看作对威廉二世的一次违抗）。施派尔当时并不知道，他很快也会在一年之内死于癌症。之后，他的遗孀为了纪念自己的丈夫，又向研究所捐赠了200万德国马克。[29]

从1901年开始，直到1915年去世，埃尔利希把他余生的大部分时间和研究所的人力物力都投入对癌症的研究中。他在此期间提出的观点中，有一种假说认为人体的自然防御机制能够识别和清除恶性细胞。埃尔利希创造了一个如今被称为"神奇子弹"的概念，它代表这样一种观点，那就是研究人员有朝一日可以开发出能选择性地识别和扼杀潜在的危险疾病（包括癌细胞、细菌和病毒）的药物。在这个过程中，埃尔利希提出了一个直到最近才通过单克隆抗体和其他靶向药物的生产，而在现代医学中得以实现的概念。

大约就在刘易斯·托马斯发表关于癌症的颠覆性观点的时候，澳大利亚病毒学家弗兰克·麦克法兰·伯内特对埃尔利希这些早期的思想加以扩展，将研究重点重新放在了新兴的免疫学领域。当时，伯内特已经因引入克隆选择和免疫耐受的概念而出名，这两个概念是我们目前对免疫系统认识的基础。这些贡献也为伯内特获得1960年诺贝尔生理学或医学奖铺平了道路。简而言之，伯内特认为免疫系统可以识别和记起微生物产生的分子所发生的微小变化，并利用这种免疫记忆在未来遇到这种病原体时进行防护。这个观点的一种变体是，人体同样有通过产生一种细胞耐受性来减少免疫系统细胞对正常细胞的攻击，从而防止可能致命的自身免疫损伤的手段。后来，这两个观点共同构成了对癌症与免疫系统之间关系的认识。

伯内特将自己的成果推广到肿瘤学,他发现即便是微小的改变(比如由突变导致的改变)也可能导致癌细胞失去这种耐受性。这样的改变将有助于让免疫系统直接清除癌细胞。伯内特在1957年明确提出:"肿瘤细胞是绝对有可能出现少量积累的,并且由于它们可能成为新的抗原,因此会引发有效的免疫应答,使得肿瘤消退,临床上也看不到肿瘤存在的迹象。"[30]一位拥有多国血统而且非常了不起的科学家,进一步发展了德国人埃尔利希、英裔澳大利亚人伯内特和美国人托马斯等多国科学家提出的癌症免疫靶向理念。

移植之后

1915年,也就是在报复心强的威廉二世皇帝被赶下王位的3年前,彼得·梅达瓦出生在巴西里约热内卢,他的母亲是英国人,父亲则是黎巴嫩人。梅达瓦回到母亲的祖国接受大学预科培训,1935年在牛津大学获得动物学学位,1937年他在霍华德·弗洛里(后来分离出青霉素并找到了大规模生产青霉素的方法的科学家)的指导下开始了研究工作。尽管梅达瓦对青霉素很感兴趣,但他被分配到一个比较无聊的项目(在他看来),那就是研究免疫系统的某些细胞是如何与皮肤的主要细胞成分——成纤维细胞相互作用的。尽管跟随弗洛里进行研究的梅达瓦已经满足了取得博士学位(牛津大学是少数几所授予D.Phil.高级学位而不是Ph.D.的学校之一)的条件,但他从未拿到学位。这并不是因为他的科学贡献不够,事实是梅达瓦在论文答辩期间阑尾破裂,他不得不把交结业费的钱用在支付手术和康复费用上。后来,他说如果同时支付这两项费用,那就太奢侈了。[31]

随着英国加入第二次世界大战，研究青霉素的工作变得越发紧迫（战场上可能会出现大量伤员）。考虑到梅达瓦很熟悉其导师的研究工作，于是他被抽调去评估新药在帮助治疗烧伤患者（战争时期一种常见的病症）方面的潜在效果。在研究了烧伤和皮肤化学损伤背后的生物学和医学原理后，梅达瓦主张移植组织是治疗伤口最有效的方法，问题在于，只有在使用从患者自身的其他部位分离的皮肤时，移植手术才会成功。如果损伤范围很大（战场创伤往往就是这种情况），获取皮肤的可能性就很小。

如果有可以使用的供体皮肤，那么成功概率自然能够提高。除了双胞胎（相对罕见）以外，来自其他任何人的皮肤在移植时都会因为排斥反应而无法附着。梅达瓦提出这个过程是一种将供体的组织视为异物的免疫识别，进而导致大量淋巴细胞渗透到移植部位。当时的传统观点认为导致排斥反应的是血液中的一种化学物质，但梅达瓦的研究表明，免疫系统的细胞才是罪魁祸首。这些结论很快就被其他研究者进行的独立研究所证实（这是对研究工作的一种品质认证）。在对这些防御机制的工作原理有了充分了解之后，人们推测可以通过作用于免疫系统的药物控制这些反应。

除了在战时用移植组织来治疗烧伤外，梅达瓦的理论还有更大的潜力，那就是通过整个器官的移植来替换衰竭的部分，比如心脏、肺、肾脏或者肝脏。这是一个全新的概念。从外科医生的角度来看，摘除和替换器官的过程相当简单（尽管用时很长）。然而，这些器官不可避免地会被排斥。梅达瓦的研究成果首次解释了为什么免疫系统会被触发从而引起器官排斥。梅达瓦认识到这个结论可能具有临床实用性，但前提是能够避免排斥反应。

战争结束后，梅达瓦接受了英国伯明翰大学提供的教授职位，在那里继续研究组织排斥反应。他开始通过输血来研究排斥反应的过程（血液不是一个器官，而是一种物质，但由于众所周知的 AB和 Rh 抗原等因素，也容易产生排斥反应）。梅达瓦早期的一项发现是，异卵双胞胎即使 AB/Rh 抗原明显不匹配，也不会排斥彼此的血液。[32, 33] 相比之下，非孪生的兄弟姐妹则会排斥不匹配的血液。麦克法兰·伯内特提出过一个理论，称选择排斥或者耐受是在子宫内决定的，它已经预测到了这样的结果。换句话说，胎儿所处的环境将决定以后哪些会被认为是"自体"（可以耐受），哪些又被认为是"异物"（注定会被排斥）。这一支持伯内特假说的实验证据让这两位科学家分享了 1960 年的诺贝尔奖。

考虑到引起大多数癌症的事件通常发生在胎儿期结束很久之后，梅达瓦和伯内特再次合作，提出作为一种以突变为特征的疾病，癌细胞的细微变化同样会使它们被机体当成异物受到排斥，就像移植组织受到免疫系统细胞的强烈攻击一样。20 世纪 60 年代，免疫系统抑制癌症发病的观点一度得到科学界的热烈追捧。然而，裸鼠在医学研究领域的流行让免疫监视的广泛应用中断了几十年。

驯化技能

一场出人意料的激烈争论已经让某些科学家对动物驯化相当蔑视。尽管人们普遍认为，现代犬是我们新石器时代的祖先驯化的第一种哺乳动物，但不同国家的科学家却进行了一场"dogfight"（指"混战"，也指"狗打架"，双关语），他们实际上是在标记自己的地盘。一方认为狗是1.6万年前在今天的德国附近从灰狼驯化而来的，另一方则声称这件事发生在大约1.2万年前的东南亚。2016年发布的一份研究报告表明双方都可能是对的，因为独立的驯化过程造就了亚洲品种（比如狮子狗）和欧洲品种（比如金毛猎犬）。[34]尽管短暂地出现了和解的迹象，但争议仍未解决。一年后，争论的激烈程度进一步升级，因为有基因证据显示，狗大约在4万年前就和它们的狼兄弟分道扬镳了（这件事可能的发生地点并未说明）。[35]

没什么争议的一个事实是，亚洲社会驯化和繁殖了世界上有名的"花枝鼠"。这项活动已经风靡了几千年。尽管这看起来有悖常理，但啮齿动物约在公元前1 100年颇受商朝社会上层人士的喜爱，当时人们培育了体型、毛色、眼睛颜色和其他形态特征千奇百怪的小型哺乳动物，包括老鼠。啮齿动物爱好者多年不变的同系繁殖，意味着具有不同遗传背景的品种被塑造成同质性极高的类型。一个意想不到的结果是，科学家开始喜欢把这样的老鼠作为实验模型，因为遗传纯度降低了变异性，而变异性往往会影响动物科学研究的结果。

实验小鼠作为现代医学研究重要组成部分的观念已经被大多数人所接受。一些年长的读者甚至可能还记得20世纪60年代美国癌症协会的一次募捐活动，号召捐赠者"送老鼠去上大学"，活动的主角是一只卡通形象的灰白色老鼠，它戴着学位帽，名叫罗克福尔。大概就在这项慈善活动开始的时候，一位苏格兰科学家有了新的发现。这项发现将在不知不觉中彻底改变我们对免疫系统的认识，并且帮助我们研发癌症的新疗法，不过在这条路上还是会有不少坎坷。

老鼠窝里的麻烦

诺曼·罗伊·格里斯特是一个热爱自然的苏格兰人，他凭借自己对科学的兴趣，在1942年获得了格拉斯哥大学的医学学位。[36] 尽管参加过诺曼底登陆、对北欧失败的空中入侵（市场花园行动）和横渡莱茵河，但格里斯特还是在第二次世界大战中活了下来，之后他又变回了那个其他人眼中的平凡人，在格拉斯哥大学研究患有白化病的实验小鼠。

1959年初夏，诺曼和他的助手震惊地发现，他们所有的白色实验小鼠都被侵入动物房的柯萨奇病毒杀死了。[37] 这个老鼠群体是6年前建立的，然而现在基本上都被消灭了。不过，格里斯特发现随着感染在动物房内蔓延，有少数的老鼠在茁壮成长，即使面对新一波的柯萨奇病毒感染也是如此。他继续让这些幸存的老鼠相互交配，最终得到一个对柯萨奇病毒抵抗力很强的品种。与它们的祖先不同的是，这群新的老鼠完全没有上一代身上那种白化的白毛。事实上，这些老鼠完全没有毛，粉色的皮肤上布满了褶皱。经过多轮繁殖，诺曼建立起一个由这些无毛啮齿动物构成的纯种基因谱系，而它们从此被称为裸鼠。

故事原本到这里就结束了，然而这些老鼠很快就引发了很多关于它们为什么没有毛的疑问。抛开发现裸鼠形成原因的历史和技术细节，我们只需要知道1959年夏天在格里斯特的实验室，一个特定的基因FoxN1发生了自发突变。[38] 这个突变改变了小鼠体内某些细胞产生的角蛋白数量。你可能还记得第1章中讲过，角蛋白是角质细胞产生的一种蛋白质，会让皮肤具有耐受性和弹性。因FoxN1突变而改变的那种特殊形式的角蛋白，对一组特殊角质细胞

（其作用是形成毛囊）的生存至关重要。纯属偶然的是，这个突变也破坏了心脏上方一个神秘的器官内相对少量的细胞。不管是老鼠还是人类都有这个器官，它就是胸腺（thymus）。[39]

"thymus"这个名字源自古希腊语中表示愤怒的词"thumos"，因为胸腺被认为是体内产生强烈负面情绪的部位。尽管几乎所有的历史记载中都没有这个器官的信息，但还是出现了一条线索，公元2世纪（以及之后的一个半世纪里）最著名的医学专家盖伦发现，随着儿童的成长，胸腺会出现明显的萎缩。事实上，这个器官基本上（但也不是完全）在青春期就萎缩了。[40]

胸腺的这种退化是其功能的一种早期表现，现在我们已经知道它孕育了体内关键的宿主防御细胞。胸腺参与免疫应答的观点最先是在早期的显微分析中被提出的，分析显示大量死亡的淋巴细胞密集地挤在这个器官内部。仔细观察的话，还会发现一些活的淋巴细胞，它们被一种特殊的胸腺上皮组织包围着。[41]

由于胸腺这个器官中有大量死亡的淋巴细胞，因此人们推测胸腺有点儿像"淋巴细胞的墓地或者回收厂"，垂死的淋巴细胞会在这里度过它们最后的几个小时。[42]这种推测在20世纪60年代初被一位研究人员推翻了，这个人就是1931年出生在法国尼斯的雅克·弗朗索瓦·阿尔贝·皮埃尔·默尼耶（后来他把"默尼耶"改为英语化的"米勒"）。[43]雅克的父亲是一位国际银行家，他后来移居上海；然而，面对即将到来的日军入侵，他又举家迁往澳大利亚。就在这一家人准备适应新生活的时候，米勒的妹妹死于肺结核，这次痛苦的经历让雅克萌生了成为一名医学研究者的愿望。米勒在悉尼大学获得了学士学位，在伦敦大学学院获得了博士学位，之后他在马里兰州贝塞斯达的美国国家癌症研究所从事癌症病理学方面的博士后研究。1966年，米勒回到澳大利亚，在墨尔本的沃尔特与伊丽莎·霍尔医学研究所负责病理学和其他一系列新的研究。他的研究成果将彻底改变我们对人体免疫系统的认识。

米勒的关键研究相当简单：手术切除仔鼠的胸腺，看看会发生什么。[44]人们认为胸腺的功能与宿主防御系统有关（由于胸腺中存在大量的淋巴细胞），而且在梅达瓦和伯内特利用啮齿动物进行了备受瞩目的移植研究后，老鼠在20世纪50年代成了一个很好的研究切入点。除了遗传纯度高以外，老鼠还是一种特别有用的模型，因为它们生来就缺少一个有效的免疫系统。和一出生就有成熟的宿主防御机制的人类不同，老鼠的免疫系统是在出生后马上从零开始发育的。因此，米勒能够证明，切除新生仔鼠的胸腺会使得动物在接受供体组织时不出现典型的组织排斥反应（回想一下伯内特的观点，他认为这样的结果是在子宫内决定的）。如果胸腺在出生后几周甚至几天内被切除（也就是在免疫系统经过一段时间的发育之后），排斥反应就像没有做过手术一样强烈。米勒认为这个结果可能意味着胸腺在免疫系统发育早期发挥着关键作用，并且帮助训练了免疫系统。此外，出生一周后切除胸腺对免疫排斥反应几乎没有影响的事实，意味着这些老鼠已经不再需要胸腺了（因此胸腺在日后会退化）。

米勒还发现，出生时被切除胸腺的老鼠非常容易感染，所以需要生活在严格的无菌环境中。[45]在接下来的10年里，米勒和他的同事们证明了：过去因为在青春期就开始退化而受到忽视的胸腺，不管是在老鼠还是人体内，都是强大免疫系统的源头。

总而言之，胸腺既是摇篮也是坟墓，还是某种军事训练营，负责在训练过程中容纳和清除淋巴细胞，训练本身则专注于培养这些淋巴细胞识别和消灭不速之客的能力。米勒进一步证明了，胸腺内大量死亡的淋巴细胞反映了这样一个事实，那就是大多数受训者都以失败告终。我们现在知道，如果胸腺内的细胞无法执行识别外来入侵者的功能，或者宿主组织有可能遭受过于激烈的攻击，它们就不能达标。不管在哪种情况下，这些不合格的胸腺细胞都会被无情地杀死（它们会收到通过凋亡自杀的指令[见第1章]），从而产生了器官显微分析时看到的大量死细胞和碎片。

在完成评估胸腺切除效果这项关键研究之后的几年里，米勒主张有两种不同的淋巴细胞，他将其大体上分为T细胞（因其在胸腺中产生）和B细胞（因其在骨髓中产生）。尽管这个想法被证明是正确的，但他的许多同事并不这么认为，比如1968年在密歇根州布鲁克洛奇的一次研讨会上，他就遭到另一位澳大利亚免疫学家比得·莫里斯的质疑，后者讽刺地说，B和T是"bullshit"（胡说八道）的首字母和尾字母。[46]

10年后，T细胞获得了科学界和公众广泛的认知与接受，这主要是由于艾滋病（全称"获得性免疫缺陷综合征"）的流行，我们之后还会谈到这个话题。从20世纪60年代米勒和无数的免疫学家发现并定义了T细胞以来，人们已经认识到它们本质上可以被看作"免疫系统的指挥官"，负责识别外来入侵者，指挥并参与人体防御系统的攻击过程。在简要介绍过T细胞的概念之后，我们现在要继续讲一讲满身褶皱、完全没有吸引力的裸鼠（它的无毛是一种有选择地破坏毛囊和胸腺中上皮组织形成的缺陷）是如何差一点儿让我们有生之年治愈癌症的可能性丧失殆尽的。

赤裸的真相

对癌症发病过程的研究可以说是从16世纪开始的，人们现在普遍认为当时的一种"矿工消瘦症"就是肺癌。[47]在20世纪初的欧洲，随着居里夫妇发现了放射性元素，有人推测暴露在大剂量的镭中是矿工癌症高发的原因。就这样，新兴的辐射生物学领域和化学致癌之间产生了密切的联系。在证明了反复或长时间暴露于某些非放射性化学物质也足以引起肿瘤后，化学因素也开始受到关注。早在18世纪中期，就有无可置疑的证据表明煤焦油、煤烟和烟草制品会致癌。例如，伦敦的外科医生报告说，吸鼻烟的人和烟囱清扫工的癌症发病率很高。[48]然而，科学、伦理及实际问题限制了科学家在对统计上的风险进行流行病学研究之外，从事其他研究的能力。

这种实验上的局限在第一次世界大战的混乱局面中烟消云散，当时两名日本医生在癌症实验动物模型中重现了这些结果。山极胜三郎和市川光一在1915年提出，反复给兔子的耳朵涂抹煤焦油化合物会导致癌细胞生长。[49]在接下来的20年里，寻找能引发动物癌症的化学物质的工作取得了非凡的进展。老鼠是首选的模型，因为它们体型小，这意味着成本比较低，而且这些不同的品系意味着同系繁殖、几乎完全相同（如克隆一般）的动物可以最大限度地减少野生动物特有的变异性。

在这些工作中，我们再次见到了裸鼠。与切除胸腺的小鼠不同，裸鼠不需要切除胸腺，身体也更健壮，而且不需要无菌条件，因此更适合实验研究。这些长处意味着裸鼠可以被用来解决这样一个问题：没有T细胞的小鼠是否比它们有毛（和T细胞）的祖先更容易患上化学物质诱发的癌症呢？免疫监视理论已经预言身体的宿主防御机制会对癌症保持警惕，因此不会产生免疫应答的裸鼠将更容易受到化学致癌物的影响。在20世纪70年代中期发表的一系列完整的研究成果中，纽约纪念斯隆–凯特琳癌症中心的奥夏斯·施图特曼有力地证明了，裸鼠并不比其基因匹配且保留了T细胞制造能力的同类更容易患癌。[50]这似乎解决了那个问题，于是肿瘤免疫学领域的大多数人都转而研究其他的科学问题。

　　一小部分科学家仍然持怀疑态度，而支持他们观点的证据就隐藏在显而易见的地方：裸鼠太健康了，所以根本不可能没有宿主防御机制。事实恰好相反。回想一下，1959年诺曼·格里斯特之所以能成功分离出裸鼠，是因为它们是柯萨奇病毒灾难性暴发的唯一幸存者。这种赤裸的动物是斗士，而不是受害者。20世纪80年代早期进行的研究表明，裸鼠通过提高其他免疫功能的数量和强度来弥补T细胞的缺失，包括功能类似于微型"吃豆人"的细胞，这种细胞会吞噬肿瘤细胞或者外来病原体。[51]事实上，这些改变降低（而非提高）了老鼠的癌症易感性。裸鼠体内最显著的代偿性变化是一组细胞的增加，它们的名字"自然杀伤细胞"让人感觉像是出自好莱坞的惊悚片。这种细胞的发现过程以及发现它们的那些先驱科学家的人生，也都像是好莱坞的剧本一样。

逃离匈牙利

　　匈牙利王国诞生于第一次世界大战的废墟之中，是奥匈帝国解体的结果。[52]这个新国家自然而然地与邻近的德语国家结盟，尤其是在贸易方面。它先后与奥地利和纳粹德国结盟，以努力恢复哈布斯堡帝国的荣耀（并将匈牙利少数民族团结在一个国家内）。出人意料的是，在战争的大部分时间里，这个东欧国家一直保持独立自主；它是德国的忠实盟友，为纳粹入侵希腊、南斯拉夫和苏联提供了军队。[53]到了1943年年底，这种伙伴关系变得不再符合匈牙利的最佳利益，迅速向东推进的苏联军队迫使匈牙利总理米克洛什·霍尔蒂开始与同盟国秘密议和。[54]随着苏联军队接近匈牙利边境，总理米克洛什·霍尔蒂与同盟国达成了停战协定。然而，谈判还没有敲定，消息就被走漏给了纳粹间谍，一切都被破坏了。这时，希特勒下令实施一项大胆的计划。[55]他邀请霍尔蒂来到萨尔茨堡，伴称讨论如何改善德国与匈牙利的关系。1944年3月希特勒发起玛格丽特行动，占领了匈牙利重要的指挥、控制和通信中心，并绑架霍尔蒂的儿子作为额外的谈判筹码。霍尔蒂被迫解除了卡洛伊的职务，并废除了与同盟军的停战协定。随后，希特勒逼迫摄政王任命前亲德派匈牙利驻德国大使费伦茨·萨拉希为总理。

于是，一场真正的法西斯式镇压开始了，匈牙利犹太人遭到围捕，他们被强制迁移到奥斯威辛集中营。了解到纳粹死亡集中营内发生的各种暴行之后，许多匈牙利犹太人躲藏起来，其中就包括19岁的医科学生伊娃·费舍尔和她的家人。费舍尔一家从一位有美术才能的同学亚诺什·西尔毛伊那里拿到了伪造的文件，并设法在布达佩斯避难，直到不断推进的苏联军队包围并最终解救了这个城市。由于这些行动，布达佩斯的14万犹太人到战争结束时只剩下了1/2（考虑到在其他德占区被杀害的犹太人占比要高得多，这也算得上是一场苦涩的胜利吧）。[56]

在战后布达佩斯的瓦砾中，伊娃重返校园，遇到了一位有进取心而且同样才华横溢的医科学生——乔治·克莱因。[57]经过短暂的追求，乔治得到了伊娃的芳心，还获得了在斯德哥尔摩卡罗林斯卡学院工作的机会。随着铁幕的阴影迅速降临在匈牙利，乔治最后一次回到布达佩斯，目的是设法带伊娃离开这个日益走向独裁的国家。在他只剩一天就要因签证到期而返回瑞典的时候，乔治和伊娃设法对抗战后东欧被占领国极端的官僚作风，收集到了结婚需要的所有文件。他们在地方法官办公室快关门的时候到达了那里，法官想要把他们赶走。经过长时间的迫切恳求之后，法官快速地浏览了他们的文件，大概是想找到一个漏洞，好让自己回家过周末。其中一份特别的证明是由伊娃在儿童医院的一位同事手写的，证明两位申请人都没有性病。这份拙劣的文件让法官猝不及防，他不由得笑了起来，以至于"眼泪都顺着脸颊流了下来"。这位法官颇感有趣并显然被两个人的肆无忌惮所打动，于是给他们颁发了结婚证书，这样夫妇俩就可以合法地移居瑞典了。

有了这个好的开始，伊娃和乔治·克莱因从此踏上了科学之旅，他们将彻底改变我们对癌症的认识，并且提供开始根除这种疾病的手段。乔治后来证明了一种叫作EB病毒的病原体除了会导致单核细胞增多症以外，还会引发一种特殊的癌症——伯基特淋巴瘤。[58]他的研究成果进一步表明，这种疾病的特点是恶性细胞染色体发生了罕见的易位。乔治凭借自己开创性的研究获得了许多奖项，不过伊娃对癌症的贡献同样重要，而且是我们目前关注的焦点。

伊娃的专业是在实验室里了解和培养免疫系统细胞。和乔治一样，她对伯基特淋巴瘤很感兴趣，并且成功地从这种病的患者身上分离出细胞。[59]我们将在下一章中看到，老鼠的免疫系统被证实可以在某些疫苗的作用下"进入备战状态"从而排斥肿瘤细胞，就像用常规疫苗对传染病进行免疫后出现的情况一样。在从这些小鼠的脾脏中分离不同细胞群的过程中，伊娃和她的研究团队得到了一组独特的细胞，它们不需要疫苗启动就能杀死肿瘤细胞。[60]基于这些细胞对恶性细胞的攻击能力，她将其称为自然杀伤细胞（natural killers），在之后几年里，这个名字被简称为NK细胞。这些NK细胞不同寻常，不仅因为它们有选择性地杀死恶性细胞这种明显的"本能"，还因为它们与其他主要的淋巴细胞（比如T细胞和产生抗体的B细胞）不同。[61]她的团队进一步研究表明，人类体内也存在着NK细胞，而且具有类似的杀伤活性。[62]

这项对NK细胞的研究虽然是和奥夏斯·施图特曼的研究同时进行的，却离他数千英里远，尽管如此，这仍然是揭示施图特曼正在进行的裸鼠致癌性免疫研究真相的直接证据（不过要花几十年才能最终做到这一点）。

施图特曼和伊娃·克莱因当时都不知道的是，NK细胞还具有杀死被病毒感染的细胞的功能。现在我们知道，几年前在诺曼·格里斯特位于苏格兰的实验室里出现的代偿性变化增加了NK细胞的数量，从而使裸鼠能够在柯萨奇病毒的侵染中活下来。又过了20年，也就是到了20世纪90年代中期，这个事实才被人们发现，揭示这种改变还会让裸鼠不那么容易患癌则要花费更长的时间。[63]如果不是在此期间发生了世界上最大的悲剧之一，科学界可能还在对免疫监视的潜力视而不见。

卡波西肉瘤

在学术界的象牙塔中，哈佛大学前教授亨利·基辛格的一句名言经常被人们提起："大学政治之所以恶毒，是因为它涉及的利益太过微小。"①这种看法可能也反映了1880年维也纳皮肤病学院的教师们对他们的一位同事的态度。

莫里茨·科恩1837年出生于匈牙利考伯什堡，但他在维也纳成为一名皮肤科医生后，改姓卡波西（Kaposi，取自他家乡的名字），因为在维也纳有很多其他的皮肤科医生也叫"科恩"。专科医生供过于求的原因是皮肤病学领域的创始人，费迪南德·里特尔·冯·黑布拉就在维也纳。冯·黑布拉创办并经营着一所学校，旨在培养世界上最好的皮肤科医生，而这些医生往往会留在维也纳。同事们怨恨卡波西的一个原因是，事业有成的他娶了自己老板的女儿，并且已经与自己的新岳父共同出版了一部有重大影响的著作。事实上，1880年冯·黑布拉去世后，卡波西就取代了他的地位。在那之前卡波西已经有了一项发现，但当时知道的人还比较少，这项发现将使得现代人对卡波西这个名字的熟悉程度超过他那个时代的人。

早在19世纪的维也纳，卡波西就以对红斑狼疮皮肤表现的描述而闻名，这是一种致命的自身免疫病，机体会攻击自身的DNA和相关蛋白质。然而，1872年被确诊的一系列病人使得卡波西的名声流传得更加久远。在那一年里，卡波西亲眼看到5位"年长"男性（年龄在40~68岁）的脚部有皮肤损伤，他们都患有一种皮肤病，症状是有从棕色到蓝红色的小而平的肿块（通常有玉米粒大小）。[64]在普通显微镜下对这些不同寻常的病变组织进行活检后，发现了一系列肉瘤样的肿瘤。现在，我们知道这些肿瘤是由恶性内皮细胞组成的，而内皮细胞通常排列在血管壁上。当这些细胞变为

---

① 虽然很多人认为这句话是亨利·基辛格说的，但更准确地讲是保罗·塞尔或者伍德罗·威尔逊说的。

恶性时，血管的完整性就会受到破坏，由此引发的内出血会形成棕色和红色的肿瘤。现在，我们也知道这些肿瘤是由一种卡波西肉瘤疱疹病毒（简称 KSHV）引发的，这种病毒与导致生殖器疱疹的病原体有关联。[65]

由于卡波西肉瘤极其罕见，它似乎注定不会在历史上引起太多的关注。从 1872 年首次被描述到 1950 年，美国和欧洲国家报告的累计病例数不超过 600 例，其中大多数病例都来自地中海地区（KSHV 在那里最为流行）的中老年男性。20 世纪后半叶，非洲的病例数突然增长，不过西方的医疗机构都不太关注这些很远的地方发生的事情。[66, 67] 之后，一些非常奇怪的情况开始出现了，先是在纽约，然后是在向西 3 000 英里的地方。

20 世纪 70 年代，纽约卫生部门没有报告过一例卡波西肉瘤。然而，阿尔文·弗里德曼–基恩博士在 1981 年报告说，仅纽约大学医学中心就诊断出了 41 例不同的卡波西肉瘤病例，患者都是年轻的男性，年龄在 26—51 岁。[68, 69] 事实上，发病率可能还要高得多，因为大多数医生（即便是纽约大学医学中心的医生）没有受过寻找这种病变的培训，而卡波西肉瘤损伤的部位通常很小，会被误认为典型的瘀伤。另一个意外发现是，确诊的病人都是男同性恋者。此后，卡波西肉瘤很快就有了"同性恋癌症"的绰号。

这些早期的观察结果是艾滋病大流行最初的迹象之一，截至 2014 年，这场持续不断的危机已经导致 678 509 名美国人死亡，每年还在世界范围内导致 100 多万人死亡。尽管这场全球性危机带来的悲剧仍在继续，但它重新让人们看到了免疫系统是如何发挥作用对抗癌症的。这一信息将会帮助到一小部分坚信免疫系统可以被用于抗癌的研究人员，现在我们就来认识一下这群人。

第 3 章

那些杀不死你的

现代癌症疗法的基础是从全世界经历的两场最惨痛的瘟疫——黄热病和大流行性流感——的灰烬中诞生的。引发瘟疫的病原体意外地改写了医学史，并最终为帮助控制甚至消除癌症提供了知识。

根据最近的研究，一种新的病毒被认为是大约2 500年前在中非首次感染人类。[1]尽管许多人可能认为希腊和罗马称霸的古典时期非常久远，但这种病毒与人类接触的时间只有2 000余年，所以从生物学的时间尺度上来说它还是一个后来者。遗憾的是，新的病原体往往破坏性最强，人类和这个生物体的较量无疑证实了这一点。

在这2 000余年的大部分时间里，这种病毒花了很长时间站稳了脚跟，然后摧毁了非洲大陆南部2/3的地区。由于当时非洲中部人口较为稀少，而且与世界其他地区的联系并不密切，这种病毒一直在当地发展。因此，在罪恶的非洲奴隶贸易增长之前，这种病毒基本上不为人所知。17世纪中叶，在南美洲、中美洲和北美洲的奴隶贸易殖民地首次出现了感染报告。人种间的人员交换不可避免地增大了接触新疾病的概率（例如，15世纪末开始的哥伦布大交换几乎使西半球的本土居民灭绝）。这种疾病特别阴险，因为它最初表现出来的是常规症状，比如发烧和乏力等，这是之后内脏功能突然崩溃的先兆。由肝脏衰竭导致的黄疸（皮肤和眼睛巩膜变黄）让这种病有了一个延续至今的名字：黄热病。

在接下来的250年里，黄热病在新大陆产生的恶劣影响比在旧大陆大得多，这主要是因为西半球更加温和或者说炎热的气候比欧亚大陆北部更像非洲（例如，突尼斯的首都突尼斯市比南卡罗来纳州的查尔斯顿更靠北）。

费城经历了史上最致命的黄热病暴发事件之一，这场开始于1793年的灾难夺去了这个新国家的首都近1/10居民的生命。[2]尽管这是一个极端的例子，但在接下来的几十年里，随着黄热病暴发变得越发频繁，破坏性也更大，这种极端现象几乎变成了家常便饭，尤其是在加勒比群岛以及北美洲、中美洲和南美洲其他气候温暖潮湿的地区。

在19世纪的最后25年出现了一项重大突破，古巴医生卡洛斯·芬莱提出了一个想法（但常被误会是美国陆军的沃尔特·里德少校提出的）。在评估岛上过去几年的感染情况时，芬莱推测这种疾病是由蚊子传播到整个古巴的。我在之前的一本书中详细地讲过这个问题，不过就目前讨论的内容来说，我们只要知道对载体（一种被称为埃及伊蚊的特殊蚊子）的管理可以在很大程度上遏制该病毒。[3]尽管这种病基本上（但并不完全）是通过控制蚊子的种群得以解决的，但病毒本身直到1927年才被分离出来。即便如此，这次成功的过程也是很悲惨的。

阿德里安·斯托克斯是一个医生世家的第四代。[4]他的父亲约翰·亨利·斯托克斯1888年出生于瑞士洛桑，曾作为公务员在印度的医务部队服役；他的祖父威廉·斯托克斯因在1826年斑疹伤寒暴发期拯救了无数人的生命而闻名于世。威廉·斯托克斯曾染上斑疹伤寒，还险些丧命，这也预示了他孙子的命运。从医学院毕业后，年轻的阿德里安开始了病理学研究。很快他就被征召参加第一次世界大战，在那里他管理着一个移动实验室，主要研究在战壕肮脏的环境中流行的传染病病因并进行预防，这让他获得了良好的声誉。阿德里安的专长之一是研究各种螺旋体（螺旋形病原体），它们往往会通过老鼠等载体传给人类。老鼠是少数几种能从肮脏的战壕中真正获益的物种之一。

战争一结束，阿德里安就回到伦敦大学盖伊医院工作，但职责很快就将他召回战场。[5, 6]这一次，敌人是黄热病，而战场在尼日利亚的拉各斯。1927年的前几个月，斯托克斯被招募进了一个医学专家团队，研究纽约洛克菲勒研究所的野口英世率先提出的一个假说。野口出生于日本福岛县猪苗代町，并在那里长大。刚开始学走路的时候，野口不慎掉进了壁炉，左手被严重烧伤。在之后的10年里，他接受了多次手术，最终恢复了手的一部分功能。这些经历让野口走上了献身医学的道路。然而，他确信自己左手的缺陷将使他无法在日本从事医学工作。因此，野口在1900年移居美国，与西蒙·弗莱克斯纳（我们在第1章中见过他）一起进行研究。在洛克菲勒研究所工作期间，野口在梅毒性脑病（性传播疾病的一种表现形式，会导致痴呆和瘫痪）患者的大脑中发现了病原体——梅毒螺旋体。尽管这一成就将被认为是抗击传染病过程中一次显著的进步，但在仔细审查了他的研究方法之后，人们发现他多数研究的原理和解释都很可疑。

从道德角度来看，野口是通过用孤儿做实验发现梅毒的。野口负责的项目中还包括让很多孤儿有意接触梅毒等高侵入性研究。野口说他都是先在自己身上做实验，然后才会用孤儿来做研究，这在一定程度上转移了大众对他的批评。事实上，到1913年，野口已经让自己感染了很多次梅毒，他自身的慢性感染甚至还引起了神经系统异常，很快野口就表现出越来越怪异的行为，这是通常与梅毒有关的脑损伤的一个明显信号。

1911年，野口因对梅毒进行有争议的研究而被指控犯有重罪，还成了《生活》杂志和其他出版物上经常出现的引人注目的揭露性文章的主角。尽管有这些污点，野口最终还是被无罪释放，不过这个污名将一直伴随着他。1913—1927年，野口9次获得诺贝尔奖提名，但对于他研究成果的可重复性以及道德败坏的持续指控让他与荣誉擦肩而过。更糟糕的是，野口的名声将面临又一次严重打击，他将因此永远失去被再次提名诺贝尔奖的机会。

野口根据他研究梅毒的经验，推测黄热病是由他发现的一种新的螺旋体引起的。他宣称这项研究是基于黄热病在中美洲暴发期间收集到的材料完成的。宽容地讲，这个时候的野口看起来有点儿缺乏自信，至少有一位同事认为他的行为"古怪""偏执"，这可能是他的梅毒病情不断恶化的结果。由于接二连三的研究都没能重现野口在黄热病方面的研究结果，其中包括洛克菲勒研究所的科学家利用他提供的材料进行的内部研究（在极少数情况下他会同意这样做），野口的状况变得越来越糟糕。面临尴尬的洛克菲勒研究所试图解决这场在其内部员工之间迅速升级的公开争论，而且逐渐有世界各地的科学家加入这场争端。

1927年，洛克菲勒研究所委托在黄热病流行地区——尼日利亚拉各斯开展一项研究，目的是从出现黄热病症状的猴子身上分离出病原体。在伦敦盖伊医院工作的阿德里安·斯托克斯接受了参与洛克菲勒项目的机会，来到拉各斯。[7]他所在的研究团队几乎立刻就遇到了问题，他们无法从患有黄热病的猴子或人身上找到螺旋体，而且他们无法分离出表明这些动物或患者发生了免疫应答的螺旋体特异性抗体。事实上，斯托克斯和他的拉各斯团队发现，引起这种疾病的病原体可以排除是螺旋体和其他所有细菌的可能性——这个定义与我们现在所说的病毒一致。进一步的研究表明，这种病毒可以感染蚊子，从而传播黄热病。

特别具有讽刺意味的是，关于这种新病毒的确引起了黄热病的确凿证据是由斯托克斯本人发现并提供的，因为他被自己正在研究的蚊子叮咬了。斯托克斯的祖父在工作时感染了斑疹伤寒症，却活了下来。斯托克斯自己就没那么幸运了，就在核实病毒凶手身份的时候，他因黄热病离开了人世。在拉各斯为他举行了葬礼之后，拉各斯研究团队的同事们完成了斯托克斯最后一项未完成的实验。当他的讣告出现在世界各地报纸上的时候，他的同事们开始着手发表他最终的研究报告。[8, 9]

还要补充一下，比起斯托克斯的死，野口似乎更烦恼自己认定螺旋体引起黄热病的结论遭到了明显的驳斥。他打算去一趟非洲，并极力说服自己的朋友、导师和老板西蒙·弗莱克斯纳同意他的请求。[10]弗莱克斯纳最终还是答应了，1927年年底野口来到拉各斯进行研究，并往返于拉各斯与阿克拉之间（阿克拉是如今西非国家加纳的首都，也是黄热病的另一个高发区）。在接下来的几周里，野口试图重现自己证明黄热病与螺旋体有关的发现，结果均以失败告终。伤心欲绝的野口正准备乘船从拉各斯返回阿克拉时，身体开始发冷，之后很快就出现了严重的发烧。不到一个星期，症状就发展为黄疸，接着是大量吐血，几天之后野口就死于黄热病。

尽管斯托克斯的手稿（在他死后于1928年出版）受到了医学和科学界的广泛好评，但在这个开创性的成果中隐藏着一项令人费解的发现。研究团队实际上发现了不止一种，而是两种不同的黄热病毒。一种变体倾向于攻击神经系统的组织，所以被归入了嗜神经病毒的类别。感染嗜神经病毒会引起短暂的高烧。与脑部和脊髓感染一样可怕的是，黄热病的另一种更危险的表现是由嗜内脏型（后来被称为泛嗜性）黄热病毒引起的，它不仅会侵入神经系统，还会蔓延到全身多个器官系统。因此，这种泛嗜性病毒要更致命，事实证明正是这种病毒导致了阿德里安·斯托克斯和野口英世的死亡。

拉各斯研究团队在研究不同病毒的时候，注意到（但并没有加以重视）一个令人困惑的现象：感染了嗜神经病毒的猴子往往不会被更致命的泛嗜性病毒感染。[11]这个结果并不能反映出当时已知的常规免疫应答，因为这种保护作用只持续不到几个小时，而不是识别外来入侵者所需要的几天或几周时间。尽管这项令人费解的发现很快就被其他研究团队证实，但除此之外实际上10年里都没有人研究过它。[12, 13]

加拿大一名年轻的医科学生注意到这个奇特的关于黄热病毒的发现，他对此产生了极大的兴趣。弗雷德里克·奥格登·麦卡勒姆于1909年出生在一个学术家庭（父亲是眼科医生，母亲是麦克马斯特大学创始人的侄女），他非常痴迷于病毒学这个迅速发展的领域。[14]18岁的弗雷德里克深受经历悲惨但令人振奋的阿德里安·斯托克斯影响，毕业后很快就抓住机会来到伦敦学习病毒学。在英国医学研究委员会担任研究员期间，麦卡勒姆几乎遭受了和他心中的英雄一样的命运，他感染了鹦鹉热（病原体是一种奇特的微生物，能导致多种鸟类出现致命的高热）。麦卡勒姆通过自己感染的经历，证实了这种病原体会导致人类患病。幸运的是，麦卡勒姆活了下来，死里逃生的经历让他决定以后要加倍小心，以保护自己和他所领导的研究团队的安全。

1937年，28岁的麦卡勒姆有了一项新发现，从而不知不觉地彻底改变了对病毒和癌症的研究。在一系列针对猴子和刺猬（两个容易感染黄热病毒的物种）的研究中，麦卡勒姆证实了感染嗜神经性黄热病毒能在短时间内保护这些动物免受更致命的泛嗜性病毒感染的结果。真正令人意想不到的重大突破是，他证明了嗜神经性黄热病毒还防止了这些动物被裂谷热病毒杀死。黄热病是由一种来自黄病毒属的病原体引起的，裂谷热则是由与黄热病完全无关的另一种病毒引起的。这种保护作用只能持续几天，之后会迅速减弱。这些发现排除了接触嗜神经病毒会引起某种免疫应答的可能性。具体来说，保护性抗体或细胞的形成需要几天或几周的时间，并且将在此后起到长期的保护作用。麦卡勒姆观察到的情况则恰恰相反：某种保护反应几乎是立刻出现，但几天内就失效了。这样的结果确实让人意外，麦卡勒姆将这种奇怪的现象称为"病毒干扰"，即感染一种病毒会在随后几天内防止感染另一种不相关病毒。[15]

这项突破出现的时机不是很好，因为战争的阴云影响了有效的后续研究。作为传染病领域一颗冉冉升起的新星和主要参战国之一的公民，麦卡勒姆在研制抵御黄热病毒和在"二战"的主要国外战场上可能遇到的其他病原体的疫苗方面被赋予了重要的角色。他的贡献之一是识别和分离出两种病毒，他将其分别命名为甲型肝炎病毒和乙型肝炎病毒（我们将在第4章中再次谈到这个问题）。战后，麦卡勒姆研发了一种对抗这两种致命的传染性肝炎的疫苗。麦卡勒姆尽管在黄热病疫苗和肝炎研究方面堪称英雄，却险些名誉扫地。

在珍珠港事件后的几个月里，盟军一直处于疲于应付的状态。苏联的大部分地区被纳粹军队占领，约瑟夫·斯大林和他的外交部部长维亚切斯拉夫·莫洛托夫呼吁在欧洲开辟第二战场。当英军被沙漠之狐埃尔温·隆美尔打得丢掉了半个北非时，因失去太平洋舰队而不知所措的美军还没有准备好参与这样的冒险行动。为了展现绥靖的态度并促进同盟国的团结，丘吉尔决定去莫斯科拜访斯大林，向他解释这些困境会如何导致备受期待的第二战场被推迟。固执的丘吉尔相信，亲自传达这一信息将避免苏联与其西方盟友之间的裂痕进一步扩大。

苏联的公共卫生基础设施即将崩溃，这在战争时期是常有的事。传染病在整个苏联肆虐，在其余的苏联控制领土上，传染性肝炎尤其普遍。丘吉尔的医生强烈建议他接种麦卡勒姆研发的黄热病疫苗。一向雷厉风行的丘吉尔得知免疫接种需要几周时间才能起效后感到很苦恼，因此不顾顾问的请求，拒绝推迟出访，也拒绝了免疫接种。[16]现在回想起来，这是一个鲜为人知却在历史上至关重要的决定，因为麦卡勒姆准备亲自给首相注射的那只疫苗是有问题的。一位原本健康的皇家空军军官在接种了这只疫苗后，病得奄奄一息。[17]考虑到黄热病对肝负担重的人尤其致命，丘吉尔臭名昭著的纵酒习惯（后面会详细说明）意味着麦卡勒姆可能会在中途岛战役和第一次阿拉曼战役之前的关键时刻，杀死这位67岁的首相，从而摧毁盟军的士气和团结，彻底改变历史的潮流。

干扰流感

以麦卡勒姆的研究成果为基础，我们现在来看看20世纪初的第二场传染病灾难，它意外地推动了一个世纪后肿瘤学的巨大进步。

西班牙流感暴发开始于1917年，一直持续到1920年，给世界人民的心灵留下了永久的伤疤。这场可能在世界范围内导致1亿人死亡（大约占当时世界人口的1/25）的大流行，实际上是两种不同的感染共同作用的结果。[18]一种特别讨厌的流感病毒变种要么直接杀死患者，要么使患者变得虚弱，从而提高他们后续对肺炎链球菌的易感性，使患者遭受致命一击。在之前写的《变革处方》这本书中，我提及这次大流行如何推动了对肺炎链球菌的研究，并意外引发了生物技术领域从20世纪70年代初开始的科学革命。[19]现在，我们将把注意力集中在这场可怕的大流行的主角如何无意间推动了有望治愈癌症的疗法发展。

除了每隔几十年就自然发生一次的可怕的流感大流行（以西班牙流感暴发为代表）以外，季节性流感病毒感染每年还会导致大约3万名美国人死亡，它是发达国家最常出现和最致命的连环杀手之一。这样的情况促使我们在探索如何对抗这种疾病方面进行了大量的研究。其中有一项研究是由伦敦的（英国）国家医学研究所的阿利克·艾萨克斯和让·林登曼率领的团队完成的。

阿利克·艾萨克斯于1921年出生于一个立陶宛犹太移民家庭。[20]他的祖父作为大屠杀的避难者来到英国，并最终定居在苏格兰。在那里，艾萨克斯的父亲和大多数移民一样，决心要让自己和家人过上更好的生活。艾萨克斯在这样的教导下成长，对科学和医学产生了兴趣。1954年，他以优异的成绩从格拉斯哥大学获得医学学位。

在之后的学习生涯中，他获得了许多荣誉，包括一次洛克菲勒旅行奖学金，艾萨克斯用这笔钱去了澳大利亚，在那里他接受了麦克法兰·伯内特（我们在第2章见过他）的指导，从此将流感病毒作为自己毕生的兴趣。

在伯内特指导下进行研究的时候，艾萨克斯学习了有关如何研究流感的基础知识，包括用鸡蛋作为传播病毒的首选媒介（事实上，大部分的现代流感疫苗在灭活前仍然是在鸡蛋中培养病毒的）。在这段时间里，艾萨克斯逐渐了解了麦卡勒姆提出的病毒干扰的观点，他瞬间就彻底被这个概念迷住了。回到伦敦后，艾萨克斯继续他的研究，证实了流感病毒也有同样的行为。[21, 22]此外，他的研究表明，不仅有活性的流感病毒能防止细胞被另一种病毒感染，细胞事先接触过灭活（被杀死）的流感病毒也可以防止被其他活的流感病毒感染。对当时许多的研究人员来说，这表明灭活病毒可能以某种方式与体细胞结合，以防止随后活的病毒感染细胞。这样，人们就可以把灭活病毒看作将活着的同类阻挡在外的一道有形屏障。

在艾萨克斯获得医学学位两年后，年轻的瑞士研究人员让·林登曼加入了他的研究工作——林登曼在最近成立的世界卫生组织资助下来到伦敦工作。[23]两人开始在实验室里培养病毒，不过他们用的不是鸡蛋，而是采用了"组织培养"的新技术，也就是将鸡的卵细胞接种到大瓶子里，然后在一个加温的大滚筒中进行培养。这套系统比用鸡蛋培养效率更高，能产生大量的流感病毒。这种技术可以让研究人员收集到足够的材料，从而让他们能够分离出引起干扰现象的媒介。据推测，这种媒介就是灭活病毒的尸体。

令这两位科学家吃惊的是，他们观察到这些组织培养物接触死亡病毒时触发的干扰，要比预期中死亡病毒颗粒引发简单竞争所致的严重得多。经过苦思冥想，艾萨克斯和林登曼最先意识到灭活病毒的尸体并不是病毒干扰的源头。事实上，他们推测是鸡身上的细胞会产生某种能够阻止流感病毒感染的物质。他们将这种物质命名为"干扰素"。起初，艾萨克斯和林登曼猜想干扰素有类似抗体的功能，可以选择性地阻挡流感。然而，后续研究表明，因应对流感产生的干扰素可以防御无数种不相关的病毒，从而推翻了这种保护作用是由抗体介导的观点。[24, 25, 26]两年的时间，艾萨克斯的团队就从被病毒感染的鸡胚中纯化出干扰素（这是制造流感疫苗的工序）。[27]很快，他们的研究成果将干扰素与癌症联系在了一起。

干扰素、进化与癌症

在接下来的20年里，人们发现并不是只有一种干扰素，而是有很多种干扰素，有时甚至是各种干扰素构成的重叠系统。其中一些干扰素是由病毒感染的细胞产生的，有些干扰素则是由身体的免疫系统细胞主动合成的，是对抗其他病原体的宿主防御机制的一部分。不过，它们都具有干扰病毒的能力。仅在人类身上，就有20多种不同的干扰素基因。这些不同的基因随着时间推移而不断进化，让我们免受一直在变化的病毒病原体持续攻击带来的伤害。这样的情况让人想起了20世纪下半叶美国和苏联两个超级大国之间的军备竞赛，一种新干扰素的出现给病毒带来了自然选择的压力，迫使它进化出一种躲避干扰素的手段。随着一些病毒成功地做到了这一点，其他干扰素将在人体内出现以化解这种新的威胁，于是这种竞争持续了数千年。

在这个过程中，其中一些干扰素已经获得了阻止肿瘤细胞生长的能力。尽管我们还不清楚这是否纯属偶然，但似乎很可能是类似的进化压力推动了对具有抗肿瘤特性的干扰素分子的选择。艾萨克斯和林登曼早期研究中使用的干扰素来自被病毒感染的鸡蛋，但这样得到的物质纯度比较差，制造成本也很高。尽管如此，这些早期的研究还是很有意义的，特别是在人们发现干扰素能够阻止老鼠体内的肿瘤细胞生长的时候。[28]尽管治疗人类需要极高的费用（人的体型比普通老鼠大，因此所需的药量也要按比例提高），但在艾萨克斯和林登曼首次宣布分离出干扰素后的几年内，经过数百个小时艰苦努力收集到的有限的干扰素，就首次在人体中进行了测试。

早期临床试验最初关注的是病毒感染，确实取得了一定效果，这并不令人意外。一直以来，利用干扰素治疗癌症的前景并不光明。简单地说，利用当时的技术收集到的高成本、低质量的材料（比如从病毒感染的鸡蛋中提取物质）不足以支撑进行可持续的研究。此外，这种缺少试剂的情况可能会让干扰素研究彻底成为泡影，因为在同时代其他令人兴奋的研究对象对比之下，干扰素逐渐黯然失色。不过，干扰素将重新站稳脚跟，并在一位杰出倡导者的支持下再次成为人们关注的焦点。

玛蒂尔德·加兰于1926年出生在科莫湖畔，父亲是来自瑞士的新教徒，母亲则是来自意大利的天主教徒。在日内瓦长大的她总觉得自己是一个不被社会接纳的人：一个讲德语和意大利语的新教徒身处一个基本上都是讲法语的天主教徒的环境中。[29]就这样，她养成了非常独立的性格，对其他受到排斥的人群怀有好感。她被日内瓦大学录取的时候，世界才刚刚开始正视纳粹大屠杀的现实。曾被社会排斥的经历让加兰十分同情犹太人遭受的苦难，尤其是看到与建立以色列国的梦想有关的国际冲突的时候。在联合国正式通过有争议的联合国第181号决议（将英属巴勒斯坦托管地分为犹太人的自治领土和巴勒斯坦）前令人不安的那几天，身处日内瓦的加兰和许多犹太朋友在一起，她变得对犹太复国主义事业充满了热情。这种强烈的情感促使加兰改信犹太教，并且嫁给了保加利亚犹太人、医科学生戴维·达农。达农碰巧也是非法的犹太复国主义恐怖组织"伊尔贡"的成员。作为反叛且干练的前新教徒，加兰很快就开始用自行车在法瑞边境来回运输枪支和弹药，在大多数老牌世界强国对以色列实施武器禁运的情况下，她为给新生的以色列走私武器做出很大努力。与此同时，加兰先是攻读学士学位，然后又在1953年获得了遗传学领域的博士学位。

达农接受了在新成立的以色列空军工作的机会，而加兰则在雷霍沃特的魏茨曼科学研究所寻得一个职位。尽管她搬到了中东并且生了一个女儿，但这段婚姻并没有持续多久。不过她仍然留在以色列魏茨曼研究所。作为职责的一部分，加兰会带领有钱的潜在捐赠者参观研究所。1957年，一位犹太裔美国律师的到访彻底改变了她的人生。

亚瑟·克里姆出生于纽约，他的父亲是俄罗斯移民，在下东区经营着一个果蔬摊。克里姆是一个求知欲很强的学生，1930年毕业于哥伦比亚大学，并继续攻读了法律学位。[30]考虑到他卑微的出身和这一时期哥伦比亚严重的反犹太主义，这样的成就尤其令人印象深刻。[31]来到以色列的时候，克里姆已经在好莱坞拥有了很高的地位，他掌管着鹰狮电影公司，后来又成功挽救了濒临破产的联美电影公司——由查理·卓别林、道格拉斯·范朋克、玛丽·璧克馥和D. W. 格里菲斯在30年前创立的公司。克里姆在接手第一年就参与策划了《非洲女王号》和《正午》的制作，联美电影公司迅速扭亏为盈，并且在未来几年中成为好莱坞的中流砥柱。[32]

在1957年到访以色列期间，克里姆爱上了为他担任导游的年轻科学家加兰。他们一直保持着异地恋，直到1959年加兰同意搬到纽约与克里姆结婚。长期以来，加兰都在从事着人类癌症病毒领域的研究，对阿利克·艾萨克斯和让·林登曼在干扰素方面的成果特别感兴趣。加兰牺牲了自己的研究事业来到美国，新婚的她也找到了毕生追求，那就是作为纽约和好莱坞时尚、富有且有影响力的中坚力量倡导医学研究。来到美国后的20年里，玛蒂尔德在倡导癌症研究方面发挥了很大的作用，并且受纪念斯隆-凯特琳癌症中心聘请参与负责筹集资金和提高人们对该中心研究项目的关注程度。为了给纪念斯隆-凯特琳癌症中心筹集资金，并推进玛蒂尔德钟爱的项目，这对模范夫妻与曼哈顿的上层人士举办了无数次鸡尾酒会。这些聚会让她为干扰素研究筹集资金，提高了人们对这项研究的重视程度，最终在1975年她举办了一场受到广泛关注的会议，重点探讨了用干扰素治疗癌症的前景。

在曼哈顿的这次活动中，干扰素在癌症治疗方面的潜力展现出来，并得到了玛蒂尔德在此后几个月，甚至几年里的持续宣传。在获得"干扰素女王"的称号后，玛蒂尔德的倡议也由最初的受人重视变成遭人鄙弃，因为批评者指责她鼓吹的干扰素前景与临床研究的结果不符。越来越多的人谴责玛蒂尔德已经失去了客观性，认为她盲目夸大干扰素可能的抗癌效果。[33, 34]尽管玛蒂尔德对这样官僚政治的批评不屑一顾，但她的热情已经越过了提倡与炒作之间那条无形的界线。我们很快会看到，这种药物并没有达到玛蒂尔德高调宣扬的效果，最终连她自己也降低了宣传力度。

随着时间推移，玛蒂尔德基本上放弃了对干扰素的兴趣，以更大的热情投入与癌症有关的课题中。20世纪80年代初，玛蒂尔德开始听到一些传言，说一种奇怪的癌症在曼哈顿集中暴发，而且患者碰巧都是同性恋者。很快，人们就知道这种病是卡波西肉瘤，它极其罕见，但突然间纽约各地都报告了病例。这种癌症就是我们现在所熟知的艾滋病。尽管艾滋病在纽约的集中暴发出现在更有名的旧金山流感大流行之前，但以市长郭德华为首的纽约政府仍然在弥补因20世纪70年代深陷经济危机和赤字泥潭带来的损失，基本上忽视了这场迅速升级的健康危机。为了填补这一空白，玛蒂尔德投入自己的精力和资源，帮助提高公众的防范意识，并为对抗这种新的流行病筹集资金。在这个过程中，她变得比宣传干扰素的时候更加出名。[35, 36] 不过，我们现在要回到干扰素的故事上。

　　玛蒂尔德对干扰素的支持之所以如此宝贵，一部分原因是在20世纪50年代末干扰素首次被发现之后的20年里，它们（有相当多的种类可供选择）的生产成本一直极其高昂。从病毒感染的细胞中分离和纯化干扰素，需要非常雄厚的资金来负担所需的费用。此外，当时的纯化技术不仅效率低，而且材料经常被其他物质污染（考虑到这样的干扰素来自病毒感染的细胞，这是一件特别麻烦的事）。实际上，玛蒂尔德和其他干扰素的倡导者在一项特定的临床试验未能达到预期时，也通常会将其归咎于污染物。[37] 20世纪70年代初，随着生物技术革命的到来和迅速发展，这一切都发生了改变。对各种干扰素基因的克隆意味着可以批量生产出高纯度的重组干扰素。这些新的干扰素相对便宜（至少与用之前的纯化方法得到的产品相比），而且可以通过修改基因来调整产量和提高生物活性。

　　考虑到人们对干扰素的期望，许多研究人员迫不及待地开始了对其临床潜力的研究。在从发现干扰素活性到能够获得重组物质之间的过渡期里，科学家采取了一种非常规的方法，试图"哄骗"癌症患者的身体产生干扰素。具体的方法是给癌症患者注射灭活病毒，从而给免疫系统造成一种身体受到攻击的假象。事实证明，要获得、浓缩和分离出病毒颗粒是相当耗时费力的工作。因此，灭活病毒很快就被各种化学物质（比如聚肌胞苷酸）所取代，它们能在体内触发天然干扰素的形成，其作用方式基本上展现了（但不是完全模拟）病毒感染后的反应。这些治疗方法本身是有风险的，特别是在病毒不完全失活的情况下，即便是少数存活的病毒颗粒对于免疫系统较弱的癌症患者来说也是致命的。欺骗身体认为自己受到病毒攻击的方法被证明极其有害，这并不奇怪，过度的免疫应答会导致持续高烧、肌肉酸痛、抽筋和全身不适。

令人失望的是，对于很多忍受这些巨大副作用的患者来说，干扰素疗法最终并不奏效。尽管少数患者的病情确实得到缓解，但这种情况太少了，持续时间也很短，通常只能让患者多活几天或者几周，在此期间要承受很大的副作用。不过，也有让人看到希望的例外。干扰素疗法对毛细胞白血病这种罕见的 B 细胞恶性肿瘤疗效显著，几乎所有患者的肿瘤都缩小了。[38] 不太引人注目的是，干扰素类药物在治疗其他的血液肿瘤［比如慢性粒细胞白血病（简称CML）］方面显露出成功的希望。事实上，干扰素类药物曾一度被纳入标准的治疗方案，不过它们很快就被效果更好且毒性更小的新药物取代了。同样重要的是，这些最早接受干扰素治疗的患者为人们更快、更好地认识免疫系统与癌症做出了贡献，最终成就了造福子孙后代的突破性疗法。

和对淋巴癌的效果相比，干扰素治疗实体瘤的结果大多令人失望。这种不同的反应度很可能表明，免疫细胞已经进化到对干扰素刺激尤其敏感的程度。然而，干扰素对实体肿瘤疗效有限的一般规律也存在一些例外。比如，干扰素治疗肾细胞癌的效果很好，每6名接受治疗的患者中就有一名患者的肿瘤缩小。尽管治疗效果平均只能维持4~6个月，但对于一种医生和患者都迫切希望疗法得到改进的疾病来说，这样的结果已经很好了。最终，少数几种干扰素类药物获得了FDA的批准，并且在今天仍然被用于治疗肾细胞癌等疾病。[39]

虽然干扰素本身并没有成为人们所期待的那种对抗恶性疾病的灵丹妙药，但我们对于这种分子的认识为一门描述免疫系统与癌细胞相互作用方式的新科学奠定了基础。事实终将证明，这对发现真正能够治愈癌症的疗法起到了关键的作用，但在讲述这个故事之前，我们有必要谈谈另一块与某种分子有关的重要里程碑，这个分子将作为"下一项伟大的发现"，在一段时间内使干扰素黯然失色，它就是白细胞介素–2。

从河狸香到蓖麻毒素

直接地说，当下推动人们尝试控制免疫系统以对抗癌症的概念，都来自一种具有商业价值并且在夜间活动的哺乳动物——河狸。河狸是北美洲最有辨识度的哺乳动物之一，不仅因为它有可爱的外表，还因为河狸贸易推动了西半球偏北地区（尤其是安大略和魁北克法国殖民地）的早期殖民化。大多数的美国历史书和讲座都会说河狸皮是这项庞大的贸易中唯一的买卖对象，但这种过分简化的说法忽略了一个相当令人不安的事实：除了毛皮，商人们还会采集河狸的会阴腺（介于肛门和性器官之间），得到一个装满油的囊，然后卖掉以获取高额的利润。事实上，加拿大安大略省政府至今仍然在每年的本地野生动物制品拍卖会上出售这种油脂状产品：河狸香[40]。

尽管河狸皮大衣从流行走向了过时，但它的全盛时期应该是在20世纪20年代，因为它总是和常春藤联合会的重要人物有关。不过，那些在哈佛大学与耶鲁大学的橄榄球比赛中靠皮毛大衣保暖的精英们可能基本上都没有意识到，从制成他们身上所穿的毛皮制品的动物的泌尿生殖器渗出的液体也在一项悠久的传统中发挥了作用，而这个传统直接唤醒了富人和权贵的其他感官。

来自欧亚河狸的河狸香几千年来一直是香味和香料的来源。尤其是前文提过的，河狸为标记自己的领地而从会阴腺分泌出的褐色油脂，它是一种重要的奢侈品。我自己没有直接闻过河狸的屁股，所以只能转述别人的话：未经加工的河狸香特别难闻。这并不奇怪，因为它的作用是帮助动物标记领地，而且大多数野生动物通常不会给闯入者营造一次愉快的体验，只会粗鲁地警告对方保持距离。不过，如果经过至少两年的风干，气味就不会那么刺鼻了，而且对一些人来说也有吸引力。如果制备得当，河狸香可以让调香师创造出新奇的香水和食用香精，让人感受到"皮革般"的质感。[41]事实上，河狸香现在仍然被用于高端香水，包括香奈儿的力度男士香水和娇兰广受欢迎的一千零一夜香水。

如果一位远古祖先勇敢地品尝一只早已死亡的这种哺乳动物的陈年分泌物，他会发现陈年的河狸香有覆盆子和香草的味道。事实上，现在许多高端食物和饮料仍然在使用河狸香，FDA也为其颁发了安全证书。可以说，对于以河狸香为原料的产品来说，最合适的名字来自一种香草味的瑞典烈酒，叫作"Bäverhojt"，翻译成英语就是"河狸长啸"（大概是因为如果叫"Bäverslem"翻译成"河狸黏液"，无法激发出同样的市场吸引力）。

让河狸香的发明者感到懊恼的是，早在欧洲流行猎捕河狸的时候，人们对河狸香的药用价值就已经相当熟悉了。从古罗马时代起，这种制品就被列入欧洲药典，因为它能缓解头痛、癫痫和发热。古罗马人还认为，新鲜的河狸香燃烧产生的臭味可能导致流产，还可以用于解决痛经和癔病。尽管许多传统的自然疗法更多地是基于民间传说而不是科学研究，但是在河狸香应用的背后的确可能有一些科学依据。柳树皮是欧亚河狸的主要食物。大家都知道柳树皮含有一种被称为水杨酸的化学物质（Compound-W等祛疣药中的腐蚀性成分）。一旦摄入，水杨酸的代谢转化会产生一种更广为人知的化学物质——乙酰水杨酸。这样一来，高水平的水杨酸和/或其类似物阿司匹林或许就可以解释河狸香众所周知的药物特性了。

由于河狸皮和河狸香流行，欧亚河狸被猎杀到几近灭绝的地步，种群再也没能恢复。美国中西部几乎所有的学生都知道，法国人之所以对西半球感兴趣，很大程度上是因为河狸贸易。在18世纪上半叶的河狸贸易全盛时期，单是位于哈得逊湾附近约克工厂的一个贸易站，仅在1731年就加工了近6万张河狸皮。[42]考虑到这里只是一个贸易中心，而且英国殖民地对河狸的猎捕程度没有其法国竞争对手那么有名，由此可以看出美洲河狸在18世纪末的处境是多么糟糕。

眼看着对美洲河狸的过度捕杀将导致它与欧洲的同类落得一样的下场，调香师和厨师们不得不寻找其香味和油脂的替代物。在继续讲述这种替代物如何引发了肿瘤免疫学的现代革命之前，我们先用一段简短的结语让读者知道：在美国独立战争和美洲原住民

（他们猎捕了大量的河狸）被迫离开美国林地的共同影响下，美洲河狸的数量回升了。尽管由于栖息地丧失和河狸皮流行程度的偶然波动，野生河狸的数量仍然不容乐观（好在不是因为河狸香），但目前它们都在其美洲本土剩余的栖息地中受到了保护。河狸虽然曾是濒危物种名单上的重要成员，但看起来很有希望实现全面恢复。

适合替代河狸香的物质是在蓖麻种子中发现的。事实上，这种植物更常用的名称"castor"恰恰反映出它与河狸的关系。[1]蓖麻油尽管基本上不含水杨酸，却具有很多与河狸香相同的香味和药物特性。因此，每年蓖麻油的产量大约有30万吨。[43]它最广为人知的药物特性大概是可以治疗便秘。在更加黑暗的20世纪20年代，贝尼托·墨索里尼的黑衫军用蓖麻油来羞辱（偶尔还会杀死）他们的敌人，意大利的法西斯主义者早期的口号就是：他们的权力依靠的是"棍棒和蓖麻油"。[44]

除了蓖麻油以外，蓖麻子作为蓖麻毒素的来源也有着相当阴暗的过去。正如《希望与恐惧之间》[2]（*Between Hope and Fear*）中所写，一些不负责任的国家行为者以及恐怖分子在现实中利用这种强力的毒素执行詹姆斯·邦德式的暗杀阴谋。[45]蓖麻毒素在1888年首次被分离，是彼得·赫尔曼·斯蒂尔马克在塔尔图大学（位于今天的爱沙尼亚）从事博士研究时发现的。[46]斯蒂尔马克确认了蓖麻毒素属于一类叫作凝集素的蛋白质，它们能够与糖分子相当紧密地结合。

虽然人们并不觉得肉类有甜味，但大多数动物细胞的外表面覆盖着糖类和糖蛋白。这些糖类在控制细胞的关键决策（比如是生

---

[1] "castor"也有河狸的意思。——编者注

[2] 此书于2020年9月由中信出版社出版发行。——编者注

长还是死亡）方面起着至关重要的作用。有一项突破对癌症研究和我们讨论的主题来说都很关键，那就是发现了某些凝集素能够与这些细胞上的糖类结合，从而改变决策。在某种程度上，这些知识帮助解释了为什么蓖麻毒素有毒（其信号导致细胞死亡），而其他凝集素则是有益的。就我们理解癌症与免疫系统之间的相互作用而言，关键的一点是少数几种凝集素让科学家发现了一种没有得到足够重视的分子，并由此引发了一场先是席卷了免疫学、如今又为治愈癌症带来机遇的革命。

核试验与植物凝集素

对宾夕法尼亚大学一位年轻的免疫学家来说，1960年是奇迹之年。彼得·诺威尔是土生土长的费城人，他一生中大部分的时间都在自己的家乡度过，只是在上大学的时候去了康涅狄格州的卫斯理大学，后来又在旧金山的海军辐射防护实验室（简称NRDL）做了两年医生。[47]除此之外，他的整个职业生涯都在他的母校宾夕法尼亚大学度过。那次旧金山之行之所以值得关注，不仅仅是因为让他短暂地离开了费城，还因为NRDL的任务是分析电离辐射对人体的影响。NRDL对确定这种辐射在导致我们细胞核中的DNA损伤方面的影响尤其感兴趣。[48]作为负责这些研究实验室的所有者，军方专门提供了独特的研究资源，那就是受到严重辐射的战舰。

你可能会想起历史课上模糊不清的影片中以地上爆炸为特点的早期核试验，它们通常在南太平洋有异国情调的土壤进行（这些地方由于核辐射而变得完全不宜居住）。如果你仔细看这些老影片，会注意到美国海军在离爆心投影点不同距离的地方专门部署了废弃的船只，以评估爆炸的直接伤害以及核微粒造成的放射性污染的影响。你看不到的是（即使你眯着眼睛也看不到）海军在爆炸发生时和/或船只被辐射后的不同时间，在船上放置了各种实验动物。这些实验的目的是评估辐射对生物体的损害程度。特别要提到的是，研究人员会从这些动物（活着的、非自愿的实验动物）身上采集DNA，并评估DNA损伤的明显证据。

这些检验发生在20世纪50年代（也就是DNA测序技术得以普及的半个多世纪之前），所以精度比较差，而且基本上依靠一种叫作染色体核型分析的技术。这种技术利用了细长的DNA链（一个人类细胞中的DNA链首尾相连的长度可达0.91米）在细胞分裂前会凝缩成致密染色体这一事实。正常的人有22对常染色体和一对性染色体（男性的性染色体为XY，女性为XX），人们在对这些经过凝缩的染色体的形状进行深入研究后，找到了一种识别由核爆炸产生的电离辐射等因素造成的明显损伤的方式。

在NRDL工作期间，彼得·诺威尔掌握了染色体核型分析技术。他希望采用这项费时费力的技术，将被辐射或者患病的细胞与"正常的"样本进行比较。他的目的是验证与未被辐射的对照组动物体内的染色体相比，被辐射的细胞（或者被辐射动物的细胞）中凝集的染色体在形状上会出现明显的变化。遗憾的是，在所有给定的样本中，都只有一小部分细胞正处于分裂状态，所以染色体核型分析需要对每个样本中的数千甚至数百万个细胞进行评估，才能找到足够多正在分裂的细胞，从而得出结论。因此，这项技术需要在一个完全黑暗的房间里，辛苦地弯着腰在显微镜前进行几个小时的视觉分析。我在职业生涯的早期从事过类似的工作，我可以肯定的是，这样的强度很容易让人昼夜颠倒，不仅整夜无法休息，还要承受颈部和背部的严重劳损，以致需要服用大量的阿司匹林（或者河狸香，如果你身边正好有）。

回到宾夕法尼亚大学后，诺威尔利用染色体核型分析技术研究了癌细胞中的DNA。他在1960年的重大突破之一是证明了相当一部分（在所有患者中的占比不足1/20）的慢性粒细胞白血病患者有22号染色体皱缩的情况。[49]这种缺陷只存在于肿瘤细胞中，未出现在周围的良性细胞中，表明变异的染色体可能是引起疾病的原因。考虑到他对家乡的热爱，我们就不难理解诺威尔会以自己所在城市的名字来命名这种异常现象了。"费城染色体"的首次确认极大地帮助了对这种特殊CML患者的分类。[50, 51]后来的研究表明，这种明显的变化产生了一种反常的致癌分子。对于我们要讨论的话题和每年很多被确诊为CML的患者来说值得庆幸的是，费城染色体的发现最终将带来一种高度特异且有效的疗法（我们会再次讲到这个话题）。[52]

尽管在1960年发现费城染色体让诺威尔被世人称颂了一辈子，但他同年进行的一项不太被重视的研究则对癌症研究产生了更为持久的影响。彼得·诺威尔在研究CML并发现费城染色体的时候，还在研究一种与凝集素有关的现象。[53]和同时代爱好染色体核型分析的人一样，诺威尔意识到凝集素本质上是一种用来将细胞聚结在一起的"黏性"分子。尽管这听起来可能没什么，但对于那些花费数个小时、数周乃至数年时间在显微镜下分析细胞的人来说，是一种必不可少的工具。一旦技术成熟，就可以把足够多的细胞集中在一个视野中，不必在载玻片上到处找更多的细胞，从而节省了大量的时间。尽管这听起来可能也没什么，但花费的时间从几分钟变成几秒钟还是很重要的，尤其是因为一项普通的研究往往就需要研究数千份样本。所以，凝集素的使用大大提升了效率（还改善了背部健康）。

在充作这一用途的凝集素中，有一种从蓖麻油中提取出的分子，叫作植物凝集素（简称PHA）。在1960年的一次意外巧合中，诺威尔不小心让一份淋巴细胞样本整个周末都处于和PHA接触的状态中。他之所以在研究淋巴细胞，是因为它们很容易就能从血液中分离出来，而且和数量更庞大的红细胞不同的是，淋巴细胞有DNA和染色体（红细胞则没有）。诺威尔并没有把样本扔掉（这是大多数研究者的本能反应），而是在显微镜下观察样本，结果他惊讶地发现淋巴细胞的数量远远多于预期。尽管红细胞的数量在意料之中，但淋巴细胞的数量出现了急剧增长。进一步观察后，诺威尔发现在这些淋巴细胞中有很大一部分都在分裂。他立刻意识到这是一项有用的技术，你也许还记得，染色体核型分析只能用于准备进行分裂的细胞。PHA可以促使更多细胞进行分裂的事实意味着样本中将有很大一部分淋巴细胞是有用的，而且这些细胞会以正确的形态出现，方便他进行分析，从而提高了染色体核型分析研究的效率。

这个发现可能并不重要，它只对少数眯着眼睛以研究染色体形状为生的显微镜工作者有用。然而，诺威尔和他的同事们意识到，促使淋巴细胞增殖的能力可能在科学和医学中有着重要用途。在此之前，人们一直认为在血细胞中占比很小（大约为千分之一）的淋巴细胞是静态的，执行着某种未知但可能很不起眼的功能。虽然我们现在知道淋巴细胞是身体防御网络的主要调节者和中介物，但先驱科学家史蒂文·A. 罗森伯格注意到，在1958年美国免疫学学会旗舰期刊《国际免疫学杂志》的索引中竟然找不到"淋巴细胞"这个词。[54]

诺威尔对PHA的发现揭示出淋巴细胞具有动态生长的能力，也让科学家能够培养出足够多的淋巴细胞，进而开始研究它们在人体内的功能。一切都发生得刚刚好，因为一种致命的病毒很快就要在这个星球上肆虐。这个凶狠的敌人就是人类免疫缺陷病毒（艾滋病病毒，简称HIV），它能够感染并且杀死一部分叫作CD4的T淋巴细胞。在20世纪60年代，诺威尔及其他任何人都不知道，HIV已经迅速地将它对淋巴细胞的深入了解用作一种让人体防御机制失效的手段。这种识别和消除CD4 T细胞的能力加速了HIV在人体内以及人群中的蔓延（这也成为前文提及的玛蒂尔德继干扰素之后的下一个主要宣传项目的重点，当然最终还建立了免疫功能低下与癌症发病率上升之间的联系）。

要是艾滋病大流行早开始几年的话，不敢想象我们人类会面对怎样的后果。事实上，科学家已经证实这种病是在第一次世界大战爆发期间由灵长类动物传给人类的。不过，这种病实际上蛰伏了几十年，主要是由于当时当地的运输条件限制了传播。[55]如果病毒控制了人口更为密集的地区或者更靠近主要的国际旅游地，人类的命运可能与目前经历的相对幸运的情况完全不同。

在诺威尔1960年关于PHA的研究进行之后的20年里，对于这种蓖麻油衍生物如何能够促进白细胞生长的研究一直进展得非常缓慢，这主要是因为科学界对免疫系统本身的认识才刚刚开始。尽管在研究被PHA处理过的淋巴细胞前，像天花疫苗和各种抗血清这样的医学突破已经应用了几十年，但免疫学这一新兴领域实际上只把抗体作为人体保护自身免受外来病原体侵害的主要手段。大家都认为T细胞过时，不值得过多关注。事实上，很多和诺威尔同时代的人都把主要精力集中在对抗体的研究上，他们如果知道这些了不起的蛋白质复合体是由一群叫作B细胞的淋巴细胞产生的，可能会很惊讶。不过，诺威尔对PHA的发现使研究者不仅能够刺激B细胞的生长，还可以研究T细胞。事实证明T细胞和它们的兄弟B细胞一样有趣，甚至更有趣。

在为免疫学这一新兴领域奠基的早期研究中，研究人员在发现PHA显著作用后的几个月里很快认识到，他们可以通过共同培养来自两个无关供体的淋巴细胞达到类似的诱导淋巴细胞生长的效果。尽管淋巴细胞在许多研究者看来是相对静止的细胞，但证明化学物质（如PHA或者来自不同供体的混合淋巴细胞）能够激发细胞的活性触发了科研界激动人心的觉醒。免疫学领域在不知不觉间进入了一个疯狂发展的时期，向世界展示了免疫系统的能力。在了解了这些之后，我们现在要回到前文中提到的一个话题，那就是将一个人的组织和器官移植给另一个人的愿望。

20世纪60年代首次观察到的淋巴细胞迅猛增殖的现象，很快就和人体决定是否拒绝（或接受）供体移植的过程联系在了一起。在仔细分析组织排斥和同时发生的淋巴细胞增殖的原因时，研究人员发现了引起排斥反应的细胞（我们现在知道它们就是T细胞）。T细胞在感知到外来入侵者时会被激活，然后第一反应是向细胞培养基中分泌一种能够提醒周围的淋巴细胞做好战斗准备的因子。[56, 57]换句话说，被激活的淋巴细胞可以产生一种因子来刺激自身及全身其他淋巴细胞的增殖。用PHA进行处理或者混合来自无关供体的淋巴细胞，也能触发同一种因子的分泌，这表明它是免疫应答的一个关键调节物。多年来，这个分子的身份一直很难确认，不过最终来自干扰素研究领域的一位年轻专家揭开了谜底。

你喜欢红的还是白的?

在这种因PHA刺激而产生的可溶性淋巴细胞生长因子被首次发现的一年后，年轻的肯德尔·A.史密斯从丹尼森大学毕业，然后被附近哥伦布市的俄亥俄州立大学录取，成为一名医科学生。1967年，上大三的史密斯在横穿校园里的大广场时，和另一位即将毕业的同行聊了起来。两个人对于即将开始的职业生涯并不兴奋，都因即将离开学校的保护而烦恼。越南战争趋于白热化，而俄亥俄州则是反战情绪的温床（事实上，在1970年5月肯特州立大学屠杀发生后的几天里，学校里就出现了暴乱，导致国民警卫队封锁了校园，并且所有街道都铺设了路面，以防止下面的砖块被撬起来用作投掷物）。在1967年春天的这次交谈中，史密斯了解到被选中的医科学生可以在美国国立卫生研究院的资助下到美国各地的研究机构进行实习研究。这份为国家服务的工作可以代替兵役，这样他们就不用去东南亚服役了。很多和史密斯同龄的人都因为同样担心越南战争而下定决心走这条路，因此他很快意识到争夺这几个研究员名额的竞争将会异常激烈。

尽管史密斯在班上名列前茅，但他还是听从了朋友的建议，努力积累自己急需的科研经验，这可能会让他的NIH实习研究申请表变得与众不同。他找了俄亥俄州立大学医院血液科主任查尔斯·门格尔博士做自己的担保人。门格尔像个流浪者，几年前才从杜克大学来到俄亥俄州立大学，并且将会在史密斯就任密苏里大学医学系主任的时候和他一起离开俄亥俄州。

与现在的研究机构不同的是，20世纪60年代后期从事研究工作的医学院教师的人数相当少。门格尔是一个例外，他有一个专注于研究溶血（探究红细胞破裂的原因及影响的科学）的实验室。尽管史密斯最初选择医学研究的动机有点儿可疑，但他早期与门格尔一起共事的经历让他完全变成了一个热爱研究的人。大四的时候，史密斯进行了充分研究，并发表了一篇与门格尔合著的科学文献。[58] 作为回报，门格尔推荐史密斯在NIH的资助下到耶鲁大学进行为期两年的实习研究，之后在位于马里兰州巴尔的摩的美国国家癌症研究所工作两年。[59]

在实习研究期间，史密斯首次接触到病毒与淋巴细胞之间相互作用的课题，进而开始研究干扰素的作用。随后，这些经历让他在巴黎获得了研究员的职位，在那里他继续研究淋巴细胞，并且与从康涅狄格大学前来学术休假的另一位美国侨民托里尼·弗雷德里克森开始合作。[60] 这两位研究者分享了在康涅狄格州的经历以及红细胞生物学方面的经验，这些共同的兴趣促成了他们以找到促进红细胞生成的可溶性生长因子为目标的合作。最终，这项合作研究取得了发现红细胞生成素的成果，这种天然蛋白质可以有选择地促进红细胞的生成（而且不会影响白细胞）。这种蛋白质（人们更熟悉的是它的缩写EPO）后来被批准用于治疗贫血，这是一种缺乏携氧红细胞的病症，常常困扰着正在接受化疗的癌症患者。再后来，EPO因成为被兰斯·阿姆斯特朗滥用的首选兴奋剂，以及受到俄罗斯奥运代表队的大力宣传而臭名昭著。

在发现了EPO及其对红细胞的影响之后，史密斯还利用研究红细胞生长时获得的经验，找到了促进白细胞增殖的蛋白质。他离开巴黎回到美国，在达特茅斯学院任教。后来，按照学术界的惯例，他邀请到一位更资深的同行就其研究成果做一次演讲。演讲人是美国国家癌症研究所的科学家罗伯特·加洛，他后来发现了逆转录病毒，还在20世纪80年代作为HIV的共同发现者引起了相当大的争议。[61, 62]史密斯邀请加洛来达特茅斯学院演讲时，美国正在庆祝建国200周年，加洛正准备发表关于分离促进T细胞生长的重要生长因子的成果。[63, 64]史密斯和加洛就发现和表征这种分子的最佳方法交换了意见，最终加洛邀请史密斯来到美国国家癌症研究所，和加洛的团队共同完成一些实验。结果，史密斯刚到美国国家癌症研究所，就听说产生这种神奇生长因子的关键细胞因为冰柜故障死亡了，他这次基本上是白来了。不过史密斯也有收获，由于这次不幸的事故，史密斯认识了与加洛一起工作的科学家弗兰克·鲁谢蒂。

为了重新找到推动T细胞生长的生物活性成分，鲁谢蒂和史密斯共同完成了一系列试验。这种活性成分最早是由加洛的团队发现的，但在冰柜故障后不久就找不到了。[65]加洛是出了名的凶狠型竞争者，他试图阻止这桩他认为不符合自身最大利益的合作，强烈要求鲁谢蒂与国家癌症研究所的另一位研究员罗纳德·赫伯曼一起工作。然而，鲁谢蒂和史密斯之间的合作抵挡住了加洛这位更资深同行的反对，他们最终找到了这个关键的因子。

这种新的蛋白质可以让研究人员在实验室中培养T细胞系。尽管鲁谢蒂和史密斯已经描述了这种T细胞生长因子的生物学效应，但它的身份仍然很难确定，而且这样的情况持续了很多年，因为几乎没有可以纯化出这种分子的T细胞。尽管如此，他们还是坚持集中尽可能多的T细胞来源，并且利用新兴的单克隆抗体技术（第6章的主题）帮助他们从这些T细胞中纯化出促生长因子。20世纪80年代初，这种神奇物质的身份终于被揭开。[66, 67]尽管这种物质是第一种被确认的T细胞生长因子，但它的名称"白细胞介素–2"（IL–2）将永远被人们记住。之所以这样命名，是因为人们发现另一种淋巴因子能够诱导IL–2的产生（即IL–1导致IL–2的形成等）。

尽管多年来研究工作因为需要有足够的材料进行分析而令人痛苦，但IL–2在首次正式被提出后的几个月内很快就变得充足起来。这种突如其来的可获得性可以归功于科学、自由市场激励机制和运气的结合。从科学和运气的角度来看，重组DNA技术的同时出现意味着：一旦基因被克隆，重组IL–2就可以在细菌和其他所有系统中产生。经济激励来自发现IL–2带来的炒作和希望，这合情合理，毕竟IL–2是一种能够诱导人体免疫系统有效对抗癌症的物质。尽管这样的情绪从20世纪80年代开始就占据了上风，却并没有完全按照计划发展，甚至几乎完全破坏了癌症免疫疗法隐约显现出的优势。

现在，我们就来讲讲这个故事中的反派角色，它也是世界上最古老、最致命的恶棍之一，看看这个坏家伙是如何险些让肿瘤免疫学成为它众多受害者中的一员的。

痣的秘密

在有关癌症的著作中谈到人体穿刺似乎是偏离了正题，但两者之间的联系非常密切。美人痣不是最近才出现的一种时尚，它已经流行了几个世纪。亚历山大·蒲柏在他1712年的诗《夺发记》中首次提及，而现代的美人痣则对辛迪·克劳馥等超级名模以及包括玛丽莲·梦露在内的著名女演员产生了积极影响。[68]事实上，这些标志性的形象引发了最认真的效仿，从简单的化妆（用眼线笔）到用圆形或异形的饰钉完成更有侵入性的人体穿刺。

这些被人们当作神的祝福进行模仿的痣，实际上是潜在的杀手。痣的医学术语是黑素细胞痣，"melanocytic nevus"这个特殊的名字可能会让大多数读者心里一惊，因为其中包含了"melanoma"（黑色素瘤）这个词，它是最致命的癌症之一。早在古典希腊时期，希波克拉底就曾描述过这种癌症。[69]尽管对这种致命疾病的报告从古到今都让医学界备受诟病，直到最近它仍然是一种罕见的疾病。然而，在过去的半个世纪，黑色素瘤的发病率急剧上升，尤其是在白皮肤的美国人和北欧人当中，原因大概是一个具有讽刺意味的愿望：获得"健康的古铜色皮肤"。[70]

像参议员约翰·麦凯恩这样知名度高的患者已经高调地与黑色素瘤展开斗争，但黑色素瘤的受害者并不仅限于白种人，病变也不是只出现在头部或上半身等没能进行正确防护的地方。例如，1977年的一天，一位原本很健康的32岁牙买加歌手发现他的脚趾甲下面长了一颗痣。他没有理会医生切除脚趾的建议，而是沉浸在他具有里程碑意义的专辑《出埃及记》引起的关注之中，并为世界巡演做着准备。事实上，他选择了最低限度的干预，不到4年时间，世界就失去了一位传奇人物：鲍勃·马利。[71]

黑色素瘤之所以如此危险，一部分原因是它能转移到全身。因此，如果病灶已经从原发部位扩散，消除原发肿瘤（比如鲍勃·马利的脚趾）可能就不行了。历史上，被诊断为黑色素瘤基本上就等于不可逆转地被判了死刑。尽管人们进行了无数次的尝试，但几乎没有药物在阻止该疾病恶化方面显示出成功的希望，能将平均预期寿命延长短短几天或者几周的药物更是少之又少。

对抗这种疾病需要调动全身的抗癌潜力。这是出生在纽约的史蒂文·罗森伯格医生得出的结论，在国家癌症研究所工作的他意识到对免疫系统的广泛激活正是一次这样的机会。罗森伯格进行了一系列大胆的临床试验。虽然最初遭受了挫折，但这项工作后来被认为是一个新领域的基础，这个新领域将使得一些医生开始谨慎地考虑，甚至有时低声谈论黑色素瘤的治愈问题。

在与约翰·巴里合著的一本书中，罗森伯格提到他出生在布朗克斯区的一个波兰移民家庭，一家人靠着经营快餐店勉强维持生计。[72]他的工人阶级出身转化为一种强烈的职业道德，也改变了罗森伯格家族，因为他和一个哥哥都接受了从事医务工作所需的培训。在约翰斯·霍普金斯大学完成了包括本科学习和医学训练在内为期6年的强化课程后，罗森伯格搬到波士顿，在那里他完成了临床实习，并获得了生物物理学博士学位。罗森伯格想找到一份能让他把对医学和研究的热爱融为一体的工作，他于1970年来到美国国家癌症研究所。尽管著名的丹娜-法伯癌症研究院曾高调聘请他担任外科主任，但罗森伯格在余下的职业生涯中一直留在美国国家癌症研究所，并于1974年仅34岁时，成为外科主任。

在这个过程中，罗森伯格越来越关注人体应对癌症的自然能力。在1968年的一个病例中，尽管癌症转移到了整个肝脏，患者却活了几十年，受到启发的罗森伯格意识到一定是免疫系统奋起迎接挑战并消灭了癌症（12年后，罗森伯格为这位患者进行了一次手术，结果没有发现任何癌症的痕迹，只需要切除发炎的胆囊）。[73, 74]罗森伯格很想知道这位患者为什么会从本该致命的疾病中完全康复，以至于他差一点儿取消了和未婚妻的婚约，因为他担心家庭责任可能会分散他对于癌症研究的热情。就像通常情况那样，勤奋本身并不一定能带来科学和医学上的突破，往往还需要耐心和好运的额外帮助。我们从他和IL-2的故事中就能明显地看到这一点。

在发现和克隆出那种能够诱导淋巴细胞生长的神奇物质后的

几天时间里，罗森伯格就与赛特斯公司（Cetus Corporation，很多人把这个新成立的企业看作第一家生物技术公司）合作，研究潜在的新药。在近5年的时间里，罗森伯格连续在66名患者身上试验了IL-2，结果没有对他们的病情产生任何有意义的影响。事实上，结果可能更加糟糕，因为IL-2本身是有毒的，所以一些患者死于治疗引起的严重副作用。当美国都在关注罗纳德·里根总统有可能连任的时候，一切发生了戏剧性的变化。

大约在1980年里根第一次当选美国总统时，一位29岁的海军军官琳达·泰勒在（美国）国防情报学院接受训练。她发现自己背上有一个形状不规则的黑痣，于是去了医务室，[75]诊断结果是黑色素瘤，而且在手术切除后，这位年轻的军官被告知复发的概率是50%。

结果真的复发了。1984年夏天，泰勒在关岛服役时，她身上又出现了黑痣，而且这次不是一个，而是三个，这些肿瘤表明病情出现了猛烈的复发。她撤离到美国本土，回到位于彭萨科拉郊外的家中，并且希望能在比洛克西附近的空军医院接受治疗。然而，这个希望破灭了，因为一名高级军官把她送到了马里兰州的贝塞斯达海军中心。另一家联邦机构——美国国立卫生研究院就在街对面，如果不是运气好，琳达将只能接受美国海军医生的治疗。幸运的是，她遇到一位在NIH工作的医生，对方告诉她NIH的一个研究团队正在马里兰州弗雷德里克进行临床试验，评估干扰素对黑色素瘤的影响。遗憾的是，干扰素不起作用，她只能活几个月了。随着更多的黑色素瘤肿块蔓延到全身，她的医疗档案被盖上了"病危"的字样。[76]

回到贝塞斯达，罗森伯格的IL-2疗法尽管屡次失败，但他并不气馁。虽然泰勒已经做好迎接死亡的准备了，但她还是和罗森伯格见面了，并且同意参加他的IL–2研究。由于罗森伯格此前采用的常规剂量水平没有效果，他大幅提高了琳达要注射的IL–2剂量。这是一个特别大胆的决定，因为你可能还记得，这种药物本身很可能加速了一些试验参与者的死亡。

身体强壮的海军军官琳达·泰勒熬过了漫长的治疗过程，她承受的副作用与严重的流感症状相类似，包括严重发烧、寒战和全身组织肿胀。12月中旬，她被允许回到位于彭萨科拉的家中，但她的身上仍然有明显的黑色肿瘤。随着她的身体逐渐康复，一个明显的改善是没有新的肿瘤形成。此外，在回贝塞斯达复查的时候，活检显示她的黑色素瘤结节中不再有任何活的细胞，里面的恶性细胞已经被IL–2诱导下产生的大量淋巴细胞杀死了。再过几个星期，身体就能吸收和清除来自这些死亡组织块的碎片，而且肿瘤很快会开始消退。进一步的检测显示，病情仍然处于缓解期（不管在过去还是现在，"治愈"都是大部分癌症专家很难想象的一个词），从泰勒开始接受IL–2治疗起，这种状态已经持续了30年。

泰勒对IL–2疗法的反应的确很惊人，但遗憾的是在黑色素瘤治疗失败的沙漠中，这只是一片罕见的绿洲。随着时间推移，泰勒的经历所带来的极度乐观情绪开始消退，由于效果不够好，很多人（甚至包括罗森伯格这样的坚定分子）都不再单独用IL–2进行治疗。尽管如此，IL–2还是和其他更常规的化疗药物一起被纳入了治疗方案。像泰勒这样的罕见病例让罗森伯格和其他癌症研究人员相信免疫疗法是有可能成功的，前提是要诱导免疫系统以一种更加安全有效的方式杀死癌细胞。尽管这需要日后的重大突破，但我们终于看到了一个治愈癌症的机会。

第 4 章

不可饶恕的罪行

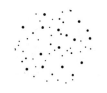

正如引言中所承诺的那样，这一章将从喝酒开始说起，然后像通常的情况那样，以性结束。

要了解IL-2在早期研究中显露的希望是如何进一步变为现实的，就必须把时间再往前推一点儿。我们上次讲到发现病毒干扰现象的科学家弗雷德里克·奥格登·麦卡勒姆（朋友们都叫他"F.O."）险些身败名裂，多亏丘吉尔拒绝接种他研制的黄热病疫苗。你可能还记得麦卡勒姆计划给丘吉尔注射的那批疫苗有可能导致炎症性肝病，也就是大家所说的肝炎。对于像丘吉尔这样出了名的酒鬼来说，这种病很可能是致命的。

据说丘吉尔普通的一天是从清晨的一杯苏打威士忌开始的，然后午餐时他会喝一小瓶香槟和一杯白兰地。[1]不足为奇的是，接下来他会小睡一下，醒来就再次端起装满苏打威士忌的酒杯开始工作。晚餐前他会喝一杯雪莉酒开胃，餐中会再喝一小瓶香槟；晚餐后会再喝一杯波尔图葡萄酒或者白兰地。顺便说一句，尽管工作很忙，丘吉尔仍然是历史上最伟大的政治家和最多产的作家之一。丘吉尔的成就始终独一无二，卓越非凡，但更令人印象深刻的是他的肝脏，它忍受和克服了很多磨难，事实上这些磨难通常会杀死绝大部分和他有着同样生活习惯的人。许多名人的大脑都被保存起来以备日后进行分析，但就丘吉尔的情况来说，人们还可以把他的肝脏保留下来（尤其是因为这个肝脏已经习惯了被浸泡）。不过可以肯定地说，由于酒精对肝脏造成的损害，一次急性肝炎就足以击垮这位伟人。

肝脏是一个非常复杂的器官，它的功能包括清除体内毒素。这些毒素中，有很多是生命活动的自然产物，是人体几十万亿细胞的代谢废物。很多人都熟悉的肝脏代谢的情况就是喝酒。如果肝脏不加以控制，酒精的存在会使体内的细胞膜膨胀（包括大脑中的，从而产生醉酒的感觉）。[2]当细胞膜膨胀到极限时，细胞就会破裂。对于那些在较短时间内（从几天到几年不等）摄入过量酒精的人来说，肝脏会通过制造更多负责中和酒精的酶（乙醇脱氢酶）来应对反复的损伤，从而产生大家熟悉的酒精耐受性。然而，集中于某项活动的需求必然意味着肝脏用于其他解毒活动（比如，处理环境中的毒物或者含有自由基的代谢副产品）的资源变少了，从而使得身体对其他天然和环境毒素带来的伤害很敏感。

即便是肝脏这种能适应持续攻击的非凡能力，也会变得不堪重负。由于越来越多的细胞进入濒临死亡的状态，器官和身体会先后开始失控。肝脏会成为最早的受害者，因为里面的细胞无法对抗毒素，最终死于这种伤害。

与皮肤割伤或刺伤造成的损害一样，大量肝细胞的死亡也会导致伤疤的形成，而这些先前损伤留下的痕迹会逐渐破坏肝脏的结构，并且在这一过程中切断组织的氧气和营养来源。但肝脏会继续抵抗，一种反应是器官为了取代这些失效的部分，会尽可能快速地生长。遗憾的是，新组织的效率会低很多，因此器官将继续生长。由于损伤很可能持续发生（除非饮酒者完全戒酒），这个器官会肿大到原来大小的许多倍，效率却永远达不到从前的水平。这方面的一个例子是酗酒者很容易患上肝硬化，这种病的特征就是腹部肿胀，而且基本上都是肝脏过大导致的。最终，肝脏将难以应付，而它的衰竭首先表现在出现典型的黄疸症状（即皮肤和眼睛发黄）。

当这些肝细胞受到外来入侵者攻击时，情况会变得更加糟糕，这就是我们需要再次请出弗雷德里克·奥格登·麦卡勒姆的时候。随着黄热病疫苗被污染的频率越来越高，麦卡勒姆越发担心这种趋势带来的影响。比如，美国军队在"二战"初期就遭受了最大的一次挫折，当时有5万多名士兵被一批受到污染的黄热病疫苗感染，开始出现黄疸的症状，这无疑是患上肝炎的征兆。这次暴发正值美国从珍珠港被轰炸造成的心理和军事创伤（当然还有在菲律宾的失利和对敌军即将入侵西海岸的担忧）中努力恢复的时候。肝炎的暴发可能成为一场生存危机，因为在美国西海岸和澳大利亚北部海岸即将面临入侵的时候，成千上万的士兵卧病在床。结果，肝炎暴发使得大批部队无法参战。麦卡勒姆对这些情况既担忧又困惑，因为污染引起了一种似乎与以前所见的类型都不一样的黄疸（很有讽刺意义的是，该疫苗的作用是预防黄热病导致的另一种黄疸）。

对肝炎本身的诊断并不是一个特别新的想法，早在古典时期的希腊和罗马，就有人提出了一种叫作"卡他性黄疸"的指征。[3]不过，在这类病例中，肝炎的传播方式与被污染的食物有关，而麦卡勒姆遇到（而且实际上是由他引起）的疾病则完全不同。[4]这种污染与用于生产黄热病疫苗的人类血液制品有关。事后回顾，我们现在知道早在1885年就出现了关于一种"黄疸流行病"的报告。[5]在那起事件中，黄疸与一种从血清中提取的天花疫苗有关，致使德国不来梅数百名码头工人患病。麦卡勒姆对经食物和血清传染的肝炎之间的差别很感兴趣，于是他开始研究进一步区分这些疾病及其原因的方法。很快，他就排除了这两种病由细菌引起的可能性，因为血清（或者被污染的食物）即便经过那个时代最精密的过滤器（几乎能去除所有的细菌性病原体）处理，也仍然是不干净的。这个发现意味着这种神秘的生物实体一定是当时被称为"病毒"的神秘物质。

当时，"病毒"这个词还有点儿笼统，代表小到无法用常规显微镜看到的非细菌性病原体。尽管科学家知道病毒不是完整的细菌，但这就是他们掌握的全部知识，所以很多人承认这些令人费解的病原体可能根本不存在。例如，他们无法区分这些病毒是由细菌病原体释放的不可过滤的毒素，还是一种新的亚微观生命形式。在一段时间内，病毒一直是那些排除了细菌性病原体的传染病的默认病因。[①]

考虑到这种"病毒性"原因的假设，麦卡勒姆从1945年开始将两种不同的病因称为传染性肝炎病毒和血清肝炎病毒。[6]由于这两个词本身会引起混淆，而且它们描述的是引起相似的传染性肝病的不同病因，于是他后来将其名称分别改为了"甲型肝炎"和"乙型肝炎"病毒，这种说法一直沿用至今。[7]

虽然肝炎病毒最早是在1945年被发现的，但分离和表征它所

---

① 除了病毒以外，某些感染性蛋白质（即朊病毒）也可能在疾病传播中发挥一定的作用。幸运的是，这种更为奇特的病原体在当时并不为人所知，也和麦卡勒姆发现的肝炎无关。

需的科学和技术能力需要几十年的时间才能成熟。比如，1973年人类首次用电子显微镜看到了甲型肝炎病毒，这是一个复杂的二十面体形状的蛋白质，里面含有它的遗传物质RNA（而不是DNA）。[8]同一时期，费城再次进入了我们的视野，因为人们在这里以一种最不寻常的方式发现了乙型肝炎病毒。

看不见的针

让发现和消灭乙型肝炎病毒成为可能的科学家，出身于布鲁克林弗拉特布什区的一个工人阶层社区。这个地方曾经是一片"民族飞地"聚居区，当时最出名的一件事可能就是这里的口音给了梅尔·布兰科灵感，让他赋予了卡通人物兔八哥独特的腔调。[9]年轻的第三代犹太移民巴鲁克·塞缪尔·布隆伯格是一位律师的儿子，在布鲁克林区优秀的公立高中（詹姆斯·麦迪逊高中，知名校友包括：参议员伯尼·桑德斯和查尔斯·舒默、鲁斯·巴德·金斯伯格大法官以及艺人卡洛尔·金和克里斯·洛克等）和皇后区优秀的公立高中（远洛克威高中，校友包括物理学家理查德·费曼，以及金融家卡尔·伊坎和伯纳德·麦道夫）就读的经历让他对数学和科学产生了兴趣。[10]

尽管布隆伯格一开始很喜欢数学，但在被联合学院录取后，他开始对医学及其应用充满热情，并且于1951年在哥伦比亚大学获得了医学学位。他对了解人与人之间的差异，以及这对疾病易感性的影响特别感兴趣。这种认识是在20世纪50年代逐渐形成的，当时人们认识到微小的遗传差异导致个体间的差别，和不同种群间出于地理或血统因素的差异一样明显。这门看似深奥的科学让布隆伯格非常着迷，因为越来越清楚的一个事实是，这些微小的遗传差异不是简单的DNA错误，而是出于某种未知的目的形成的。对这些细微差异的研究表明，它们可能只在特定的地理环境或者不寻常的状况中才处于优势，而这种优势或许早已被现代社会淘汰或者因长距离的迁徙而被冲淡。因此，要给这样的遗传变异赋予一项功能（如果有），不管在当时还是现在，都不是一件容易的事情。尽管面临这些挑战——或许也正是因为这些挑战，布隆伯格坚持不懈地努力着，这种努力最终将拯救或者改善全世界无数人的生活。

根据权威的《牛津英语词典》的说法，"polymorphism"（多态性）这个词最早出现在1839年，描述的是以几种不同形式出现的事物。这个词被查尔斯·达尔文强行用来描述个体间一系列细微的差异，它们逐渐积累，推动了进化。[11]整整一个世纪后，英国进化生物学家、朱利安·索雷尔·赫胥黎进一步用这个词表示某个特定基因在组成上的差异，这种差异能够将一个物种的不同个体区分开。[12]让布隆伯格着迷的正是这个定义，主要原因是他在第三到第四年的医学训练期间，曾和哥伦比亚大学的教授哈罗德·布朗参加过一个医疗服务项目。

1950年夏，布隆伯格正在南美国家苏里南工作。这个国家的大部分地区被茂密的热带森林覆盖。多年来，原住民和来自北欧和西欧的殖民者一直共同居住在这里。当地的气候造就了以甘蔗种植为基础的经济结构，这是一种依靠强迫奴隶劳动的劳动密集型作物。1863年荷兰统治者废除奴隶制之后，这个国家开始从位于现在的印度尼西亚的其他荷兰殖民地（后来又在英国统治下从印度）进口契约劳工。布隆伯格抵达这里的时候，苏里南还从一些中东国家招募劳工。

来自世界各地的人们混杂在一起，让苏里南成为研究人们对疾病反应异同的理想地点。尽管作为医学实习生的布隆伯格还在学习基本专业知识，但他和他的教授都注意到，某些族群在对传染性病原体的易感性方面往往有差异。例如，某些个体或者群体更容易患上象皮肿，这是由蚊子传播的班氏吴策线虫引起的一种损毁外形的疾病，会导致淋巴结和周围组织急剧肿胀。这些基因差异引发了布隆伯格的好奇心，他完成了医学训练后，决定下一步要在自己职业生涯的初期专心进行这方面的研究。

接下来的几年里，布隆伯格先后在纽约的贝尔维尤医院和哥伦比亚纽约长老会医院担任医生。与此同时，他对基因变异和疾病易感性背后的新兴科学也越来越感兴趣。1955年，他离开美国，开始在牛津大学攻读生物化学博士学位，在那里他研究了动物与人的多态性。在此期间，布隆伯格去到世界各地，寻找相隔数千英里个体的血液样本。他的目的是探究是否存在能够用于对特定疾病的易感性进行预测的差异。

根据定义，多态性是DNA的细微改变，这些改变可能与生物学上的显著变化有关（也可能无关）。单个人类细胞中的DNA可以被拉长到超过1码^①的长度，而且当时还没有DNA测序技术。因此，布隆伯格要找出细微差异的难度相当于大海捞针，更糟糕的是，他要找的还是一根看不见的针。布隆伯格并没有在世界各地随机对大量人群进行抽样检验，而是很快想出了一种最有利于他发现多态性的新方法。他的想法是利用免疫系统已经进化到可以通过产生抗体来识别和消除人与人之间细微差异的事实。在从一个个体移

① 1码≈0.914米。——编者注

植给另一个个体的组织引起的排斥反应中，这些抗体会发挥作用（T细胞也会参与，我们现在知道T细胞是排斥反应的主要介质）。因此，布隆伯格推断，如果一个人的免疫系统已经接触过来自另一个人的多态性，那么这个人会产生对抗这种外来物质的抗体。在思考一个人会如何接触到另一个人的差异时，他想到了当时还比较新的医疗手段：输血。尽管大多数人一生中都从未接受过他人的血液，但有些人接受过，而且频率很高。关键问题就是要找到一群经常接受他人血液的人。布隆伯格推测这些人体内很可能已经产生了针对其他人身上和自己不同的一些特性的抗体。

血液乱局

在西罗马帝国走向衰落之后的几年时间里，也就是人们俗称的黑暗时代，医学实践在欧洲大部分地区几乎失控。我们都能清晰地回忆起忍受着湿冷和泥泞的村民（甚至是高等贵族）正在接受水蛭治疗或者因失血过多而死的画面。与此形成鲜明对比的是，在被阿拉伯人征服的土地上出现了例外。这些入侵者从7世纪起开始传播新兴的伊斯兰教。尽管希腊人和罗马人积累了很多知识，而且以文本和手稿的形式流传下来（其中大部分在基督教世界中已经遗失了），但在伊斯兰黄金时代（8—13世纪），某些地方（比如巴格达的智慧宫）对这些文本进行了研究并将其译成阿拉伯语。[13]在伊斯兰世界，基础医学并没有像在西方那样持续倒退，而是继续取得了很大的进步。安达卢西亚医生扎哈拉维就是一个杰出的例子。[14]尽管这位10世纪出生于伊比利亚半岛的医生最响亮的称号是"现代外科学之父"，但我们之所以提到他，是因为他发现严重（有时致命）的出血性疾病往往在某些家族内聚集并有遗传给下一代的趋势。

如今的人们对血友病已经很熟悉，但扎哈拉维的观察结果是早期对血友病做出的一种理性评估。血友病最出名的地方应该是它在欧洲宫廷内极强的存在感，维多利亚女王将这种病传给了她的众多子女，而这些子女最终统治了英国、德国、俄国和西班牙宫廷，并将对血友病的遗传易感性一代代传下去。[15]事实上，葬送了罗曼诺夫王朝的格里高利·拉斯普京这个富有魅力但令人不安的人物之所以能崛起，就是因为他治好（这种说法并不准确）了俄国皇室唯一的男性继承人阿列克谢·尼古拉耶维奇的血友病。[16]

血友病的主要病因是一种多态性的传递损害了血液里12种凝血因子中的某一种因子的功能。抛开拉斯普京治疗血友病的神秘方法（实际上不管用）不谈，当时确诊为血友病本质上就是被判了死刑，因为即使是最常见的小事故也可能导致身体内外不正常的出血。

用来自健康供体的血液或血液制品补充血友病患者的血液，是一种突破性的治疗方法。17世纪中期，英国医生威廉·哈维在伦敦的圣巴塞洛缪医院首次尝试了输血，两个多世纪后，另一位伦敦医生塞缪尔·阿姆斯特朗·莱恩用这种方法治疗血友病。然而，输血是非常危险的，因为有出现排斥反应的风险，和我们在移植器官时遇到的情况很像。

卡尔·兰德斯坦纳医生在1900年发现的ABO血型系统（另一组人类多态性）使得人与人之间无排斥的输血成为普遍的现实。ABO血型系统反映出糖链在与某些红细胞蛋白结合方式上的微妙变化，对供体血液是否与受体相容进行严格把关。[17]对这组多态性引发的相容性问题的研究，最终促进了输血的普及。布隆伯格意识到，血友病患者会因此接触到来自不同供体的血液。由于人体的免疫系统已经进化到能够区分自体和异物的程度，布隆伯格认为血友病患者很可能会产生抗体，以区分自己的遗传特性和供体血液中的多态性。因此，布隆伯格的目标就是分离和表征这些抗体。

布隆伯格从接受成分输血的血友病和贫血患者身上分离出抗体。然后，他开始研究这些抗体是否能够区分不同的人。换句话说，就是患者接触他人的血液是否会触发抗体的产生，从而显示出献血者与接受者之间细微的差别。这项工作是在布隆伯格回到美国进入马里兰州贝塞斯达的美国国立卫生研究院之后正式开始的，并且在他调到费城的癌症研究所之后还在继续进行。作为评估人类遗传差异研究的一部分，他向全世界发出了提供血液样本的请求，以尽可能地增加种族和地理多样性，结果很快就收到了回应。

1963年，一位美国血友病患者提供的一小瓶血液被送到了布隆伯格的办公室。在将这份样本与来自世界各地已知供体的血液进行对比后，布隆伯格惊讶地发现，这位血友病患者的样本中含有抗体，这种抗体居然可以识别出一位外国献血者的血液中发现的蛋白质。通过查阅档案，布隆伯格发现这份匹配的样本是澳大利亚西海岸的一位医生寄来的，而这位医生又是从一位当地原住民那里采集来的血液。这种未知的分子被称为澳大利亚抗原（简称为Au）。

后续的研究显示，Au抗原相当罕见，大约在每1 000份样本中才会发现一份。与其名称相一致的是，Au抗原在澳大利亚原住民的血液中存在的比例接近1/16，而且在一些亚洲人群中更常见。事实上，迄今报告的普及率最高的地区是南太平洋上的某些岛屿，那里15%的人都拥有Au抗原。[18]

起初，Au抗原的这种分布特征很符合Au抗原基因集中在澳大拉西亚的观点，一系列令人意想不到的发现却推翻了这个美好的假设。例如，Au抗原在全世界地理或种族毫无关联的人的血液中偶有发现。更奇怪的是，Au抗原在某些类型的白血病患者身上也很常见，这同样与他们的地理位置、祖先或种族无关。

布隆伯格和他的团队认为，他们可能发现了一种导致这些人容易患上癌症的潜在遗传标记，于是他们把重点放在了研究Au抗原上，结果很快就发现了一个更令人意外和不安的结果。1966年，布隆伯格发起了一项研究，以确定Au抗原的存在是否会使儿童容易患上唐氏综合征。在研究期间，一个名叫詹姆斯·贝尔的唐氏儿接受了检测，结果发现他并没有表达Au抗原。之后的一次检测却发现了Au抗原。排除了前一次检测结果错误（假阴性）的可能性后，研究人员了解到詹姆斯刚刚被诊断出患有黄疸性（血清性）肝炎，也就是乙型肝炎，他们由惊讶转为震惊。布隆伯格马上意识到，他们已经意外地将Au抗原与乙肝的病因联系在了一起。

布隆伯格的团队马上行动起来，收集被诊断任何肝炎患者的血清样本。食源性疾病（甲型肝炎）患者不表达Au抗原，而黄疸性（病毒性）肝炎患者则呈阳性。这表明Au抗原的源头引发了病毒性肝炎。你可能还记得，尽管"病毒性肝炎"这个名称指向一种病毒，但一直没有得到最终证实，这种病毒也没有被分离出来。不到一年时间，布隆伯格的团队就证实了这一假设，只不过是以一种最不幸的方式证实的。1967年4月初，布隆伯格费城实验室的一名负责处理患者样本的技术员突然感到不适。她快速思考了一下，然后检测了自己血清中的Au抗原。几周前她的结果还是阴性，但现在呈阳性。当然，她随后被送进医院，并接受了针对病毒性肝炎的治疗，好在几周后她的身体康复了。尽管如此，这件事情还是成为确凿证据，不仅证明Au抗原与肝炎有关，还表明了包含Au抗原的病毒具有传染性。

Au抗原被确认为病毒性肝炎病因的事实（很快Au抗原被称为乙型肝炎病毒）产生了深远影响。首先，这个结果提供了一个确定感染者和病毒携带者的机会。如果他们表达Au抗原，就有可能患病。几个月后，布隆伯格所在的医院就拒绝接受Au抗原检测呈阳性的人捐献血液，很快这一预防措施在美国和全球范围内得到推广。

其次，能够识别Au抗原的抗体可以被用于捕获病毒。简单地说，可以把这些抗体附在固相载体（如皮氏培养皿）的表面，然后培养和纯化用于研究的病毒。这项工作在1968年获得成功，到1970年，科学家在分离病毒方面获得了足够的经验，为使用高倍电子显微镜进行分析提供了方便。[19]英国病理学家戴维·莫里斯·萨里·戴恩的一系列研究表明，这种病毒是一种42纳米大小（约为人类头发宽度的千分之一）的粒子。让戴恩非常懊恼的是，这个粒子很快获得了"戴恩微粒"的绰号，他的同事们就这样取笑了他一辈子，还经常提起这种粒子的名字，甚至直接称它为"DP"来故意让他生气。[20]后续的研究表明，这种病毒的遗传物质是双链DNA，这虽然与人类和其他大多数生物相似，在病毒中却是异类（病毒的遗传物质通常是RNA或单链DNA）。这种新病毒被命名为乙型肝炎病毒（简称HBV）。

很快，布隆伯格想到他的发现证明了乙肝疫苗的可行性。事实上，正是由于费城的一名患者已经产生了对抗这种病毒的抗体，他才发现了Au抗原。因此布隆伯格认为，他们可以开发一种从感染者的血清中分离 Au 抗原（后来被重新命名为乙型肝炎表面抗原或 HBsAg）的技术，然后把这种物质作为疫苗来产生能阻断病毒的抗体。

这是一个大胆的计划，因为此前所有的疫苗都是用死亡或致病力减弱的传染性病原体制成的。相比之下，布隆伯格提议用从已知的疾病携带者身上分离出的物质来研制疫苗。[21] 1969 年，他为这项技术申请了专利，他的想法也在世界各地的制药公司中流传开来。然而，并没有人产生太大的兴趣。[22] 经过两年的寻找，乙肝疫苗在 18 英里之外找到了支持者——真正的传奇人物莫里斯·希勒曼。我在之前的书中介绍过，希勒曼在默克制药公司负责疫苗研究工作，历史记载中他发现和研制的疫苗种类远远超过其他任何人。[23, 24] 希勒曼的成就包括预防流行性腮腺炎的疫苗（他从自己生病的女儿身上分离出来的），还有预防流行性乙型脑炎、麻疹、风疹、水痘、脑膜炎、多种类型的肺炎和甲型肝炎的疫苗。在美国庆祝建国 200 周年纪念的 6 天前，希勒曼发表了一篇开创性的论文，宣布一种乙肝疫苗在动物身上取得成功，并即将开始人类临床试验。[25] 5 年后，默克公司的乙型肝炎疫苗 Hepatavax-B 得到了 FDA 的批准。这个重要事件意外地开启了癌症研究的新纪元，因为我们马上会看到，公众第一次不仅能够预防感染，还能消除一整类癌症。

我之前写过一本关于疫苗历史的书，里面提到几乎每一种新疫苗的推行都伴随着争议。[26] 乙肝疫苗也不例外。正如布隆伯格设想的那样，希勒曼研制的 Hepatavax-B 需要对来自感染者的乙型肝炎表面抗原进行纯化，然后作为疫苗被注射到健康人的体内。考虑到这种血清具有高度传染性，默克公司在纯化模式的开发上投入了大量资源，从而把相对较小的乙型肝炎表面抗原蛋白与大得多的乙型肝炎病毒颗粒分开。作为生产过程的一部分，纯化后的物质会经过甲醛和其他杀毒剂的处理，为的是杀死所有可能在纯化过程中存活下来的病毒，进而提高疫苗的安全性。

根据流行病学证据，男同性恋者和静脉吸毒者往往是慢性乙型肝炎病毒感染率最高的人群。因此，这类人成了新疫苗主要的血清捐献者。20世纪70年代末，为制造新乙肝病毒疫苗捐献血清的感染者开始获得报酬。这个时机选得尤其不好，因为一小部分男同性恋者和"瘾君子"开始患上罕见的传染病和一种同样罕见的被称为卡波西肉瘤的皮肤病。这些不寻常的疾病是一场大流行病的早期征兆，而这场医疗危机最终导致发达国家的因病死亡人数超过了后工业时代的任何一次传染病暴发（西班牙流感除外）。

意识到艾滋病正在出现大流行趋势的默克公司面临两个问题。随着全世界逐渐意识到这种流行病的影响程度在不断升级，有关它与乙肝疫苗的谣言也开始流传。这些不负责任的谣言成为仇恨煽动者中某个极端分子的素材。在这些伪先知中，最有名的是伦纳德·霍罗维茨，他自称是作家、电影制片人、揭发者、音乐产业推动者和自然医学的先驱，并且标榜自己是"国际公认的天才"。[27]霍罗维茨厚颜无耻地将乙肝疫苗列入一份人为威胁名单，而这份名单是政府官员和大型制药公司高管强加给天真的美国公众的，目的是通过艾滋病和埃博拉病毒搞"政治性屠杀"。在这一过程中，霍罗维茨还面向容易上当的普通百姓出版了书籍，以达到中饱私囊的目的。当然，所有这些说法都将被证明是错误的，不过是在这位伪先知已经危及许多人的生命之后了。

20世纪80年代，随着艾滋病在捐赠者群体中肆虐，后备的潜在捐赠者实际上一直在减少。真实的计算结果表明，捐赠者的流失可能威胁到乙肝疫苗的稳定供应。新兴的生物技术革命取得的初步成果避免了这种局面的出现。1986年，加利福尼亚湾区一家名叫"Chiron"的小公司生产的一种乙肝疫苗获得了FDA的批准，这种疫苗是用一种转基因的良性细菌产生的乙型肝炎表面抗原制成的。这种新的方法不再需要乙肝病毒感染者血浆的持续供给，并且彻底打消了反对疫苗的边缘人群所表示出的担忧——这些人曾用极端理论为自己回避重要的疫苗辩解。当时很多人都不知道，FDA的批准很快会给根除世界上一种最致命癌症带来机会。

救救我，欧比旺·肯诺比

2000年8月初的一天早上，一位名叫梅鲁拉·西尔维亚·萨拉曼的老人被诊断出患有一种罕见的肝细胞癌，发达国家大约每10万人中就有6人患有这种病。[28]她的症状包括腹部疼痛、恶心和疲劳。当时，这位患者正忙着照顾她62岁的丈夫，后者此前被诊断出患有前列腺癌，于是长期卧床。医生把诊断结果告诉这对夫妇唯一的儿子，详细解释了根据症状得出诊断结果的过程。之后，儿子说他父亲也有完全相同的症状。在短暂的出诊后，医生告诉儿子，他父亲患上了和他母亲相同的病。几天后，这位父亲去世，仅仅过了72天，他的妻子也随他而去了。

两个人被诊断出患有同一种极其罕见的疾病，本来就已经很引人注目了，更何况这两位还是名人。丈夫扮演过《桂河大桥》中的尼克尔森上校，以及《星球大战》中的欧比旺·肯诺比，成为两代人心中的偶像。他的妻子梅鲁拉出生在一个富裕家庭，后来也成为一名演员。在丈夫的强烈建议下，梅鲁拉放弃了自己的工作，成为一名全职妈妈。[29]尽管丈夫亚历克·基尼斯的事业蓬勃发展，但这对夫妇并没有融入好莱坞美妙的生活方式中。亚历克出了名的爱喝酒，但他比大多数同龄人喝得少，这就使得肝癌的诊断结果变得更加令人困惑。

那么，同一个家庭的两个人是怎么死于同一种罕见病的呢？我们已经看到，他们的生活方式似乎并不是关键因素，地理环境和人口统计特征也不是。比如，根据世界卫生组织编制的统计数据，在东南亚和美拉尼西亚这些相对贫穷的地区，肝癌的发病率是最高的，比基尼斯一家所在的英国小镇米德赫斯特高出5~10倍。

尽管地理环境、人口统计特征和亲密关系对于解开这个谜团都起着关键作用，但罪魁祸首是乙肝病毒。你可能还记得，乙型肝炎病毒最初是通过检测"Au抗原"被发现的，这是在澳大利亚原住民的血清中发现的一种标志物。这个名称准确地反映出乙肝病毒在东南亚地区，包括澳大利亚内陆的原住民部落内流行的事实。此外，乙型肝炎病毒感染是通过性行为（以及被污染的感染者血液）传播的，所以在同性恋群体中最为普遍。亚历克·基尼斯在成年后的大部分时间里都在与自己的性身份做斗争，尽管他有妻子，但偶尔也会出去厮混。事实上，似乎正是其中某次不检点行为导致这位传奇的电影兼舞台剧演员感染病毒，而他无意中又把这种病毒传染给了自己的妻子。

这个故事隐秘的地方在于，直到最近人们才知道是乙肝病毒导致了肝细胞癌，从而解释了基尼斯一家遭遇的悲剧。感染导致癌症的途径可能存在于一个基因当中，这个基因叫作乙型肝炎"X基因"（HBx）。"X基因"的功能很符合它这个神秘的名字，因为它在促进乙肝病毒感染方面有许多作用（我们只发现了其中的一小部分）。我们所知道的是，X基因表达的蛋白质会帮助促进宿主细胞中多个基因的表达，从而防止宿主细胞死亡。这样，被病毒感染的细胞就能存活足够长的时间来制造更多的病毒。事实上，许多受感染的细胞都在活跃增殖，同时慢慢地释放新的病毒。[30]这种缓慢且持续的繁殖过程与它的远亲埃博拉病毒形成了鲜明的对比，后者在几天内就会耗尽营养，所以必须不停地寻找新的受害者。

尽管起初可能不是很容易理解，但从病毒的角度来看，乙肝病毒采用的方法是一种相当高明的策略。虽然让猎物活着和自身缓慢地繁殖必然会限制一个特定宿主细胞内能够产生的病毒数量，但这样做确实延长了感染持续时间。这种策略相当巧妙，因为它不仅使病毒避开了感染的直接后果（其中最重要的就是感染引起的免疫攻击），而且通过使宿主（也就是病毒的食物）存活数天、数月乃至数十年，同时缓慢地产生新的后代，这种病毒可以保证在未来数年内持续传播。

对于细胞生长被增强的宿主来说，后果之一是表现出癌症早期阶段特有的细胞增殖逐渐失控的趋势。用拟人化的方式来思考这个结果的话，关键是要记住病毒并不一定"希望"宿主死于癌症；同样地，如果宿主死得比在其他情况下早了一点儿，也不会带来太大的麻烦，因为这时病毒的后代很可能已经找到了新的宿主。

乙型肝炎病毒的另一个独特之处在于，它是少数几种能够将自己的遗传物质整合到宿主细胞内的病毒之一。尽管这种策略并非完全前所未有，因为我们知道导致艾滋病和几种白血病的病毒都有这种特性——它们都叫逆转录病毒（一类RNA病毒，它们会合成一种新的蛋白质，从而让自己的RNA整合到其宿主的染色体DNA

中）。乙型肝炎病毒并不是逆转录病毒，但为了不用一直感染新的宿主，它已经进化出一种策略，将自身整合到宿主，然后与其共存几年甚至几十年。

和艾滋病病毒一样，乙肝病毒感染是慢性的。随着病毒潜入越来越多的肝细胞，像往常那样促进细胞的生长和生存，HBx造成的损害会不断累积。考虑到肝细胞在日常生活中起着重要的解毒作用，这可能是一种合适的关系。不可避免地，其中的一个或多个细胞将跨过生长不再可控的关键门槛，而获得恶性特征的细胞将拥有离开肝脏并到达脆弱部位（比如肺和骨髓）的能力，它会破坏这些器官的功能，最终危及宿主的生命。[31]

在这样的背景下，回顾巴鲁克·布隆伯格和莫里斯·希勒曼所做出的非凡贡献是很有必要的。在研制乙肝疫苗的过程中，这两位科学家还担负起了从地球上彻底消灭一种癌症的重任。乙肝疫苗接种将彻底阻断长期为害亚洲等地的肝细胞癌的病因。实现这样的结果需要公共卫生界重视疫苗接种的好处和实用性，然而这项任务遭到了不断发展的极端反疫苗运动（其中的一位关键成员是美国第45任总统）的阻挠。[32]

1990—2004年，疫苗的使用已经让美国国内急性乙型肝炎感染的发生率降低了75%。按照这个比例，肝细胞癌的发病率也应该几乎为零了，当然前提是反疫苗人士不会破坏这些努力。之所以会有这样的成就，是因为卫生保健提供者将某些乙肝病毒感染风险最大的人群体作为服务对象。即便如此，也只有1/3的美国人接种了该疫苗。即使是对一些更常见的疫苗，比如麻腮风三联疫苗或者百白破疫苗，公众中有许多人仍然对接种持怀疑态度。

尽管消除一种可预防癌症的疫苗带来了非凡的好处，但当医疗保健提供者不得不对抗"滥交疫苗"所引发的道德愤怒时,针对这些预防措施的非理性反应变得更加激烈。现在我们就要谈谈这种疫苗。

虔诚的信徒

考虑到"滥交疫苗"与宗教的间接联系,它所引发的道德愤怒还是很有意思的。公元612年,一个孩子出生在阿拉伯村庄耶斯里卜(Yathrib,后来的麦地那)一个显赫的犹太家庭。这个孩子刚学会走路就失去了自己的父亲,悲痛中他的母亲乌姆·苏莱姆·宾特·米汉信奉了一种几个月前才诞生的新宗教。当先知穆罕默德在麦加(作为麦地那的竞争对手的城镇)外的希拉山洞受到大天使加百列启迪后,新的教义就诞生了。[33] 尽管乌姆·苏莱姆·宾特·米汉只是这种新宗教的少数几位信徒之一,但她非常坚定。她是当地公认的美女,而且是显赫家庭的后代,所以她的身边很快就有了很多潜在的追求者,不过她要求自己未来的丈夫改信伊斯兰教,并且在这种新宗教中养育他们的孩子。

这个名叫阿纳斯·伊本·马利克的孩子从一开始就沉浸在伊斯兰教中,10岁开始亲自记录穆罕默德的布道,最终被先知授予"雅阿·达尔·乌德纳因"的称号。阿纳斯·伊本·马利克和他的母亲一样,在经历重重考验后仍然是伊斯兰教的信徒,并且一生中记述了数百条圣训。

由于马利克的母亲是先知的朋友,他也是伊斯兰教中举足轻重的人物。穆罕默德死后,他移居巴士拉,以帮助传播这种新兴的宗教。他的家族世世代代以学者的身份享有声望。几个世纪后,阿纳斯·伊本·马利克的后裔扎卡利亚·伊本·穆罕默德·卡兹维尼延续了他的波斯家族创作宗教著作的传统，将自己的写作范围扩大到科学领域，他有可能是第一个推广科幻小说流派的人。

我们要关注的并不是扎卡利亚·伊本·穆罕默德·卡兹维尼写的虚构故事，而是他最著名的非小说作品：《创造的奥妙》。[34]正如书名所示，这本书涵盖了大自然常见和最不寻常方面，其中还有提到的生物和地理方面插图。由于题材和插图都很新奇，这部作品获得了巨大的成功，在1283年首次出版后的500多年里，它先是通过手工抄录，后来又通过机器印刷风靡整个穆斯林世界。这本书里有对宇宙、地理和世界各种解剖学上的奇观的图示和讨论，既有人类的也有动物的。虽然一些让人想起半人半马怪和狮身鹫首怪兽的结合体形象在现代人看来显然是不现实的，但卡兹维尼由衷地想通过这部作品传达他对现实事件和生物的看法。事实上，即使是一些最荒谬的形象也经受住了时间的考验，而其中一个形象尽管在21世纪的神话中仍然存在，但已经被现代科学实验证实的确存在。

在这本近百页的书里，隐藏着一只有角的兔子。这个形象是早期在许多大陆上被目击过的一种生物。在德国，这种动物被称为"鹿角小飞兔"，它在瑞典的同类叫作兔鸟（skvader）。在西半球，美洲原住民和后来的欧洲移民都看到过这样的动物，最早的记载是在1829年，当时一位名叫罗伊·鲍尔的捕兽高手来到怀俄明州道格拉斯的边境小镇，报告说有一只兔子头上长着突出的角。老罗伊可能并不是怀俄明州第一个目睹此类事件的人，因为据说著名的刘易斯与克拉克远征队的一位成员约翰·科尔特曾向朋友透露：他于1804—1806年参加探险任务军团期间，在怀俄明州看到过这种生物。[35]

在美国，从怀俄明州和科罗拉多州的山区，到内布拉斯加州和艾奥瓦州的平原地区，这种长角动物的形象已经相当常见。人们通过歌曲和儿童读物纪念这种动物，无数的网站上都有它的身影。它甚至是2014年怀俄明州一份立法议案的主题，并且成为官方的神话生物。[36] 然而，这种生物并不是虚构的，而是真实存在的。

这种奇怪的动物叫作"jackelope"（鹿角兔），是"jackrabbit"（长耳大野兔）与"antelope"（羚羊）的有趣组合，这为它的起源蒙上了一层神话色彩。在一些动物标本商店可以买到假的鹿角兔（就是把鹿角安在兔子头上），而且每年的电子新闻摄影研讨会将"鹿角兔奖"这一不诚实奖授予年度数字化处理程度最高的照片。[37] 和大脚野人或者尼斯湖水怪等伪造的动物不同，鹿角兔的真实性已经被科学研究人员证实了，而且可以很容易地在实验室里重现。对我们讨论的主题而言很重要的一点是，证明鹿角兔真实存在促成了永久消除某些最致命癌症的可能性。

真实存在的神话动物听起来就像来自艾奥瓦州的海军上尉一样矛盾。尽管如此，这两种说法还是有着非常密切的关系。理查德·肖普于1901年圣诞节出生在艾奥瓦州得梅因。他的童年是在大自然中打猎和游荡度过的，于是他进入艾奥瓦州立大学，打算主修林学。不幸却又巧合的是，林学系的注册办公室刚刚关门，于是肖普来到走廊的另一边，成为医学预科专业的学生。在他入学的时候，西班牙流感正在加速扩散，而这种病将彻底改变肖普的职业生涯。

对病毒着迷的理查德·肖普后来参与发现了导致西班牙流感的病毒，获得1957年的拉斯克医学奖。1931年，肖普在洛克菲勒研究所普林斯顿分所工作时，成功地发现了猪身上的一种病毒，并确定它能够感染人类，而且他认为猪很可能是导致西班牙流感（很多人认为这场世界上最致命的疫情暴发起源于堪萨斯州哈斯克尔县的养猪场）的储存宿主[①]。[38]两年后，由英国病毒学家帕特里克·普莱费尔·莱德劳爵士率领的研究团队证实了这一结论，那时肖普已经转向其他领域取得新的发现了，以巩固自己作为专业病毒猎手的声誉。[39]

在第二次世界大战期间，肖普应征加入海军，继续他对病毒的研究。美国海军一直对外国的病毒特别感兴趣，因为水兵和海军陆战队经常处于热带气候中。第二次世界大战期间，了解牛瘟的起因是极为重要的任务，这是一种出现在牛和其他两趾有蹄类动物（如水牛和鹿）身上的疾病。据说在战争中，纳粹有意将这种传染性极强的疾病变成武器，并将其投放到敌人的领土上，以消灭当地人主要的蛋白质来源。比如，德国兽医埃里希·特劳布是牛瘟方面的专家，他作为波罗的海沿岸里姆斯岛上纳粹党卫军生物战实验室的负责人，直接向海因里希·希姆莱汇报工作。这个项目非常敏感，以至于同盟国得知特劳布在苏联占领区后，英国特种部队就绑架了他，因为他们担心这位前纳粹科学家可能会被征召加入正在迅速发展的苏联生物武器计划。

当特劳布被保护起来的时候，出生在艾奥瓦州的美国海军肖普上尉即将研制出能够保护牛群免受牛瘟攻击的疫苗，他退伍后重新过上了平民百姓的生活，继续研究其他的病毒。在第二次世界大战之前、战争期间及战后，肖普都在兔子身上进行关于动物病毒的开拓性研究。这些动物模型不仅有助于发现新的病毒性病原体，还

---

① 储存宿主：人以外的终末宿主，指除人以外，可供人体寄生虫寄生的宿主。——编者注

能帮助研发和试验预防病毒性疾病的疫苗。出人意料的是，这些动物模型将为抗癌斗争中最令人印象深刻的一次胜利奠定基础。

我们已经知道，从20世纪头几个月佩顿·劳斯提出一种病毒导致鸡患癌的重要结论以来，人们就一直在怀疑病毒与癌症之间的关系。除了这个家禽中的奇特发现以外，整个领域基本上处于停滞不前的状态，在很大程度上是因为需要动物模型来检验病毒与癌症之间的关系。随着肖普1932年从兔子身上分离出一种会导致棉尾兔的爪子上长出一系列特殊赘生物的病毒后，一切都发生了改变。[40]经过尸检后发现，这些赘生物是良性的，主要成分是黏液，质地和果冻差不多。因此，引起这类肿瘤的病毒就被恰当地命名为"黏病毒"（myxovirus），源自希腊语中表示"黏液"的词"*myxo*"。

黏病毒引起的肿瘤并不是特别让人震惊，因为这种赘生物一直是良性的，缺乏癌症那种典型的恶性和危险的特征。然而，这个发现重新激活了一个几乎无人问津的观念：病毒可能导致癌症。如果不是因为发生了两件事，肖普对黏液瘤病毒的发现可能就被丢进医学史的垃圾桶里了。首先，60年后澳大利亚政府利用一种经过改良的黏液瘤病毒作为生物武器，来控制这片大陆上繁殖失控的兔子。而对我们讨论的主题更重要的一点是，这项成果让肖普在完成黏液瘤研究的几个月之后，有了一个更引人注目的发现。

打破神话

切罗基镇位于艾奥瓦州的西北角，是一个只有6平方英里①的

---

① 1平方英里≈1 609平方米。——编者注

小镇，人口约为5 000人。如今，这里出名的最主要原因是切罗基下水道遗址被列入了美国国家史迹名录，史前的美洲原住民曾在下水道遗址处理野牛的尸体。不远处还有菲普斯遗址，这个废物堆表明史前晚期米尔克里克的美洲原住民曾在这里居住了几个世纪。

我们之所以会提到切罗基，是因为这里是托马斯·阿奇博尔德·麦基昌先生的家乡，他在1932年与野生动物有过一次不寻常的邂逅。这位66岁土生土长的切罗基居民发现了罕见且传言已久的景象：一只长着角的野生棉尾兔。当时还在新泽西州普林斯顿的洛克菲勒研究所工作的肖普听到了这个消息。尽管远在千里之外，但肖普仍然与家乡艾奥瓦州的朋友和同事保持着密切联系。

在对感染了黏液瘤病毒的兔子爪子上的胶状赘生物进行研究之后，肖普对这种更戏剧性的表现产生了很大的兴趣，他告诉朋友们自己很想看到一个样本。几周后，肖普就兴奋地得到了一只活的鹿角兔，它是被切罗基的另一位居民克利福德·佩克抓到的。不久，堪萨斯州雷戈的厄尔·约翰逊又送来了三只长角的兔子。这种动物突然变多，确切地证明了很久以前的鹿角兔是真实存在的。

在研究这些动物时，肖普发现它们都很健康（除了全身长着角和疣以外）。[41]经过分析，这些疣和角与感染黏液瘤病毒的兔子爪子上的赘生物是不一样的。一方面，这种肿瘤很硬，并且能够扩散到全身，具备了癌症的主要特征。重要的是，肖普证明了把角磨碎然后涂在其他兔子的皮肤上，会导致它们在两三周内也长出角来。他竟然创造出了第一只人造鹿角兔。

之后，肖普开始研究导致这种疾病的病原体，并证明了它比细菌要小得多，从而将其归入了一个被称为"病毒"的神秘类别里。在之后几年里，肖普分离出了引起这种变异的病毒，并将其称为乳头状瘤病毒（papilloma virus，得名于希腊语中表示"疣"的词）。这个名字起得很有先见之明，因为后来人们证明了同科的另一种与它关系密切的病毒会导致许多患者的手脚上长出良性的疣（偶尔还会像邪恶的女巫那样长在鼻子上）。然而，这些疣大多是良性的，和肖普早先发现的胶状粘液瘤一样。此外，用水杨酸或液氮冷冻等皮肤清创术进行治疗，这些疣就会消失。由于与更危险的恶性疾病缺乏直接联系，对乳头状瘤病毒的研究很快就鲜有人关注，并且在未来几十年里基本处于停滞状态。

从疣到树人综合征

对埃及木乃伊身上的斑点进行的分析表明，疣与人类已经共存了几千年。最著名的疣患者之一应该是奥利弗·克伦威尔。在英国内战期间推翻查理一世国王后，这位英格兰、苏格兰和爱尔兰的新任护国公请人为自己画了一幅肖像。他要求画家彼得·莱利不要失真地美化自己，要尽可能真实。结果造就了沿用到今天的一种说法：这幅作品就是要"毫不掩饰地"描绘克伦威尔的样子。[42]

疣的成因颇具神话色彩，其中包括大多数学生都知道的一些奇闻，比如直接接触蟾蜍，特别是在月圆的时候。尽管这些传说大多都不准确，但有一点毋庸置疑，那就是疣确实会传染。现代科学已经确认疣与一类特殊的病毒（首先由肖普发现）有关，而且证明这些病毒引起了表皮的损毁。以人类为目标的乳头状瘤病毒至少有170种（尚未被发现的可能是这个数字的两倍），还有能够感染其他物种（当然包括蟾蜍在内）的无数个变种。[43]

大部分情况下，直接接触人乳头状瘤病毒（简称HPV）会导致长出像疣一样小的良性赘生物。在极少数情况下，某些恶性的病毒会导致更严重的疾病。一个极端的例子就是人类版鹿角兔。有一种叫作"疣状表皮发育不良"的疾病虽然极其罕见，却同样耸人听闻。[44]这种病也叫作"树人综合征"，是罕见的HPV毒株与患者天生的遗传易感性相结合，导致手脚上长出大量的赘生物。[45]组织的生长使得手指和脚趾合并成团状，像长满节瘤的树干一样。目前还没有有效的治疗方法，而且因为感染会不可避免地复发，所以定期手术切除（每次手术可能都需要切除超过12磅①重的组织）的效果往往也是暂时的。

尽管树人综合征会使人面目全非，但这些肿瘤通常都是良性的。因此，对乳头状瘤病毒的研究始终没什么进展。当人们意识到一些感染乳头状瘤病毒的人并没有那么幸运，而是患上一种致命癌症的时候，一切都发生了改变。这种认识开始于20世纪70年代，当时一位在费城的另外一个实验室接受过科研培训的德国教授在科学思想方面做出了一系列杰出的贡献。哈拉尔德·楚尔·豪森出生于1936年，他在北莱茵-威斯特法伦州的一个工业区长大。由于当地的主要产业是煤炭生产和炼油，楚尔·豪森的家乡在第二次世界大战期间多次遭到同盟国飞机的轰炸，学校被炸毁使得他在人生头10年的大部分时间里无法接受正规的教育。凭借着对自然和生物学强烈的好奇心，楚尔·豪森克服重重困难，不仅完成了高中学业，还考入波恩大学。毕业后，他尽管在杜塞尔多夫大学获得医学学位，却为了要将自己的一生投身于对患者的治疗还是医学研究的问题纠结过一段时间。

---

① 1磅≈0.45千克。——编者注

很快，楚尔·豪森就意识到自己喜欢的是研究，但他在德国接受科研培训的机会有限。因此，他开始在美国寻找机会，并受到来自费城实验室的一对德国移民夫妇——格特鲁德和维尔纳·亨勒的邀请。这对夫妇是病毒学领域的先驱，他们为很多突破性进展做出了贡献，包括流行性腮腺炎的诊断试验和流感病毒疫苗的研发。当楚尔·豪森来到费城开始工作的时候，亨勒实验室正在研究由伦敦米德尔塞克斯医院的三位医生刚刚发现的一种病毒。

惊人发现

1957年的一个早晨，出生在爱尔兰阿尔斯特省的福音派信徒、外科医生丹尼斯·帕森·伯基特注意到，在他的第二故乡——乌干达的坎帕拉，有一个孩子的下巴因淋巴瘤出现肿胀。这名儿童"上下颌两侧都有奇怪的病变"。[46]令人不安的是，伯基特查看了整个社区的情况，发现这种癌症和面部畸形的情况很普遍，而且在乌干达大约每两万名男孩中，就有一个孩子的下颌出现不正常的肿胀。这听起来可能比较隐晦，换言之，这种病以同样的发病率出现在美国的话，就会有大约150万名患者。此后，伯基特开始细致地研究，以评估这种罕见癌症在整个地区的儿童中异常高的发病率，并最终将这项研究扩展到了非洲大陆的大部分地区。乌干达的气候是出了名的温暖，伯基特有一项突出的研究成果是确认了温度在15摄氏度以下的地区没有出现这种独特的癌症。[47]比如在荷兰，这种伯基特淋巴瘤的发病率就极低，在南非也是相同的情况。即便是从来没有被当作冬奥会备选主办城市的阿尔及尔，也没有出现过伯基特淋巴瘤，因为那里冬季的气温偶尔会降到15摄氏度以下。

除了温度之外，伯基特的另一个有趣的发现是，这种病只出现在年降雨量不少于20英寸的地区（这也是阿尔及尔和非洲大陆撒哈拉地区的其他地方发病率低的原因）。

　　这种与气候相关的奇特现象在一段时间内一直是一个谜。首先，人们怀疑这是非洲典型的通过蚊子传播的疾病，但这一怀疑很快就被排除了。同样地，一系列与疟疾有关的传染性病原体也被证明不是病因。最终，人们推断这种癌症发生在免疫功能低下的个体中，光凭这一点并不能解释肿瘤最初产生的原因。为了解决最后一个难题，让我们回到1961年5月24日在伦敦的英国皇家外科医学院举行的一次有重大影响的研讨会。在这一天，丹尼斯·伯基特介绍了他发现的这种独特的淋巴瘤。听众中有一位年轻的医生，名叫迈克尔·A. 爱泼斯坦。爱泼斯坦对伯基特在研讨会上分享的内容非常感兴趣，于是他保存了一份预告这次演讲的传单。这份传单在他的文件夹里保存了两年多，其间他一直在寻找他所确信的病因：一种病毒。

　　为了分离这种病毒，爱泼斯坦索要了淋巴瘤的活检标本（这个时候，它已经被称为"伯基特淋巴瘤"了，这个名字一直沿用至今）。爱泼斯坦每周四都需要一份样本，从坎帕拉起飞的夜间航班会准时把样本送到伦敦。爱泼斯坦制定了一套严格的处理样本的程序，尽管他做了很多努力，克服了很多挫折，但始终都没能成功分离出病毒。[48, 49] 1963年12月5日，爱泼斯坦正在等待着另一份标本，但伦敦的天气特别冷，而且出于未被记载的原因，航班备降到了曼彻斯特。[50]因此，病毒样本晚到了一天。更糟糕的是，当爱泼斯坦查看标本时，他发现样本周围的液体混浊了，这通常表明发生了细菌污染。标本中的细菌大量繁殖，很可能是由于包裹在机场停留的时间太长。考虑到已经是周五晚上，还是在节日期间，爱泼斯坦准备把样品全部扔掉。为了下定决心，他取了一滴液体在显微镜下进行分析，以证实自己的怀疑，他以为会看到成群的絮状细菌在液体中四处游荡的画面。

然而，爱泼斯坦亲眼看见了令人震惊的一幕：样本中混浊的部分实际上并不是细菌污染导致的，而是肿瘤细胞从团块中分离，开始在液体中生长。此外，尽管来自临床标本的细胞很少能在实验室中保留生长的能力，但这些细胞还在继续生长。

爱泼斯坦显然是没法休息了，他开始研究这些肿瘤细胞。在移除标本中的肿瘤细胞和其他细菌后，爱泼斯坦想要看看里面是否有病毒。让他高兴的是，在用高倍电子显微镜对液体进行分析后，他发现了大量的未知病毒。这种病毒的形状与爱泼斯坦或者其他人见过的任何病毒都不一样。他与同事伊冯娜·巴尔和伯特·阿冲合作，鉴定了这种病毒，并将其归为与引起疱疹的病原体稍有联系的一种新型病毒。这种病毒最终被命名为爱泼斯坦–巴尔病毒（简称EBV；电子显微镜学专家伯特·阿冲出于某种原因在病原体命名时受到了冷落）。尽管这种病毒最出名的地方是会导致传染性单核细胞增多症，也就是"接吻病"，但它其实要致命得多，而且在丹尼斯·伯基特最早提出的气候限制以外的条件下表现出了生存能力。在分离出病毒后，爱泼斯坦立刻把一份病毒样本寄到了大西洋彼岸的老同事格特鲁德和维尔纳·亨勒的实验室。1965年12月，亨勒的新实习生哈拉尔德·楚尔·豪森刚到达费城不久，就接到了研究这种新病毒的任务。

年轻的楚尔·豪森对癌症研究的第一项主要贡献就是证明了正常的B淋巴细胞感染EBV足以触发恶性细胞行为。[51]这个发现首次直接证实了纯化的病毒可以让人类细胞产生恶性特征。这项开创性的成果让这个年轻的德国人带着很高的声誉回到了自己的祖国，并被任命为埃朗根－纽伦堡临床病毒学研究所的主任。

随着他的职业生涯发展，楚尔·豪森专注于加强病毒与癌症之间的联系。除了伯基特淋巴瘤之外，最终EBV还被证明与另一种B细胞癌——霍奇金淋巴瘤近1/2的病例有关。另一项与地理环境有关的突出成果是，人们发现EBV引起了多种癌症（包括胃癌和鼻咽癌），尤其是在日本、中国和东南亚的人群中。尽管这类病症在西半球和欧洲非常罕见，但EBV和与之相关的疾病在亚洲许多地区都很常见。因此，开发安全有效的EBV疫苗是医学研究人员和公共卫生专业人员的首要任务。由美国国立卫生研究院的研究人员研发的一种备选疫苗尽管尚未获得批准，但已经在近几年引起了相当多的关注。[52]

除了发现EBV能引起人类B细胞恶变以外，楚尔·豪森还开始寻找其他源于病毒的人类癌症。根据宫颈癌的流行病学特征及患者的社会学行为，人们一直认为这种病实际上是一种通过性交传播的传染病。楚尔·豪森曾怀疑这种病可能是由引发生殖器疱疹的病毒（HSV–2）引起的，但这个观点最终被推翻了。[53]接着，他又考虑了乳头状瘤病毒与之有关的可能性，这在一定程度上是基于肖普的成果和树人综合征等疾病的发现。

1980年前后，人们越来越清楚地认识到乳头状瘤病毒并非只有一种，而是有数百种甚至数千种不同的类型。这种认识得益于不断增强的分离、鉴定和克隆新病毒以及比较其基因的能力。这些技术让楚尔·豪森找到了两种与宫颈癌相关的乳头状瘤病毒变种。这些变种最终被命名为HPV–16和HPV–18，它们在患有宫颈癌的女性身上出现的频率很高。特别要提到的是，这些病毒还存在于1951年巴尔的摩的一位年轻的非裔美国女士海里埃塔·拉克丝捐赠的细胞中，丽贝卡·思科鲁特在2010年的优秀著作《永生的海拉生命》中详细介绍了她的生平、疾病和细胞。[54]

楚尔·豪森突破性的研究表明，这些病毒的出现与癌症之间不是简单的相关性，而是一旦感染就足以触发一个复杂的过程，使得正常的宫颈细胞癌变。随着对宫颈癌与乳头状瘤病毒间关系的科学认识日趋成熟，人们清楚地发现几乎所有的宫颈癌都是由HPV引起的。事实上，光是楚尔·豪森发现的两种变体就导致了超过2/3的宫颈癌病例（剩余病例是由其他少数变种引起的）。这些发现让证明了一种性传播疾病会导致癌症的楚尔·豪森获得了2008年的诺贝尔生理学或医学奖。

希腊人与罗马尼亚人

在科学界有一个不同寻常的现象，那就是位于世界两端的人时常在差不多同一时间取得同样（或非常相似）的突破。1927年就出现了这样的情况，当时两位相隔千里的医生在前后不到几周的时间里偶然有了相同发现。第一位是来自罗马尼亚的研究人员，名叫奥雷尔·巴贝。巴贝出生在布加勒斯特的一个知识分子家庭，他的父亲是一名化学教授，叔叔维克多是国际知名的微生物学家，因发现导致巴贝虫病的原虫而为人所知。[55]年轻的巴贝凭借自己天生的才能在整个学习生涯获奖无数，之后他留在布加勒斯特，成为一名病理学家，专门研究妇科疾病的诊断。

1927年1月23日，巴贝应邀在罗马尼亚妇科学会的一次会议上介绍自己的研究概况。[56]在这次开创性的演讲中，巴贝展示了一种新的诊断方法，也就是使用铂质器械获得妇科病变的样本，然后涂在显微镜玻片上。[57]这些玻片在风干并用化学染料染色后，就可以显示出癌症的存在。1927年4月5日，巴贝在布加勒斯特的同一个地方再次介绍了这项研究的最新进展，并于1928年4月在国际医学期刊 *La Press Medicale* 上发表了一份报告。[58]

就在巴贝的文章出现在国际医学期刊上的三个月前，美国一位名叫乔治·巴帕尼古拉乌的病理学家公开了自己的研究成果。他曾是一位军医，1912年第一次巴尔干战争（引发第一次世界大战的前导事件）期间曾在希腊军队服役。巴帕尼古拉乌和妻子一起移居美国，先后做过地毯销售员和餐厅里兼职的小提琴手，1914年他才终于获得在纽约大学病理学系工作的机会。[59]他刚开始从事学术活动时，研究的是雌性豚鼠的生殖系统，后来他将自己的成果应用到人类身上。具体来说，他发现把在子宫颈采集过样本的拭子放在玻片上，可以检测出是否患子宫癌或宫颈癌。[60]这项技术于1928年1月公开，并被收录在1941年出版的一本具有里程碑意义的著作中。[61, 62]后面的这本书还为以巴帕尼古拉乌命名的检测方法制定了一套标准。由于发现者的姓氏太长，拼写也很复杂，这种方法很快就被简称为巴氏涂片检查（而不是冗长的"巴帕尼古拉乌涂片检查"）。

这项在罗马尼亚和美国被独立发现的技术至今仍在使用，而且挽救了全世界至少600万女性的生命。巴帕尼古拉乌尽管5次获得诺贝尔奖提名，却从未获奖。事实证明，虽然巴帕尼古拉乌是一位有天赋的研究者，但他没能密切地关注医学文献。所以，他不知道巴贝所做的工作（到1962年年初他去世的时候仍然如此），因此诺贝尔委员会的许多成员都认为他轻视那位罗马尼亚医生做出的独立贡献。尽管美国和罗马尼亚医生开发的技术可以说很不一样，但其原理是相同的，因此虽然在罗马尼亚（在那里，这种技术被称为"巴贝–巴帕尼古拉乌法"）以外的地方，巴贝的贡献几乎已经被人遗忘了，但历史对巴帕尼古拉乌并不是那么仁慈。

在确定了疾病的诊断方法后，我们有必要了解一下这种疾病的基本情况。在世界范围内，宫颈癌是第四常见的癌症，也是导致女性因癌症死亡的第四大原因。[63]如果没有巴氏涂片协助进行早期诊断，我们知道这种病的主要症状包括阴道疼痛和出血，以及盆腔疼痛——尤其是在性交的过程中。遗憾的是，这些症状的出现往往表明癌症已经发展到晚期，癌细胞很可能已经转移并扩散到全身。对于病情已到晚期的女性来说，只有20%的宫颈癌4期患者有希望生存2年。在这个阶段，治疗的效果被认为是最差的，那些选择化疗的人往往会遭受生活质量的下降，而在提高生存率方面则收效甚微。尽管这些统计数据很令人沮丧，但最近获批的一种新疫苗为预防从而完全消除这种可怕的疾病提供了难得的机会。

空壳游戏

最终为彻底根除宫颈癌带来机会的科学研究，由两位很有天赋的研究人员通过非凡但充满悲剧色彩的合作完成。伊恩·赫克托·弗雷泽1953年出生于苏格兰格拉斯哥，两年后移居爱丁堡。[64]他的父母都是医学研究人员，父亲是一个病理诊断学实验室的负责人，母亲则研究与糖尿病有关的神经损伤——她在弗雷泽上高中时获得了博士学位。在这样的环境中长大的弗雷泽有着天生的求知欲，所以他从小就热爱科学，而且像20世纪60年代太空时代的几乎所有孩子一样，想要成为一名宇航员。结果，他离开家去了阿伯丁的一所私立高中，在那里他先后对生物学和医学产生了兴趣。在以优异成绩从著名的爱丁堡大学毕业后，他开始关注肾脏疾病。

2008年罗宾·威廉姆斯代表澳大利亚科学院对弗雷泽做过一次采访，其中提到弗雷泽选择把工作重心放在肾脏疾病上，在很大程度上是基于20世纪60年代在免疫学这一新兴领域出现的令人兴奋的新发现。[65]在过去，癌症免疫学和移植免疫学一直紧密相关（因为两个领域中的关键角色基本上是同样的细胞和系统）。许多对癌症免疫学有贡献的研究人员，同时也为器官移植的成功做出了贡献。例如，彼得·梅达瓦不仅与麦克法兰·伯内特合作，推测突变会将癌细胞出卖给保持警惕的免疫系统，还开发了用于预测供体相容性的组织分型系统。[66]事实上，许多治疗白血病和淋巴瘤的药物也被用于抑制器官接受者的免疫系统。

肾脏在移植研究中是一个特别有用的器官，因为大多数健康人都有两个肾脏，但只需要一个就可以维持正常生活了。所以，如果找到足够匹配的接受者，多出来的肾脏就可以捐赠给其他人。大多数其他的移植器官都来自尸体，不仅需要时间运输，而且尸体在死亡过程中会遭受创伤；相比之下，在移植肾脏时，捐赠者和接收者可能就在同一个或者相邻的手术室。

20世纪70年代早中期是肾脏移植黄金时代的开端，伊恩·弗雷泽正是在此时对肾脏疾病产生了兴趣。在学习免疫学的过程中，弗雷泽一直关注着墨尔本大学沃尔特与伊丽莎·霍尔医学研究所（简称WEHI）进行的开创性研究。在有机会接受WEHI免疫学临床研究团队的负责人伊恩·麦凯教授的指导时，弗雷泽没有犹豫，很快就动身前往澳大利亚。早在接受临床研究培训的时候，弗雷泽认识了从1923年起就在WEHI工作的麦克法兰·伯内特，而且和这位偶像一样，弗雷泽余下的职业生涯都是在澳大利亚度过的。

这些年来，弗雷泽的兴趣慢慢扩展到了肝脏疾病。这是一个合乎逻辑的选择，因为肝移植在临床上已经蓬勃发展，而且很多种肝炎都被认为是自身免疫病。随着他对肝脏的研究不断深入，弗雷泽意外地发现自己身处一个把他推到免疫学领域最前沿的旋涡当中。从20世纪80年代初开始，弗雷泽是最早认识到患有慢性乙型肝炎的男同性恋者的免疫系统受到严重抑制的研究者之一。他的研究成果为确切地证明艾滋病在全世界范围内势头正劲（也就是我们现在所知的艾滋病大流行）做出了很重要的贡献。在同一时期，弗雷泽还在合适的时间和地点认识到另一个有助于消除宫颈癌的事实。在医学界疯狂关注艾滋病大流行的时候，弗雷泽发现免疫系统受抑制的男同性恋者（之后会被诊断为感染艾滋病病毒）普遍患有生殖器疣。生殖器疣被认为是由乳头状瘤病毒引起的，这种病毒正是导致宫颈癌的传染性病原体。

概括起来（为了便利那些想要搞清楚来龙去脉的人），弗雷泽在肾脏移植方面的兴趣让他对肝脏疾病有了一定的认识，从而让他发现了乙型肝炎病毒。对乙型肝炎病毒的了解不断加深，又与艾滋病的暴发不期而遇，最终发现艾滋病会导致患者容易感染HPV介导的生殖器疣（HPV也能引发宫颈癌）。事实证明，这个复杂但合乎逻辑的兴趣发展过程，为弗雷泽对科学做出最重要的贡献打下了关键的基础。

1985年，弗雷泽搬到布里斯班的昆士兰大学，继续治疗和研究艾滋病患者，同时他还是少数几位对乳头状瘤病毒感兴趣的研究者之一（尽管距离肖普发现兔子身上的乳头状瘤病毒介导肿瘤已经过去了半个世纪）。1989年，由于需要找到潜在的合作伙伴并且共享试剂，弗雷泽在学术休假期间跨越半个地球，来到剑桥大学的马丁·埃文斯位于英国乡村的实验室。埃文斯是胚胎干细胞领域的早期先驱，而弗雷泽认为或许可以利用这些细胞产生急需的乳头状瘤病毒。实际上，弗雷泽的目标是用HPV感染这些干细胞，然后让它们合成大量的传染性病毒。但问题是HPV的毒性太大，往往会在新的子代病毒成熟前杀死干细胞。

在剑桥期间，弗雷泽遇到了旅居此地的科学家周健和他的妻子孙小依，他们都是从中国来到剑桥大学的临床研究员。随着时间流逝，到弗雷泽要返回澳大利亚的时候，他和周健已经建立起了宝贵的合作关系。周健的专长是分子生物学，也就是基因的分离与表达。他们两个人都对研究如何利用分子生物学来改良HPV，从而使其能在干细胞中繁殖的问题很感兴趣。然而，弗雷泽已经没有多少时间了。为期一年的学术休假即将结束，弗雷泽在收拾行李准备返回澳大利亚的时候，说服周健和孙小依前往布里斯班，并安排好了签证（这并不是一件容易的事情，因为移民澳大利亚仍然受到意在排斥非欧洲移民的排外政策的影响）。

一场富有成效的合作就这样开始了，以挑战为起点，最终以悲剧结束。他们起初遇到的难关集中在：虽然弗雷泽和周健在埃文斯的实验室里学会了如何培养干细胞，但乳头状瘤病毒的毒性还是太强了。他们尝试过减少用于感染的病毒和改变其他的环境条件，但每次不管如何做，病毒的破坏性都很强。感染非但没能产生更多的病毒，反而在病毒数量明显增加之前就杀死了细胞。很快，两人意识到为了进行下一步的研究，他们需要用另一种方法来培养乳头状瘤病毒。

由于无法使用原生形式的病毒，弗雷泽决定利用周健擅长的分子生物学技术来阻断HPV杀死细胞的路径。具体来说，周健开始一个基因一个基因地解构病毒，目的是找到在不杀死宿主细胞的情况下保证病毒增殖的最小基因数。经过多年的艰苦努力，弗雷泽和周健团队已经超越了他们最初的目标。最终，他们对HPV的组成要素进行了充分改造，从而能在它杀死宿主细胞前完成病毒的增殖。

这种分离乳头状瘤病毒的方法使得弗雷泽、周健以及其他科学家都能够研究这种病毒。根据目前的进展，我们知道该病毒颗粒是一个55纳米大小的二十面体（类似于一个比足球更复杂的有六十条边的对称球体），里面包裹着病毒的遗传物质DNA和少量的酶——这些酶掌管着HPV繁殖和感染其他细胞的能力。对我们讨论的主题来说很重要的一点是，这个复杂的结构由一种叫作L1的蛋白质以特殊方式排列而成。[67]关键是在众多的HPV变体中，L1始终都没有变过，这一点最终将产生很大的临床影响。

为了创造出类似HPV但完全没有致病性的结构，周健最终合成出一种仅由L1蛋白构成的病毒变种。关键的突破口是找到了让L1自组装成二十面体的条件。例如，有一种技巧是修改遗传密码，从而使病毒能够以最佳方式表达更多经过修饰的L1蛋白。[68]如果操作得当，得到的结构看起来和自然环境中的病毒非常像。[69]然而，这种颗粒不含致病所需的遗传物质和其他蛋白质，基本上就是一个空壳。这些L1蛋白质的外壳并不是病毒，而是被称为病毒样颗粒（简称VLP）。取得这一进展后，周健和弗雷泽意识到他们不仅可以研究HPV，还为研制能使人体对HPV产生免疫力的疫苗创造了可能性。[70]周健和弗雷泽首先合成了一种HPV–16的病毒样颗粒，并在1991年公开了这项成果。一年之内，美国国家癌症研究所的一个团队就证明了这种病毒样颗粒可以在动物体内触发HPV特异性免疫，此后科学家开始竞相开展人体试验。

从1991年发现病毒样颗粒以来，在研发HPV疫苗的竞争中涌现出两位关键选手。马里兰州盖瑟斯堡一家名叫MedImmune的小公司利用病毒样颗粒技术开发了一种疫苗，其中包含与导致生殖器疱疹的病毒（HPV–6）和导致宫颈癌的病毒（HPV–11、HPV–16和HPV–18）有关的主要类型的HPV。[71]这家公司研发的疫苗在动物实验和二期临床试验中都表现出了显著的保护作用，从而证实了疫苗的安全性和有效性。面对为获得FDA许可而要进行的大规模试验，MedImmune公司意识到自己没有进行三期临床研究的资源，于是选择与大型制药公司葛兰素史克合作，以完成产品的研发流程。

他们的竞争对手是澳大利亚的CSL公司，这家公司尽管已经获得周健和弗雷泽所提交专利的使用许可，但也很快意识到推动疫苗获得许可将需要大量的资源，于是选择与默克公司合作。这两个竞争对手在医疗机构中和法庭上展开较量，互相指责对方在推进临床试验的过程中侵犯了知识产权。最终，双方达成了共识，默克公司的产品加德西（Gardasil®）将在美国销售，而葛兰素史克公司的产品希瑞适（Cervarix）将在世界其他地区销售。[72]加德西于2006年获得FDA批准，并开始被投放到美国市场。

周健和伊恩·弗雷泽继续对HPV进行了研究。尽管两个人还在继续合作，但他们都有自己的研究实验室，所以见面的机会变得越来越少。1999年1月，周健和弗雷泽在南卡罗来纳州见了一面，当时周健看上去很疲惫——他也感觉疲惫。他决定回到他在中国的家里好好休息一段时间。三天后弗雷泽接到电话，得知自己的这位朋友兼同事已经住院，不到一天之后，周健就去世了。尽管这句话经常被滥用，但我还是要说周健的死不仅是一场悲剧，而且非常具有讽刺意味，因为他死于与乙肝病毒感染相关的并发症，而这种病通过接种另外一种预防癌症的疫苗（除HPV疫苗之外）就可以达到预防效果。[73]

滥交谬论

在继续讨论一些极端主义者对HPV疫苗的反应之前，我们有必要澄清一下普遍存在的一些对HPV的误解。与其他性传播疾病不同，HPV感染无法通过戒除性爱或者使用女用/男用避孕套预防。这是因为HPV往往分布在整个腹股沟区域，也就是从大腿中部到下腰部。因此，即使是在半裸的情况下，对大腿上部的爱抚或其他直接接触也会让病毒从一个人传播给另一个人。另一个误解是HPV疫苗只能预防宫颈癌。这同样是不准确的，因为HPV会导致其他癌症，包括肛门鳞状细胞癌（法拉·福塞特62岁时便死于这种癌症）和喉癌（夺走了以《快乐时光》成名的伊琳·莫兰的生命，演员迈克尔·道格拉斯也深受其扰）。

加德西/希瑞适尽管带来了一次难得的消灭致命疾病的机会，并顺利完成了获得FDA批准所需的临床试验，却遇到了一个意想不到的障碍。随着疫苗的消息传开，公众逐渐了解到宫颈癌是一种性传播疾病。这一认识导致更激进的宗教右翼分子鼓吹HPV疫苗是一种"滥交疫苗"。[74]这些人的理由是，青少年会在疫苗的鼓励下发生性行为，因为他们知道自己几十年后不会得宫颈癌。[75]

由电视传教士詹姆斯·多布森领导的保守团体"家庭研究会"的一位发言人说："给年轻女性注射HPV疫苗可能会带来潜在的危害，因为她们可能会将其视为进行婚前性行为的许可证。"[76]知名共和党人，比如得克萨斯州州长里克·佩里曾倡导人们接种HPV疫苗，但在2012年为了获得共和党美国总统候选人提名，他转而向党内右翼低头，结果还是以失败收场。[77]2009年，FDA的专家小组建议9—26岁的男孩也接受免疫接种，此后人们的言论变得更加激进，甚至不太理性。

将疫苗接种范围扩大到男性，进一步加剧了宗教右翼组织的愤怒情绪。这些人忽略了两个事实，那就是这些男孩将保护他们未来的伴侣免受疾病的危害，甚至可能会让自己避免患上其他与HPV有关的癌症（如肛门状细胞癌、阴茎癌和食管癌）。事实上，最近的研究表明HPV可能在更多疾病中起到一定的作用，包括乳腺癌和前列腺癌。[78, 79]因此，加德西和希瑞适的保护作用可能比人们普遍认为的还要大得多，要确定这些疫苗给接种者带来的全部好处，还需要做进一步的研究。

我们没有理由认为本章所列举的乙肝病毒、EBV和HPV是仅有的会导致癌症的病毒。我们还处于定义和理解"人类病毒组"的早期阶段。"人类病毒组"指的是日常生活中与我们共存的病毒群，其中既有有益的，也有有害的。这些病毒的复杂程度可能至少和我们周围的细菌群系一样令人生畏，也许更甚，因为病毒会感染并且改变细菌和人类细胞的功能。因此，我们可以预见到，通过使用未来的疫苗而被消灭的癌症数量将在接下来的几年里不断增长，从而有望让那些可怕的疾病（比如肝癌和宫颈癌）作为我们祖先过去承受的苦难，变成模糊的记忆。

第 5 章

免疫抑制

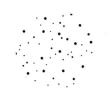

洛克菲勒研究所在我们这本书中处于很重要的地位，许多医学突破都源自这里，下面这些如雷贯耳的名字就是最好的证明：西蒙·弗莱克斯纳、迈克尔·海德尔伯格、野口英世、阿利克·艾萨克斯和理查德·肖普等。尽管大多数人都知道这个研究所（以及后来的洛克菲勒大学）的资金来源于世界上最富有的人之一——约翰·戴维森·洛克菲勒，却对他建立研究所这一善举背后的动机了解得很少。这个机构可以说是他最著名的遗产（也许除了曼哈顿中城以他名字命名的建筑群之外）。这个问题值得我们花点儿时间思考一下，尤其是因为它决定了肿瘤免疫学的走向。

约翰·戴维森·洛克菲勒于1839年7月8日出生在纽约州北部的里奇福德镇。洛克菲勒是家中的长子，他的父亲威廉·比尔·洛克菲勒是一个底层小贩，人们都叫他"魔鬼比尔"。[1] 比尔是一个十足的恶棍，他甚至偷了自己儿子的钱，还辩解说："我一有机会就骗骗我的孩子们。我想让他们变得聪明一点儿。"约翰10岁的时候，他的父亲被指控用枪指着他们的管家并强奸了她。比尔的岳父交了保释金，然而这个恶棍却不告而别，带着家人搬到了更靠北的奥斯威戈。他的岳父为了追回钱款，提起了诉讼，但最终还是失败了。当法院官员来洛克菲勒的新家送交文件时，洛克菲勒的母亲露西（也就是原告的女儿）告诉官员们，比尔已经跑了，把她和孩子扔在了奥斯威戈。比尔改名为"著名癌症专家比尔·莱文斯顿医生"，并以蛇油推销员的身份走遍了美国中西部和加拿大等地，把这种假药（根本不是蛇油，而是一种石油的调合物）作为治疗癌症的良药，以几美元的价格出售。[2]正如大多数美国人都知道的那样，他的儿子约翰靠卖石油赚的钱比他要多。

没有父亲的洛克菲勒一家四处游荡，最终在奥斯威戈以西的俄亥俄州克利夫兰市斯特朗斯维尔郊区定居。在内战爆发前几个月，约翰成为一名簿记员，进入了一家从事石油钻探的小公司。随着战争接近尾声，洛克菲勒的弟弟威廉·埃弗里·洛克菲勒也进入了石油行业，但他的工作重点在于炼油而不是钻探。1870年，兄弟俩共同成立了洛克菲勒、安德鲁斯和弗拉格勒公司，并且很快发展成地球上最大的炼油商。这家公司后来更名为标准石油公司，成为掌握着全球90%以上炼油产能的巨头，最终被美国最高法院在1911年裁决为垄断企业并进行了拆分。[3]

这个时候，约翰·戴维森·洛克菲勒已经有了4个女儿和一个儿子。他最小的孩子小约翰·戴维森·洛克菲勒出生在克利夫兰，后来随着家人搬到了纽约。小约翰·戴维森·洛克菲勒害羞腼腆，这对他建立长久友谊的能力是一个不小的考验。尽管如此，他还是和一个同学的妹妹成为挚友。她的名字叫伊丽莎白·贝茜·达希尔，小约翰经常向别人介绍贝茜是自己"领养的妹妹"。[4]两个人形影不离，小约翰始终矜持又谨慎，而贝茜非常喜欢冒险。1890年，17

岁的贝茜在暑假乘火车从东海岸到西海岸，然后到达阿拉斯加。以现在的标准来看，这似乎算不上是什么冒险，但是别忘了，第一条横贯大陆的铁路是在此前20年才建成的。那个时候的西部还很不太平，这次旅行就开始于著名的拉科塔酋长"坐牛"（他几年前曾在小比格霍恩击败了卡斯特）遇害前的几个月。

贝茜在整个旅程中都和小约翰保持着频繁的通信联系，后者在得知贝茜的手在两个火车座位之间夹了一下之后很是担心。虽然这次意外使得手部留下瘀伤，但这本不值得注意，只是疼痛不断在加剧，手也肿得很厉害。甚至在贝茜回到东海岸之后，情况也没有好转。9月份过去了，疼痛和肿胀的情况进一步恶化，让年轻的贝茜无法入睡。尽管她在新泽西州莱克伍德的医生试着固定她的手臂，还让贝茜和她父母相信手一定会复原，但他们还是不放心，于是去纽约看了外科医生。

1890年夏天，他们被转诊给一位刚从哈佛医学院毕业的外科医生——威廉·科利——尽管他很年轻，但他已经是一位专门研究骨病的知名顶级外科医生。[5]科利检查了贝茜的手，发现了一个"大约半个橄榄大小"的肿块——一碰就疼。科利怀疑是感染，所以他在贝茜的手部切开了一个口子，原以为会流出来臭烘烘的脓，但实际上什么都没发生。组织看起来很正常，于是这位年轻的外科医生请教了他的领导威廉·布尔，布尔可以说是当时最著名的外科医生。他建议科利"观察等待"，这本质上意味要观察一段时间，然后期望情况会自行好转。

夏去秋来，万圣节日益临近，贝茜又一次来到科利的办公室，抱怨说疼痛和肿胀得更厉害了。[6]这一次，科利将手部切口开得更大，尽管发现肿胀处下面的骨头上有"浅灰色的肉芽"，但还是没有看到感染的迹象。科利把骨头上的这些肉芽刮了下来，这对贝茜的疼痛起到了一定的缓解作用。但这种效果只持续了几个小时。最终一阵阵更剧烈的疼痛蔓延开来，贝茜的手指开始失去知觉。科利对这种没有任何感染迹象的情况感到很困惑，他觉得有可能是癌症。他要求对从手上切下的组织进行活检，结果证实了他的担忧。贝茜被诊断出患有骨癌，这是常常发生在儿童和年轻人身上的一种痛苦的疾病。更糟糕的是，病理报告显示贝茜得的是最具侵袭性的骨癌——圆形细胞肉瘤。在那个化疗还未出现的时代，这就等于被判了死刑，而贝茜唯一的希望就是切除右肘以下的手臂。之后，这家人再次进入了"观察等待"期，同时祈祷着疾病没有扩散到全身。

感恩节假期（开始于1863年，在当时的美国还是一个比较新的节日）前后，贝茜说自己腹痛，几天后她的全身开始出现多个肿瘤。有些肿瘤可能是在一天之内或者一夜之间出现的。随着肿瘤生长（科利估计她腹部的肿瘤已经长到"小孩的头"那么大了，她身上多处的肿瘤也长到了"鹅蛋"大小），贝茜的身体在疾病的攻击下开始垮掉。她在1891年1月23日去世，之后被埋葬在新泽西州莱克伍德的伍德劳恩公墓，此时距离她结束火车旅行归来还不到6个月。科利直到最后都一直守在她的床边，并在死亡证明书上签了字。

在这段时间里，贝茜一直有小约翰·洛克菲勒的陪伴。小约翰原本准备去附近纽黑文市的耶鲁大学读书，但贝茜不断恶化的健康状况和很快离世让他实在太伤心了，以至于无法离开。生性腼腆的小约翰和威廉·科利成了朋友，使得那段黑暗的日子稍微变得轻松一些。在贝茜最后的日子里，两个人一起花了很多的时间照顾她。

这段友谊将在曲折中贯穿他们的一生。

需要换个环境的小约翰在克利夫兰的家族庄园生活了一段时间，却仍然无法入学耶鲁。在俄亥俄州的这段时间里，年轻的洛克菲勒与家族的一位朋友、土生土长的俄亥俄州人威廉·哈珀进行了一次重要的谈话。[7]哈珀是著名的宗教教授，也是一名忠实的浸信会成员，他和慷慨捐款的老约翰共同创办了一所与浸信会紧密联合的高等教育学校，也就是现在的芝加哥大学。因为耶鲁大学与美国圣公会有关，所以哈珀劝说小约翰不要前往，而是选择有浸信会背景的布朗大学。布朗大学一直以教育美国的上层阶级而闻名。小约翰进入这所学校之后，变得开朗了一些，甚至还教授过一堂《圣经》研究课。1897年，小约翰毕业后就立刻加入了父亲的公司，成为标准石油公司的高级主管（和美国钢铁公司的董事）。尽管小约翰有机会成为引人注目的花花公子，但他一生都保持着虔诚和极其害羞的品性。

1901年，悲剧再次降临小约翰的家族，他姐姐伊迪丝3岁的儿子约翰·洛克菲勒·麦考密克1月2日死于猩红热。于是，这个家族捐资成立了一所致力于医学研究的机构，为整个20世纪的医学研究奠定了基础，爱德华·肖特称这一时期为"健康世纪"。[8]老约翰·洛克菲勒原本打算让洛克菲勒研究所集中研究传染病，比如夺去他外孙生命的猩红热，然而小约翰更想消灭导致自己儿时好友贝茜·达希尔死亡的疾病。贝茜这位不同寻常的年轻女士不仅通过促成一所科研机构的建立改变了未来，还为启发如今在终结多种癌症方面显示出成功希望的治疗手段做出了同样重要的贡献。

对贝茜的离开始终无法释怀的除了小约翰，还有她的主治医生威廉·科利。也许科利当时太缺乏经验，还没意识到死亡是他这个行业里很重要的一部分。又或者,科利可能还和许多年轻医生一样,认为只要足够努力,就没有什么疾病是无法战胜的。况且,贝茜活泼的个性加深了这些感觉。不管怎样,可以肯定地说,对达希尔女士的记忆多年来一直伴随、激励甚至困扰着科利。他经常在纽约癌症医院地下的档案室里度过他很少的空闲时间,在那里翻阅其他圆形细胞肉瘤患者的病例,结果发现每位患者最后都死于这种毁灭性的疾病。只有一个人例外。

弗雷德·斯坦是一位德国移民,他来到纽约,找了一份房屋油漆工的工作。1880年,31岁的他因被确诊颈部有圆形细胞肉瘤而住进了纽约癌症医院。经过4次手术都未能切除肿瘤之外,医生在病历上潦草地写下"absolutely hopeless"(绝对无望),而且当时唯一能做的就是可怕的"观察等待"。后来发生了一些不寻常的事情,斯坦先生感染了一种名为丹毒的皮肤病,我们现在知道它的致病菌和引起猩红热的细菌是同一种。在斯坦勉强熬过感染后的几天里,医生们看着他体内的肿瘤奇迹般地缩小,然后完全不见了。后来斯坦康复出院,消失在纽约的喧嚣之中。

威廉·科利在看完斯坦的病历后很受鼓舞,他开始在这个世界上最大、发展最快的一个城市里寻找那位已经不见踪影的普通移民。他甚至不清楚斯坦是否还住在美国,更别说纽约了。科利为了找到斯坦,常常在有很多德国移民聚居的社区挨家挨户地打听。令人吃惊的是,科利的努力在几周之内就有了回报,他在曼哈顿下城的一个廉租公寓里找到了健康的弗雷德·斯坦。虽然科利没有见过这个人,但他对斯坦之前的病情了如指掌,当科利看到对方脖子上已经褪色的伤疤(在斯坦染上丹毒之前,肿瘤就长在这个地方)时,他就确认了这个人是弗雷德·斯坦。

在深入研究医学文献的过程中，科利发现了其他结果不可思议的病例。有一个例子是1868年来自德国波恩的一份报告，其中提到一位姓布希的教授发现了同样的现象：丹毒发作引起了癌症的自然消退。[9]两位欧洲的临床医生分别在1882年和1844年专门用坏疽部位流出的恶臭脓液或者弄脏的绷带感染癌症患者，并且亲眼看到了肿瘤消退。[10, 11]

被说服的科利准备尝试类似的研究，他需要那个冥冥之中促成这项工作的人。果然，科利请求约翰·洛克菲勒父子提供资金，以帮助研发杀死贝茜·达希尔的那种病的治疗方法。更为复杂的情况是，科利的方法要用到1901年导致约翰·洛克菲勒·麦考密克死亡的那种细菌，这一点也让洛克菲勒家族无法袖手旁观。就这样，同一种细菌既可以是杀手，也能成为救命的工具。

1891年科利开始了研究，他的试验对象是一位吸毒的意大利移民——佐拉先生。佐拉因右脸颊上毁容性的肉瘤住进了纽约医院，肿瘤已经扩大到他的颈部，很可能会导致他咽部闭合，最终窒息而死。他被告知只剩几周的生命了，于是出院回家，等待着死亡。直到有一天晚上听到有人敲门，佐拉才知道科利从一名丹毒患者身上提取了脓液样本，然后找到佐拉的公寓，想要把这种有毒的物质注射到他的脸上。[12]别无选择的佐拉同意接受治疗。尽管肿瘤变小了，但很快就出现了反弹。虽然科利很失望，但他注意到患者并没有出现丹毒感染典型的高热症状。因此，这位年轻的科学家确信是自己培养的细菌还不够强大。

不肯放弃的科利听到传闻，说一位名叫罗伯特·科赫的德国教授分离出一种毒性更强的猩红热致病菌。科利致信柏林索要样品。样品刚一送到，科利就来到佐拉家中，劝说此时已经卧床不起而且濒临死亡的患者和他一起回到医院。之后，科利又用这种致命的细菌在佐拉身上进行了实验。这一次，科利的计划取得了预期的效果。不到一个小时，佐拉先生就开始发烧，体温达到40摄氏度，并且开始出现猩红热引起的红疹。这次感染的情况确实要更严重一些，使得已经因晚期癌症而变得虚弱的患者在高烧和痛苦中度过了一个半星期。即便是在这么短的时间内，肿瘤也已经显示出缩小的迹象。在接下来的一个星期里，患者脖子上那个最致命的肿瘤完全消失了；尽管扁桃体里的另一个肿瘤出现了钙化，并仍然卡在他的喉咙里，不过也比之前小了很多。这位患者从不久前宣判他死刑的那家医院里走了出来。佐拉在之后的8年里一直很健康，直到后来他扁桃体里那个钙化肿瘤中的活细胞卷土重来，再次转移到全身，才导致死亡。

在接下来的几个月里，科利又在十几位患者身上进行了相同的实验。一个反复出现的问题是，只有发烧很严重的患者才会有肿瘤消退的表现。[13]更重要的是，发烧本身往往比癌症更为致命（至少有两名患者死于感染）。尽管如此，科利还是坚持进行着实验。

到了1899年，科利已经发现灭活细菌也会引起患者发烧，尽管强度不亚于活的病原体，却没有那么危险（因为人体不必同时对抗肿瘤和感染）。为了研制出有效的混合物，科利尝试了很多配方，最终决定采用一种由灭活猩红热致病菌和黏质沙雷菌（一种与尿路感染和多种医院感染有关的细菌）混合成的魔鬼溶液。他在密歇根州底特律找到了一家对此感兴趣的制药公司。这家名叫"帕克–戴维斯"的公司从1899年开始生产"科利毒素"。[14]在几个月之内，这种疗法就开始在整个美国被投入使用。

1902年，科利的事业达到了顶峰，他获得了亨廷顿家族提供的巨额资助，这是第一笔完全用于癌症新疗法研究的个人捐款。在接下来的10年里，科利不仅在临床实践方面发展得很好，在全世界的声望也在不断攀升。然而，这一切即将发生改变，科利跌落神坛的速度甚至比他走上去的速度还要快。

科利发现自己的地位受到他所在医院和上司的动摇。在帕克–戴维斯公司开始销售"科利毒素"的同一年，纽约医院更名为"纪念总医院"，并与康奈尔大学医学院及其创始教授詹姆斯·斯蒂芬·尤因博士展开合作。尤因是世界顶尖的病理学家之一，在组织和筹款方面很有手段。1902年，尤因帮助科利管理亨廷顿基金会提供的资金，并在5年后成立了著名的专业团体——美国癌症研究协会。1913年，尤因还参与创立了美国癌症控制协会，这个组织在1944年更名为美国癌症协会。总之，尤因是一个不可小觑的人物，而且让科利非常懊恼的是，尤因并不是完全支持科利和他的毒素。

到了1911年，尤因已经取代科利成为纽约肿瘤学界最耀眼的明星。尤因主要的筹款对象是企业家詹姆斯·道格拉斯，他是出生在苏格兰的移民，依靠铜矿开采和采矿技术积累了大量的财富。道格拉斯的女儿娜奥米被诊断出患有乳腺癌，尽管多次进行手术，病情却一直复发。在绝望中，道格拉斯带着娜奥米去了伦敦，因为那里有一种备受好评的癌症新疗法。在居里夫人发现镭的几年后，镭疗就在欧洲风靡起来，而道格拉斯希望这种新的放射性疗法能够挽救或者延长娜奥米的生命。娜奥米确实比预期多活了几年，但癌症最终还是夺去了她的生命。1910年娜奥米去世后，她的父亲就决心要用自己余下的时间和财富为她的死"复仇"。

道格拉斯利用自己在采矿方面的专长，改进了稀贵金属镭的生产方法。到了那个年代的末期，道格拉斯和他的公司推出的新方法使这种放射性元素的可获得性提高了5倍多。在尤因的劝说下，道格拉斯还向纪念医院提供了资金和大量的镭。不过，这项捐赠有一个附加条件，那就是纪念总医院要把所有精力都集中在推动癌症的镭疗上。

这种出于好意的慷慨之举，可以说在不知不觉中反而让癌症治疗领域倒退了半个世纪之久。之所以会出现这个意想不到的结果，是因为尤因知道自己不能恩将仇报，于是主动叫停了科利的毒素试验。而他之所以能做到这一点，是因为道格拉斯的捐赠一到位，尤因就成了科利的上司。在纽约纪念总医院里，镭占据了上风，而"科利毒素"则成了真正的毒药。

科利和尤因之间的关系也不可避免地紧张起来，两人常常剑拔弩张。然而，尤因掌控着一切，而科利则一无所有。因此，尤因最终禁止医院使用任何一种"科利毒素"，并亲自带头攻击科利的疗法，其影响范围已经远远超出了医院、纽约甚至美国。在20世纪余下的大部分时间里，科利凭借毒素取得的显著进展几乎被人遗忘了。由于销量下降，帕克–戴维斯公司最终也放弃了科利的产品。

科利感到自己越来越被疏远，终于在1925年1月，他被纪念总医院开除了。幸好，科利在不太有名的伤残医院获得了首席外科医生的职位。[15]尽管摆脱了尤因的阴影和控制，但这个时候科利已经63岁了，他选择把精力放在行政事务而不是重新开始研究毒素方面。他在这家医院工作了8年，于1933年退休。他在生命的最后3年里整理论文，浏览自己毕生的研究成果，或许还考虑过重新研究那些不同寻常的毒素。1936年科利去世，他的成果似乎很可能注定要淡出人们的视线。

在少数不愿让"科利毒素"就此消失的人当中，他的女儿海伦·科利·诺茨起到了关键作用。1936年她父亲去世后的几天里，海伦开始仔细查看他存放在谷仓里的珍贵论文，并对他的成果曾经以及将来可能有多么大的影响有了新的认识。

海伦决定写一本传记，并开始恢复父亲被玷污的名誉。她联系了纪念总医院（尤因已经在1939年辞职），被告知要想重新评估她父亲的研究成果，至少需要100位患者的完整病历。[16]医院管理人员傲慢地认为这足以让她改变主意，但令他们大为吃惊的是，海伦提交了1 000多份详细的患者报告。尽管海伦自己并没有接受过医学培训，但她根据父亲的笔记整理出的记录非常详尽完整，甚至在她2001年去世后仍被人们使用。事实上，她对于这项工作已经接近甚至偶尔还超过了痴迷的程度，比如她的女儿要求和她一起玩时，她回答："我不能玩，因为如果我不工作，就会有人死去"。

1953年，海伦进一步以父亲的研究成果为基础，成立了癌症研究所，目的是保存父亲的成果，并推广被激活的免疫系统可用于对抗癌症的观点。[17]至此，科利毒素终于迎来了再次复兴的机会。具有讽刺意味的是，科利的思想与疗法的重生就发生在纪念总医院里，而一个世纪前尤因曾在这里一手遮天，对科利的想法嗤之以鼻。

洗刷冤屈

在继续讲"科利毒素"的故事之前，我们要再绕一点儿路，先去50年后一个离威廉·科利发现毒素的地点有50个街区的地方。

从位于曼哈顿67街和约克大道交汇处的纪念总医院出发，我们沿东17街走一段路，就来到了纽约大学医学中心。一位杰出的混血科学家正在这里意外地开始了彻底改变癌症免疫学的进程，并在科利早期成果的基础上，为科利疗法的复兴奠定了基础。

1920年，也就是科利遇到贝茜·达希尔近40年后，巴鲁赫·贝纳塞拉夫出生在委内瑞拉的加拉加斯，他的父亲是西班牙籍摩洛哥人，母亲是法国籍阿尔及利亚人，他们俩都是西班牙系犹太人。[18]当贝纳塞拉夫5岁时，一家人搬到了巴黎；10年后由于迫在眉睫的战争威胁，他们又短暂地回到加拉加斯，最终定居在纽约。在哥伦比亚大学获得学士学位后，贝纳塞拉夫申请了医学院，但多次被拒绝，这很可能是因为他的种族渊源和宗教背景。不过，他们家的一个朋友碰巧是弗吉尼亚医学院的管理人员，于是帮他安排了一次面试，这让贝纳塞拉夫争取到了医学院新生的最后一个名额。在以美国陆军军官的身份从法国返回后，贝纳塞拉夫又在哥伦比亚大学埃尔文·卡巴特实验室接受了基础培训，在那里他初次接触了1948年刚刚兴起的免疫学领域。然而一年后，贝纳塞拉夫不得不回到法国，因为当时他和他妻子的家人都住在巴黎。他一边继续从事研究工作，一边还参与他父亲的银行业务，但他越来越感到与大多数巴黎人有隔阂，他们都觉得他是个外人。

正当这些感受越来越明显的时候，贝纳塞拉夫收到了刘易斯·托马斯（我们在第2章中见过他）的邀请，成为纽约大学的一名教师。回到纽约的决定开启了他人生中极其忙碌的一段时光。20世纪50年代中期，贝纳塞拉夫每周在纽约大学工作4天，同时还管理着他们家族的一家银行——殖民信托公司。贝纳塞拉夫知道这种身兼两职的状态不可能长久，但又不知道该放弃哪一个。他的家人想让他继续在银行做全职工作，因为这比在高校当老师要更赚钱。而且贝纳塞拉夫知道，如果离开殖民信托公司，那么他在纽约富人和权贵中的社会地位将不复存在。尽管如此，贝纳塞拉夫对研究的热情还是占了上风，他选择将自己的一生奉献给科学研究。他集中精力进行癌症研究的决定将在很多年里给数百万人的生命带来巨大的影响，从更直接的意义上说，也对另一位同样要在科学和音乐领域做出抉择的科学新秀的发展产生巨大影响，后者对重振威廉·科利挽救生命的研究做出了同等重要的贡献。

奥尔德的故事

劳埃德·约翰·奥尔德生于1933年9月23日，在北加利福尼亚州的湾区长大。他的父亲是一位中产阶级的建筑工程师，不仅培养了奥尔德对古典音乐的兴趣，还向他灌输了不管身处哪个领域都要成为佼佼者的思想。随着年轻的奥尔德被小提琴吸引，并且在高中管弦乐队中一枝独秀，这种天性逐渐带来了一些问题。为了提高琴艺，他离开加利福尼亚州，去巴黎的一所音乐学院继续深造。尽管奥尔德个性矜持，而且相当内向，但他总是逼迫自己为每一次练习和表演付出最大的努力，对周围的人也是相同的要求。考虑到这样理想化的标准，奥尔德在意识到自己琴艺高超却永远无法跻身全世界最优秀的小提琴家之列后，就果断放弃了音乐生涯，这个决定也就不令人意外了。他不能接受做第二小提琴手。

奥尔德回到家乡，在加利福尼亚大学伯克利分校上大学。带着对成功的不懈追求，奥尔德以优等生的身份从伯克利分校毕业。意料中的是，4年后他在加利福尼亚大学旧金山分校医学院学习时，成绩同样在班里名列前茅。

1958年，奥尔德第二次离开加利福尼亚州，这次来到了纽约。更确切地说，奥尔德获得了在纪念斯隆-凯特琳癌症中心实习的机会，后来他在那里工作了一辈子，大家都叫他"LJO"。奥尔德这次离开加利福尼亚州的方式很特别，他开着一辆颜色像苹果糖一样的红色雪佛兰科尔维特汽车，从旧金山一路开到纽约。在到达纽约后的几周，他就开始与巴鲁赫·贝纳塞拉夫展开合作，当时后者正在为继续留在学术界还是全职参与家族的银行业务而苦恼。尽管我们并不清楚奥尔德的到来是否影响了贝纳塞拉夫的决定，但可以肯定地说，这几个月对两个人来说都非常关键，并且为一系列将彻底改变癌症治疗的突破性进展奠定了重要的基础。

第一个突破性的进展基本上出现在奥尔德刚到达纽约的时候，当时他和贝纳塞拉夫以及唐纳德·A.克拉克开始重新研究炎症和发热是否可被用于对抗癌症的问题。除了贝纳塞拉夫在市中心纽约大学的实验室以外，这次重新评估主要是在纪念斯隆-凯特琳癌症中心进行的，多年前尤因曾在那里叫停了此类研究。三位科学家使用的不是"科利毒素"，而是卡介苗（BCG），这是一种预防结核病的疫苗，在1921年首次应用于人类。正如我在之前的《希望与恐惧之间》这本书中所写的那样，BCG是"Bacillus Calmette-Guerin"（卡尔梅特-介朗杆菌）的缩写，是以发现了结核病致病菌的两位法国科学家的名字命名的。从1908年起，这三位研究者就在胆汁和马铃薯片的混合物中连续培养这种新的细菌，得到了一种毒性比野生菌株弱的结核杆菌变种。这种毒性减弱的BCG变种仍然能够引起相当严重的感染，通过触发高烧和在注射部位留下疤痕等剧烈的免疫应答赋予机体免疫力。尽管这种疫苗在被发现后的几年里得到了广泛的应用，但由于不断提高的卫生标准使得结核病的威胁降到了最低，人们对该疫苗的需求大大减少。换句话说，患上结核病的可能性变得很小，以至于疫苗带来的副作用使人们认为不值得去冒险接种。抗生素的出现则彻底决定了卡介苗的命运，意味着结核病可以用这些神奇的新药物来治疗（不过，耐药性结核病很可能导致这种病再次威胁到子孙后代）。

纽约大学与纪念斯隆–凯特琳癌症中心的研究团队认为，强烈的免疫应答可能会引起一种高度警惕的状态，从而让危险的肿瘤细胞露出真面目。这个观点不仅基于科利早前在纪念医院的研究成果形成，还与1929年马里兰州巴尔的摩的一项引起争论的尸体解剖研究有关。

雷蒙德·佩尔1879年6月3日出生于新罕布什尔州的法明顿。和奥尔德一样，小时候的佩尔是一个音乐神童，据说他16岁进入达特茅斯学院时，班上年龄最小的他能够演奏几乎所有的管乐器。[19]然而，佩尔的父母并不想把他培养成音乐家，而想让他成为古典学者。这个决定并不是年轻的佩尔真正想要的结果，似乎是溺爱他的父母强加给他的，他们这么做只是想延续佩尔家族的古老传统。因此，佩尔在大学一年级时有点儿心不在焉，没有很认真地学习拉丁语和希腊语。然而，第二学期刚过去一周，佩尔的学习热情就被点燃了，他完全迷上了生物学。尽管和父母之间产生了裂痕（这是一个需要很多年才能愈合的伤口），佩尔还是请求教授将自己的专业改为生物学。

从达特茅斯学院毕业后，佩尔于1902年在密歇根大学获得了博士学位，在那里他还认识了自己未来的妻子和一辈子的合作伙伴。佩尔的专长是遗传学和统计学，在接下来的15年里，他频繁往返于欧洲和美国东海岸，磨炼自己的学科技能，名声不逊于威廉·亨利·韦尔奇。韦尔奇是缔造现代研究型大学的先驱，他将约翰斯·霍普金斯大学创办成一流研究机构的故事是我之前一本书的主题。[20] 1918年年初，韦尔奇将佩尔招进了约翰斯·霍普金斯大学，这一年对韦尔奇来说至关重要，仅仅几周后他就亲眼见证了西班牙流感在美国的暴发。

佩尔此后的职业生涯都是在约翰斯·霍普金斯大学度过的，在这里他出版了700多部科学著作（包括17本书），这是非常了不起的成就。在这些手稿中，有很多是基于佩尔在基因和遗传学方面的专业知识完成的。佩尔的一些早期著作反映出他那个时代的弊病，在现代人眼中会有点儿难以接受。他提倡优生学这一新兴学科，支持弗朗西斯·高尔顿爵士提出的观点。创立了优生学的高尔顿是维多利亚时代英国的一位科学家，他的思想被曲解，并在几十年后被用于为阿道夫·希特勒和纳粹党犯下的暴行开脱（还有20世纪中期美国塔斯基吉梅毒试验引发的伦理问题和医疗事故）。不过到了20世纪20年代末，在这些泯灭人性的事件发生之前，佩尔就放弃了优生学，反对广泛的过度诠释和实施偏袒某个种族多于另一个种族的做法。我们现在要讲的是这段时间里发生的另一件事。

除了灾难性的西班牙流感之外，在20世纪上半叶以及之前的数千年间，结核病一直是困扰医学界的一大难题。佩尔有几篇论文就是以此为主题的，这并不令人奇怪。1929年，佩尔发表的一篇关于结核病的文章特别有意思。[21] 在这篇文章中，佩尔总结了在巴尔的摩约翰斯·霍普金斯医院进行的7 500例尸检得到的结果。这些患者中有一部分（共计816人）患有结核病，佩尔注意到这部分患者的癌症发病率明显低于未感染结核病的人。更令人震惊的是，他发现那些在去世时正积极与结核病做斗争的病人，患癌的概率最低。尽管佩尔没有提及科利或者"科利毒素"，但他的发现完全印证了活跃的细菌感染（在这个例子中是结核病）引发能够抵御癌症的免疫应答。

值得庆幸的是，从科利给那位吸毒者注射细菌和毒素以来的半个多世纪里，医学及医学伦理都有了相当大的进步，所以奥尔德并不打算给患者注射结核菌，看看是否能让他们的肿瘤变小。事实上，他采取了一种更理性的方法，那就是先在老鼠身上验证自己的想法。奥尔德没有使用有传染性的结核菌，而是选择了卡介苗。在1959年的一篇具有里程碑意义的科学文献中，他的团队证明了卡介苗可以刺激小鼠的免疫系统，使其去收缩或者完全消灭肿瘤。这个结果是对科利研究成果的一种明确的肯定和证明，也让他和海伦·科利·诺茨成为一生的朋友和专业合作伙伴——后者一直在努力为她父亲开创性的研究正名。毫不令人意外的是，奥尔德凭借自己的贡献获得了癌症研究所的第一个威廉·科利奖，这个非营利组织是海伦多年前为恢复父亲的名誉而创立的。"科利毒素"似乎有了一次东山再起的机会，然而FDA在1965年11月9日正式下令停用"科利毒素"，美国癌症协会还将其列入了"未经证实的癌症治疗方法"。不过，卡介苗安然无恙。

在之后漫长的职业生涯中，奥尔德继续着自己的研究，想要确定人体对卡介苗（或"科利毒素"）做出反应并使得肿瘤缩小的过程和原因。不到10年，他就发现了由卡介苗诱导产生的一种能杀死癌细胞的神奇物质，从而推动了这一领域的发展。不恰当地套句路易·巴斯德说过的话，这项突破是机遇与有准备的头脑共同造就的。在1975年的研究中，奥尔德分离出一种由小鼠免疫细胞产生的"因子"，它能以相当有攻击性的方式有选择地杀死癌细胞。这种物质被奥尔德和他的合作伙伴称为肿瘤坏死因子（简称TNF），它可以通过给小鼠注射卡介苗或者科利使用过的同样的毒素（来自化脓性链球菌和黏质沙雷菌）产生。奥尔德在1975年的报告中强调TNF"对恶性细胞有选择性毒力"，于是人们开始争相分离和制造这种可能用于癌症治疗的神奇物质。正如一位初出茅庐的科学家和基因泰克（当时尚在努力求存的一家初创生物技术公司）一位无科学背景的执行官兼创始人在私下的一次讨论中所提到的那样（见《变革处方》），人们开始分离和克隆引起神秘的"TNF"效应的基因。不到4年后，TNF的第一次临床试验就开始了。

与肿瘤免疫学领域发生的更严重的情况一样，TNF在癌症疗法的研发竞赛中是要被赶快叫停的对象之一。从20世纪初科利取得成果到1959年奥尔德证明卡介苗对小鼠肿瘤有治疗效果之间，出现了一个过渡期，这个过渡期时间最长，破坏性也最大。在这段时间里，医学研究领域的大多数人已经偏离或者完全放弃了肿瘤免疫学的概念，而是采取了用有毒的放射性和/或化学疗法直接杀死癌细胞的方法。奥尔德复原了科利的构想。在发现TNF之后的一年里，就出现了卡介苗在癌症患者身上成功应用的第一篇报道。由阿尔瓦罗·莫拉莱斯率领的一个研究团队发现，将减毒但活着的结核菌注射到膀胱中，可以在不需要其他化疗药物的情况下杀死肿瘤细胞。这一发现促使FDA在1990年批准用卡介苗治疗膀胱癌，而且这种药物至今仍在使用。

在临床试验中，纯化TNF的效力和危险性被证明比卡介苗要大得多，会引起无法控制的发热和过度的免疫应答。用TNF治疗导致的严重炎症尽管与许多危险的自身免疫病的毒性效应非常相似，但发展的速度更快，危害也更大。所以，研究人员很快就因TNF不会成为人类急需药物的事实失去了信心。尽管如此，这种分子的出现还是为肿瘤免疫学领域注入了新的活力。虽然很多癌症患者的耐心已经到了极限，但值得庆幸的是，新时期到来前的这个过渡期会短一些。

　　尽管TNF并不是治疗癌症的灵丹妙药，但这种疗法的一个副作用是推动医学发展的一项巨大突破。这个意外结果出现的契机，是TNF疗法的研究人员认定与TNF有关的严重炎症可能暗示了一种对抗自身免疫病和炎症性疾病（如类风湿性关节炎、克罗恩病和红斑狼疮）的方法。具体来说，研究人员建议用合成TNF的那套生物技术方法研发新的药物，来阻断自身免疫病患者体内的TNF。随着1998年11月恩利（Enbrel®）获得FDA批准，阻断TNF从而将其去除的药物首次得到成功应用。这一标志性事件促进了无数抗TNF药物的研发，其中大部分是单克隆抗体。不足为奇的是，这类药物都带有"黑框警告"，也就是FDA发出的严厉警示，称消除TNF"可能导致癌症"（或者至少会损害身体时刻准备对抗疾病的能力）。

　　尽管恩利和其他抗TNF药物改善了很多患有各种自身免疫病的人的生活，但我们还是要继续讲奥尔德的故事，因为发现TNF只是他为我们理解癌症与免疫系统之间的密切联系所做出的众多贡献之一。虽然TNF本身并不是治疗癌症的理想药物，但确定用TNF治疗后免疫系统消灭癌症的机制这一进展已经从科利毒素的灰烬中重建了肿瘤免疫学领域，而奥尔德接下来所做的将向着这个目标又迈出一大步。

辅助者、杀手与镇压者，我的天哪！

在劳埃德·奥尔德和巴鲁赫·贝纳塞拉夫发表报告卡介苗可以阻止小鼠体内肿瘤生长的成果之后，癌症生物学领域开始出现爆炸式发展。1960年（也就是有重大影响的卡介苗论文发表一年之后），英国青年科学家爱德华·亚瑟·博伊斯加入了纽约大学的贝纳塞拉夫团队。当时博伊斯的人生经历已经相当丰富了。1941年，年仅17岁的他就自愿加入了英国皇家空军，在战争中奇迹般地活了下来，成为一名空军上尉。战争结束后，博伊斯上了大学，1952年从伦敦大学毕业，1957年在伦敦著名的盖伊医院获得研究型博士学位。在接下来的3年里，博伊斯一直在盖伊医院彼得·戈尔的实验室里从事研究工作，在那里他参与发现了免疫系统中负责决定人体是接受还是排斥移植组织的关键分子。在这个过程中，博伊斯在小鼠繁殖和遗传研究方面获得了宝贵的经验，同时继续与和蔼可亲的彼得·梅达瓦（在整本书中不时出现的另一个人物）展开友好的竞争。考虑到博伊斯想要利用老鼠研究癌症的愿望，也就难怪他会被贝纳塞拉夫积极地招募到纽约了。

博伊斯刚到，就加入了曼哈顿肿瘤免疫学研究小组，与贝纳塞拉夫和奥尔德一起工作（后来在两人的支持下从纽约大学调到了纪念斯隆-凯特琳癌症中心）。几周内，他利用许多近亲交配的小鼠品系具有微妙遗传差异的事实，开始了一系列的研究。他们的方法是用来自某个品系的细胞引起对其他细胞的免疫应答（并产生抗体）。很快，他们就发现了一系列被称为"Ly抗原"的分子，并且证明这些分子富集在一部分淋巴细胞的表面。[22]

我们已经知道，在胸腺中产生了一群被称为"T细胞"的免疫细胞。前两种Ly抗原（Ly-1和Ly-2）似乎区分了两个不同的T细胞亚群。换句话说，与Ly-1结合的抗体会识别一组细胞，而Ly-2抗体则会识别另一组不同的细胞。这一发现与认为免疫系统感知到入侵者后主要有两种应对方法的观点非常吻合。在一种情况下，T细胞被认为会首先触发免疫系统的制导导弹——B淋巴细胞，接着帮助其产生抗体。这些有针对性的投射物能标记出要被消灭的目标，然后要么通过触发一连串的事件，让血清中的分子集中起来杀死目标，要么向能"吃掉"抗体标记细胞的其他细胞寻求帮助。

和这些与抗体相关的事件毫无关联的是，第二种T细胞被认为可以直接杀死"外来"细胞（不需要血清蛋白或者其他细胞的参与）。然而，两种方式分别对应哪种T细胞呢，或者更具体地说，Ly-1或者Ly-2能区分哪些是辅助性T细胞，哪些是杀伤性T细胞吗？

博伊斯和奥尔德发现，Ly抗体的一个关键特性，也就是它们清除与自己结合的细胞的能力，能很好地帮助区分Ly-1和Ly-2细胞。具体来说，研究人员意识到他们可以给小鼠注射Ly-1或Ly-2抗体，分别去除表面带有Ly-1或Ly-2抗原的细胞。这样，博伊斯和奥尔德就能继续探究，这些细胞的丧失如何改变了小鼠攻击"外来"细胞的能力。经过论证，他们发现帮助B细胞产生抗体需要带有Ly-1抗原的细胞，而表达Ly-2的细胞则负责直接杀死外来细胞。多年后，最初被确定为Ly-1的分子被重新命名为CD4，而Ly-2则被称为CD8。我们已经看到，由于艾滋病大流行，许多不是科学家的人也已经知道，CD4-T细胞在帮助整个免疫系统正常运转方面起到了关键作用，而且T细胞计数低导致了很多艾滋病患者死亡。CD4细胞也被称为"辅助性T细胞"，而CD8-T细胞则有一个更危险的名字："杀伤性T细胞"。

一种细胞可以主动杀死另一种细胞的观点是在1960年由比利时先驱科学家安德烈·戈瓦尔茨提出的，当时这个想法还相当另类。戈瓦尔茨在对接受肾移植的狗进行研究后发现，受体动物的淋巴细胞能够杀死被移植的器官。[23]此前，人们已经知道在血清中发现的抗体具有这样的杀伤力。而戈瓦尔茨则证明在这种情况下，杀伤力的来源并不是血清，而是一部分淋巴细胞识别并清除了异体器官的细胞。这些杀伤性细胞后来被确定为T细胞。再后来，奥尔德和博伊斯用Ly-2抗体消除了我们现在所知的CD8-T细胞，从而揭示了这种特殊的细胞是引起细胞介导杀伤作用的主要原因。

随着杀伤性T细胞（也被称为细胞毒性T淋巴细胞，简称CTL）的发现，有人认为这种强大的机制一定受到严格的监管，以避免对正常的细胞和组织造成伤害。为防止自体组织受损而对免疫系统（特别是对CTL）进行控制的方式最终被证明是很精准的，不过这个问题几十年来一直困惑和误导着科学家，进而延缓了能从根本上提升癌症治疗水平的新疗法的出现。

捉弄人的抑制性T细胞

20世纪60年代是从戈瓦尔茨发现细胞毒性T细胞开始，以发现抑制性T细胞结束的。1969年，两位日本科学家——西冢泰明和坂仓照代有了一个偶然的发现，这个发现所产生的深远意义不仅需要未来几年内进一步研究，还意外地引发了一场洲际争议，反映出科学过程最好和最坏的一面。[24]引起这场纷争的研究，原本是要确定胸腺是不是控制生殖的分泌腺。

为了解决这个问题，西冢和坂仓对出生后不同时期的仔鼠实施了胸腺切除术。然后，他们探究这些小鼠是否能交配并产生后代。研究人员想要验证这样一个假设，那就是胸腺产生的激素被清除会损害胸腺被切除的小鼠的繁殖能力。

令他们高兴的是，研究表明出生3天后切除胸腺的确会影响繁殖，原因是卵巢停止发育了。相比之下，出生后7天切除胸腺则不会影响卵巢的发育。这个结果似乎有力地证明了胸腺确实在分泌卵巢发育所需的重要激素。他们认为，小鼠在出生后3天左右需要胸腺产生的激素来维持卵巢的发育，但到了第7天就不再需要了（此时，卵巢已经发育完全）。

尽管其他研究人员可以轻易地重复出西冢和坂仓有关卵巢发育的发现（这也是科学过程的一个特点），但对这个结果的解释复杂得多。让所有参与研究的人都感到惊讶的是，出生后第3天切除胸腺导致的生殖潜力丧失并不是由于缺少卵巢发育所必需的重要激素。事实上，西冢和坂仓的研究表明，出生后第3天切除胸腺使得体内的一群杀伤性T细胞（在第3天之前产生的）主动搜寻并杀死了卵巢细胞，从而导致动物绝育。换句话说，胸腺一直在产生某种通常会阻止免疫系统杀死卵巢的物质。然而，如果在第3天切除胸腺，这种约束就消失了。更奇怪的是，在出生后第2天或者第4天切除胸腺并不会导致卵巢被破坏。较早（第2天）切除胸腺引起的免疫抑制相当直接，因为这样做阻止了所有T细胞的产生。因为需要T细胞来支持或介导对卵巢的攻击，所以在早期切除胸腺的小鼠体内没有T细胞，从而导致免疫抑制，这是说得通的。然而，这个事实无法解释一个更大的问题：在第3天发生了某些事情，导致杀伤性细胞的出现，而在第4天则发生了另外一些事情，使得这些杀伤性细胞被抑制。这些令人费解的现象在之后的几十年里带来了很多让人头疼的问题。

大约在西冢和坂仓发表有关胸腺与卵巢功能研究成果的同一时间，一位名叫理查德·葛森的青年科学家正在耶鲁大学研究"耐受性"的课题。这个词指的并不是更广为人知的与看法或行为有关的社会或心理学定义，而是反映了免疫系统是否会攻击特定细胞或分子的决定。具体来说，葛森要利用一个完善的实验系统，来确定导致人类B细胞决定攻击外来物质的刺激物。这项研究采用了放射性标记的绵羊红细胞，为评估免疫攻击提供了一种简单的方法。如果B细胞对试管内的绵羊红细胞"耐受"，那么绵羊细胞会完好无损，而且在离心机中旋转后放射性物质会随着细胞沉到试管底部。另一方面，如果B细胞产生了能够杀死绵羊红细胞的抗体，那么在离心后放射性物质会分散在液体培养基中。

在葛森进行这项研究之前，人们已经知道B细胞需要在T细胞的协助下产生抗体。这些被诱导产生的抗体会继续杀死绵羊红细胞，而提供这种帮助的是我们现在所知的表达CD4的辅助性T细胞和大家熟悉的一些分子，比如白细胞介素–2。人们也知道，某些能够杀死或阻止辅助性T细胞提供帮助的药物会引起一种"耐受"的状态。这些发现为研究预防移植后器官排斥的新疗法奠定了基础。

尽管这些观点受到了广泛的认同，但葛森在1970年的一份报告中推翻了已经建立起来的共识。在这项研究中，他发现某些T细胞的存在会阻止B细胞杀死绵羊红细胞。与西冢和坂仓的意外发现很相似的是，葛森将T细胞与免疫应答的主动抑制联系起来。这与T细胞起到支持或放大免疫应答作用的观点是直接矛盾的。两年后，葛森发表了在早前发现的基础上进行的第二项研究，提出这些邪恶的T细胞不仅抑制了B细胞，还阻止其他T细胞为采取行动对抗外来入侵者的 B 细胞提供必要的帮助。葛森认为这种异常的行为是由他所说的一种"抑制性 T 细胞"介导的。

在之后大约 10 年的时间里，人们开始争相分离和表征这些令人兴奋的新抑制性 T 细胞。回到日本科学家之前所做的胸腺切除研究，在小鼠出生后的第 4 天左右，也就是杀伤性细胞和辅助性细胞产生后的第 2 天，显然出现了抑制性 T 细胞。这个发现表明，在抑制性细胞出现之前切除胸腺的行为解除了对小鼠免疫系统的约束，从而使其肆无忌惮地去破坏卵巢。

在 20 世纪后半叶推动免疫学发展的一个关键因素是各种不同的小鼠品系的广泛普及，其中一些我们在前面已经讨论过了。这种丰富性为利用基因相似（在某些情况下几乎完全相同）的小鼠进行的研究提供了方便，促进了对组织移植、排斥和耐受性的研究。1976 年，有人利用这些动物模型发表了一篇有关抑制性 T 细胞的论文，似乎确定了一个使得这些细胞能够抑制免疫应答的基因区域。这个神秘的 DNA 片段被称为"I–J 区域"，是葛森和杰出的巴鲁赫·贝纳塞拉夫以及其他知名科学家进行过大量研究的焦点。[25] 这个发现让许多研究人员开始致力于确定 I–J 基因的身份，并且探究它是如何抑制人体的宿主防御机制的。

只有一个问题：I–J 基因并不存在，只是一个实验假象。尽管发现这个假定基因的研究过程已经达到了当时最高的标准，但还不具备理解免疫系统抑制现象所需的科学精度和技术能力。到了 20 世纪 80 年代早期，支持 I–J 基因假说的人越来越少，有很多人试图解释为什么研究人员还没有找到它，或者解释抑制性 T 细胞的工作原理。无法解释 I–J 基因的困境引发了科学界内部的分裂，并且导致许多人质疑是否真的存在任何与抑制性 T 细胞有关的现象。由于不管是为了获得研究所需的资金，还是为了将成果发表在著名期刊上，科学过程往往都严重依赖于同行评审，所以任何带有争议或伪科学意味的东西都会很快让一个课题变得不可触碰。抑制性T细胞的情况就是如此。奇怪的是，对抑制性T细胞的排斥与地域有很大的关系。

对抑制性T细胞的怀疑具有全球性意义，因为它的捍卫者都集中在欧洲，而反对者则在美国获得了越来越多的支持。美国免疫学家不久就对这个课题失去了兴趣，并且在20世纪80年代将注意力转向了其他的研究领域（当时艾滋病的流行及其相关的免疫抑制现象很快吸引了大量的研究资金）。在之后15年的大部分时间里，双方的支持者都会摇着头说持相反观点的另一方太天真。2007年11月2日，美国疾病控制与预防中心的科学家伊恩·约克在一篇博文中总结道，这种分歧在大西洋两岸都造成了不好的影响。[26]在这篇题为《如何让一位免疫学家难堪：I–J的故事》的文章中，约克指出：在20世纪70年代中期，提及"I–J"的科学文献的数量迅速上升；到了1984年之后的几年，随着"泡沫破灭"，其数量又以同样快的速度下降。不过，I–J基因假说的谬误只是前进道路上一次小挫折，很快就会被大多数人遗忘。

我们很快会看到，随着新千年的开始，免疫抑制现象和抑制性T细胞将回到人们的视野中。对免疫耐受和T细胞调节免疫系统的新的（而且更准确的）认识，会迅速且彻底地掩盖有关I–J的那些不成熟和失败的过往。在继续讨论免疫抑制相关问题之前，必须要指出的是，肿瘤免疫学领域在20世纪80年代末和90年代并没有停止发展，而是基本上转向了新技术的研发，这些技术将作为经过大幅改良的新武器被投入抗癌战争中。

第 6 章

制导导弹与弹头

有一个人将被写入医学史，他为研究带来灵感，拯救了无数人的生命，但我们可能永远都无法得知他的名字，只能简单地用姓名首字母称呼他为"N.B."。1976年8月里温暖的一天，这位54岁的白人男性以患者的身份首次出现在波士顿的西德尼·法伯癌症研究所。[1]在过去的一年里，他越来越频繁地感到不舒服，半夜醒来时总是大汗淋漓。随着病情加重，他的颈部、腋窝和腹股沟开始出现疼痛和肿胀，并伴有持续性感冒甚至流感的症状，包括发烧、咽痛和流鼻涕。主治医生认为他可能患上了淋巴瘤，于是将他转诊到波士顿最好的癌症中心。

丹娜–法伯癌症研究院是以其创始人西德尼·法伯的名字命名的，前身是他在1947年建立的儿童癌症研究基金会（Children's Cancer Research Foundation，简称CCRF），这个机构率先采用了常规的小分子化学疗法，其中许多疗法至今仍在使用。[2]要知道在CCRF建立之初，被确诊为儿童白血病就意味着死亡。法伯和他的同事们首次发表的有关缓解和治疗儿童白血病的论文被怀疑涉嫌学术不端。³很明显，许多人认为法伯就跟现在卖蛇油的推销员一样造假，以便来为自己新的研究中心筹集资金。

这样的批评充满了对法伯个人的冷嘲热讽。他非常善于筹集资金，这一点从吉米基金会的成立就可以看出来。这个基金会是以一位12岁患者的名字命名的，这个孩子勇敢地与被认为已经判处他死刑的病魔做斗争，抓住了美国人的心。吉米的成名之路开始于1948年5月22日由新英格兰综艺儿童慈善基金会播出的一个全国性的广播节目，节目的主角是波士顿勇士棒球队。⁴吉米对抗儿童白血病的故事吸引了美国的听众，他所传达的精神和他在节目中与波士顿勇士队的偶像见面时的快乐一样令人动容。在接下来的几天里，共有近25万美元的捐款涌入了CCRF，基金会首先为小吉米购买了一台电视，让他观看他心爱的勇士队的比赛，其他资金都用于支持CCRF促进儿童癌症的治疗。CCRF的筹款活动被称为"吉米基金会"，这个名字至今仍为人所熟知。

实际上，小"吉米"真名叫埃纳尔·古斯塔夫森，是缅因州新瑞典一位土豆种植主的儿子。⁵之所以要把他的名字改成吉米，一方面是为了更贴近美国的捐赠者，另一方面也是为了保护他的隐私。1947年的一天，埃纳尔在上学路上开始感觉到腹部疼痛。做了两次手术后，这个男孩被确诊为非霍奇金淋巴瘤，他腹部的压痛是肠道周围的淋巴结肿大所致，这些淋巴结里挤满了肿瘤细胞，压迫到他的肠道。埃纳尔被转诊到波士顿儿童医院，遇到了医生西德尼·法伯。整个国家的人都关注着"吉米"的病情，当从收音机里听到吉米仍在努力活下去的时候，大家都激动不已。

随着时间推移，吉米逐渐淡出了公众的视线，大多数人以为他最终死于与儿童白血病的斗争中。然而1997年，吉米基金会的工作人员意外地收到了埃纳尔的姐姐写的一封信，说埃纳尔还活着，而且很健康。几天后，埃纳尔亲自打电话给慈善机构的官员，确认了他还活着的消息。他还讲述了自己这么多年是如何生活的。他经营着一家州际货运公司，还有3个女儿。2001年年初，快要当外祖父的埃纳尔最终因心血管疾病去世，享年65岁。

尽管有这个成功的例子，但持怀疑态度的人仍然不相信法伯。1948年6月3日，也就是广播节目播出后两周，他在《新英格兰医学杂志》上发表的论文遭到许多人驳斥。[6] 在这篇具有里程碑意义的文章中，法伯提到了5名患有急性白血病的儿童在接受一种叫作氨基蝶呤的药物治疗后，病情至少都得到了暂时的缓解。[7] 以今天的标准来看，这似乎没什么值得大惊小怪的，因为现在儿童白血病的存活率相当高；然而，在现代癌症治疗的早期阶段，这样的发现有着非同寻常的意义。

1969年，法伯将研究院的服务对象扩展到了成年人，也就是像前文中提到的N.B.那样的患者。1976年8月N.B.进入癌症中心的当天，他的肿瘤科医生就注意到他血液中的白细胞计数非常高。病理报告证实他患上了弥漫性低分化淋巴细胞型淋巴瘤。医生用当时最先进的药物对N.B.进行了高强度的化疗，取得了很好的效果；后来他的脾脏也被切除，目的是尽可能地清除肿瘤细胞。然而，在1979年，他的病复发了，而且经过几轮的化疗，情况都没有好转。他只能寄希望于实验性疗法了。

这个时候，N.B.认识了一位年轻的医生，名字是李·马歇尔·纳德勒。纳德勒是一个典型的纽约人，粗暴好斗；他移居波士顿后，那里的很多人认为他"狡诈"。纳德勒出生于布朗克斯区的一个中产阶级下层家庭，他差不多在14岁的时候才开始自学识字

（在一位好心的图书管理员的帮助下，他读到了最适合学习的书）。尽管如此，纳德勒还是在1969年从皇后学院毕业，后来又被哈佛医学院录取，这对任何人来说都是一项了不起的成就，更别说是他这个几年前还不识字的人了。

　　正如2007年纳德勒在贝勒大学医学中心与威廉·罗伯茨会谈时提到的那样，考虑到他在面试时出现的意外情况，他被哈佛大学录取这件事就显得更加不同寻常。[8]他的第一次面试是在哈佛医学院进行的，之后他被告知下一次的面试地点是麻省总医院。由于不熟悉波士顿和那里的地铁系统，他在雨雪中徒步走完了3英里的路程。当纳德勒来到面试官桑福德·罗斯医生的办公室时，他浑身已经湿透了，接着纳德勒注意到罗斯有一张越南地图，上面用图钉标注了正在进行战斗的地点，于是一场尴尬的谈话开始了。罗斯承认自己非常关注和支持这场战争，而沮丧的纳德勒认为仅仅是自己湿透的衣服和迟到就足以毁掉这次面试，于是他索性和罗斯争论起这场战争的正当性。在整个面试过程中，他们一直在争论，随后罗斯告诉纳德勒他是唯一一个敢挑战自己的面试者。罗斯还说他会努力让纳德勒进入哈佛大学，这让纳德勒感到非常震惊。

　　说句题外话，纳德勒出了名地喜欢有意义的争论或者交锋，这是他在皇后区的街头学到的本领。在2007年的那次会谈中，纳德勒承认："我们花在偷东西上的时间比学习和读书的时间要多。"事实上我们可以说，正是这种胆大妄为和坦率表达自己的观点，甚至不惜冒犯他人的能力成就了纳德勒。比如，杰弗里·图宾在2008年出版的著作《九人》中提到，当时的美国总统要求纳德勒就大法官候选人理查德·阿诺德的健康状况提供反馈意见，因为阿诺德曾经患过一种癌症，纳德勒是这方面的国际专家。[9]比尔·克林顿表示会把候选人的病历档案寄给纳德勒，然而纳德勒不客气地拒绝了这位美国国家最高领导人，简洁地回复："总统先生，您可以要求我做任何事。但如果有人要我去看这个人的病例，那只能是他本人。然后我会告知他结果，他可以与您分享报告的内容。"在事情都按照纳德勒的要求完成之后，克林顿又给纳德勒打电话，想要亲耳听到纳德勒的结论。听到克林顿在电话那头嚼东西的纳德勒并没有马上回答总统的问题（令人遗憾的是，阿诺德的预后很糟糕），而是问他在吃什么。克林顿回应说："巨无霸和炸薯条。"于是，纳德勒主动对美国总统说："作为肿瘤学家，我认为这么吃并不好。"还有一件不那么有教育意义的事情，据说纳德勒曾在波士顿红袜队与宿敌纽约洋基队的一场棒球比赛中大发雷霆。[10]支持自己第二故乡球队的纳德勒被附近同样口无遮拦的洋基队球迷比利·克里斯托激怒。纳德勒并没有被这位喜剧演员的名气吓倒，而是开始长篇大论地辱骂对方，震惊了在场的所有人。

撇开个性特征不谈，李·纳德勒年轻时读过的（在他自学识字之后）一本书对他的影响和启发很大。这本书是辛克莱·刘易斯写的《阿罗史密斯》。[11]这部获得过普利策文学奖的小说是以法裔加拿大病毒学家菲利克斯·德赫雷尔为原型写成的，激励了之后至少两代科学家。受《阿罗史密斯》影响，纳德勒进入医学院，成为一名医学研究者。他与哈佛医学院的另一名学生戴维·基思·李在没有导师指导的情况下，从霍奇金病样本中纯化出一种能抑制正常淋巴细胞（比如他们自己的淋巴细胞）活化的物质——有可能是肿瘤坏死因子。然而，这项研究被完全否定了，因为一个由哈佛大学教师组成的委员会并不认为纳德勒和李的成果值得被发表或者做进一步的研究。这次的经历让纳德勒感到非常丢脸，他发誓不再从事研究，其至拒绝参加毕业典礼。他离开剑桥镇回到纽约，把学术研究抛在身后。

在哥伦比亚大学实习期间，纳德勒重新燃起了对医学的热情，慕名来找他的患者中有很多名人，比如查尔斯·林德伯格和艾灵顿公爵。[12] 在此期间，纳德勒对研究的热情战胜了他多年前在哈佛大学经历过的耻辱，于是他去马里兰州贝塞斯达的美国国立卫生研究院接受了一段时间的医学研究技能训练。在度过两年与老鼠为伴的医学研究训练，并且学习了免疫学知识之后，纳德勒原本打算回到哥伦比亚大学，以给人看病为生。结果，1977年他偏偏选择回到哈佛大学，参与西德尼·法伯癌症研究所（1974年CCRF为纪念其创始人而进行了更名，1983年在接受查尔斯·丹娜基金会提供的巨额捐款后再次更名为丹娜–法伯癌症研究院）的临床肿瘤学研究。

他在丹娜–法伯癌症研究院的导师斯图亚特·施洛斯曼的挑剔程度，丝毫不逊色于多年前彻底否定他研究成果的教授。施洛斯曼是免疫学领域的先驱，然而他在与学生合作以及指导学生的时候没有起到很大的作用。这对纳德勒来说没什么大不了的，他不是一个畏首畏尾的人。

纳德勒决定要探索一项新技术的潜在效用，这对一个刚起步的研究员来说是一次大胆的冒险。这种叫作"单克隆抗体"的技术是两年前在英国剑桥色萨·米尔斯坦博士的实验室里研发出来的。正如我在《变革处方》和《希望与恐惧之间》中详细介绍过的那样，单克隆抗体技术最初是为了提供研究所需的可靠的抗体来源。[13, 14] 要知道服务于这一目的的抗体是由免疫的兔子、山羊和其他动物产生的，而动物与动物之间存在相当大的差异。色萨·米尔斯坦和他的同事乔治斯·克勒合作，利用一些巧妙但简单的技巧，培养出既能永远存活又能合成出单一特定抗体的老鼠细胞。这些"单克隆抗体"不仅提升了质量控制水平，还增强了精准确定要靶向的分子或者分子某个部分的能力。

在纳德勒的研究中，他想攻击的是癌细胞上的一个分子，而患者"N.B."恰好提供了这样的机会。1979年4月，根据哈佛大学人类保护委员会批准的临床方案，纳德勒从N.B.身上获得了肿瘤样本，并用这种材料来免疫小鼠。[15]这些小鼠的免疫系统对肿瘤细胞做出应答，产生了各种不同的抗体，其中大多数抗体都与癌症无关或者并不是只针对癌症。因此，从动物身上获得的血清基本上会攻击所有的人类细胞，这会带来一个显著的问题，那就是这些抗体可能会伤害良性和健康的组织。然而，正如纳德勒意识到的那样，产生单克隆抗体的能力意味着可以避免攻击人类良性组织的负面后果，还有可能得到肿瘤特异性抗体。

尽管他的导师强烈反对，但纳德勒还是继续执行着自己的计划。在接下来的几个月里，纳德勒率领一个团队研制出针对N.B.的细胞表面分子的单克隆抗体。研究团队重点研究了一种被称为"Ab89"的抗体，它在实验室里能识别出N.B.的肿瘤细胞，却不会与来自同一供体的非恶性细胞结合。[16]纳德勒还做了各种实验，以探究抗体在实验室中是否会攻击N.B.的肿瘤细胞，结果发现Ab89能够通过与体内发生的情况（抗体依赖细胞介导的细胞毒作用——ADCC和补体介导的细胞溶解——CDC）相关联的过程杀死肿瘤细胞。

显然，接下来的问题就是如果用这种抗体去治疗患者N.B.，是否也会有类似的疗效。由于很多伦理和科学方面的原因，这个问题很难解决。首先，还从来没有在人身上测试过单克隆抗体。没有证据支持或驳斥这种抗体带来的伤害是否会比好处多。更可怕的是，从注射源自其他动物的抗体的研究中，我们已经知道人类免疫系统在遇到动物抗体时的反应很强烈。换句话说，排斥来自小鼠的Ab89抗体可能是对某种被视为异物的物质所做出的常规免疫应答，或者是一种叫作超急性排斥反应的过程引起的，不管是哪种情况都可能危及生命。从科学的角度来看，我们甚至不清楚被注射到患者体内的单克隆抗体是否能找到肿瘤，更别说与肿瘤结合从而引起足以产生显著临床效果的免疫应答了。

尽管存在这些未知因素，甚至可以说正是因为有这些因素，纳德勒和丹娜–法伯研究院的研究团队还是继续用针对N.B.的肿瘤研发的抗体来治疗他。他们生产出足够完成每天输注6个小时，总共3天的药物。第一天，所有人都屏住呼吸，看着抗体被注入患者体内，他们并不知道患者是否会通过类似于蜂蜇伤后过敏的过程突然剧烈地排斥抗体。当25毫克的抗体被输入N.B.体内时，并没有出现什么特别的现象。[17]患者既没有不适，也没有表现出任何反映问题或者功效的症状（与接受"科利毒素"或肿瘤坏死因子治疗后的剧烈反应完全不同）。在采集了患者的血样后，他们在肿瘤细胞上没有发现抗体，在患者的血液中也没有发现抗体。出现这个令人费解的结果，可能是因为肿瘤产生了太多的游离抗原（一种诱饵，附着在血液中的蛋白质上，而不是肿瘤细胞上），以至于没有足够多的Ab89能摆脱这个诱饵去找到肿瘤细胞上的抗原，然后杀死它。

第二天，3倍量的Ab89（共75毫克）被注入N.B.体内。这样大的剂量还是很有效果的。前一天患者每毫升血液中有38.8万个肿瘤细胞，而抗体则使循环肿瘤细胞迅速减少到每毫升24万个。换句话说，血液中有超过1/3的肿瘤细胞都消失了。此外，虽然在N.B.血液中只有4%的肿瘤细胞是在当天一开始的时候死亡的，但死亡的肿瘤细胞——或者更准确地说是被Ab89杀死的肿瘤细胞——占比增长到了30%。在肿瘤细胞被杀死的同时，患者开始说自己的淋巴结和肝脏感到不适，这正是肿瘤细胞藏身的两个解剖部位。这些症状是很好的迹象，表明抗体正在完成发现和消除肿瘤的本职工作。尽管这些发现很令人鼓舞，但这时候从患者身上提取的肿瘤细胞表明，患者血液中还是没有足够多的Ab89将肿瘤细胞完全占据（被称为饱和状态）。事实上，肿瘤细胞散落的游离物质提供了大量讨厌的诱饵，从而让治疗的效果大打折扣。这意味着可能需要更大的剂量来改善预后。更糟糕的是，N.B.血液中的肿瘤细胞数量出现了快速反弹，原因是藏身于他体内其他器官的肿瘤细胞也进入了血液中。

第三天，也是治疗方案规定的最后一天，研究团队把剂量提高到第二天的两倍，给N.B.注射了150毫克的抗体。尽管血液中的循环肿瘤细胞数量再次下降，也只是暂时的，因为更多的恶性细胞离开患者的组织，留在血液中。从理论上讲，这个捉迷藏的游戏可能会持续几天或几周，直到他体内所有的肿瘤都被清除。但问题是获准的临床方案只允许治疗3天，而且由于"诱饵"抗原一直在阻断抗体，极大地影响了杀伤肿瘤的效果，因此无法得到更积极的临床结果。

幸运的是，治疗方案允许一个月后大剂量用药，前提是患者能活到那个时候。好在N.B.真的活了下来（但无法判断先前的治疗是否延长了他的生命，因为根本没有先例）。在这一天，他被注射了多达1 500毫克的抗体。即便是这样高的剂量（是第三天给药量的10倍），他血液中循环的游离物质仍然多到足以影响抗体的作用（因为在一个月的时间里得到了补充）。虽然患者血液中肿瘤细胞的数量在治疗后一度出现下降，但时间非常短暂，N.B.的病情继续恶化，最终还是夺去了他的生命。

虽然最终结局很悲惨，但N.B.对科学事业做出了极其巨大而持久的贡献。他自愿参与研究的勇气带来了第一个证据，表明单克隆抗体在人体内耐受并且可用于杀死肿瘤细胞。Ab89的合成以及临床试验的过程等研究成果分别在1980年8月和9月得以发表。[18, 19]

这次失败的教训也给纳德勒上了宝贵的一课：在肿瘤不断播散物质的情况下，抗体几乎不可能对癌症产生疗效，因为这些物质会作为诱饵，在抗体接触到肿瘤细胞之前就与前者结合在一起。关键问题是要在肿瘤上面确定一个靶点，这个靶点不能被散播到血液中。后来有证据表明，出色的李·纳德勒已经这样做了。

B细胞与抗体

广义的"癌症"包含无数种疾病，因为每个人的病情都是独特且个性化的。尽管如此，人们还是可以根据恶化细胞的种类和/或它们所在的位置来区分主要的癌症类型。淋巴瘤和白血病的共同点是它们基本上都源自血液或骨髓当中的细胞，主要是淋巴细胞。出于一些尚未完全明确的原因，这些血癌中的绝大多数都与恶性B细胞有关。这样的情况让李·纳德勒产生了一个疑问：有没有可能利用这个细胞谱系来实现有选择地攻击B细胞，同时尽量减少对其他血细胞的伤害呢？

有点儿讽刺的是，纳德勒的想法是利用恶性B细胞的产物——单克隆抗体来搜寻和找出其他的恶性B细胞。1980年10月，也就是有关N.B.的研究成果发表一个月之后，纳德勒就完成了这项研究，并通过一篇科学论文公开了结果。

在这一个月内发表的第二篇具有里程碑意义的论文中，研发Ab89的团队宣布他们研制出一种能够选择性地识别B淋巴细胞的抗体。这种抗体能识别一种新的分子"B1"，它不同于其他所有的B细胞标志物。具体来说，B1抗体似乎能识别所有的B细胞（而以往的B细胞标志物的识别能力相对有限）。此外，实验室中的B1抗体实验表明，它能够利用人体防御机制为应对传染性入侵者（和癌症）的持续攻击而进化出的补体和细胞介导方式，借助其杀伤力清除所有的B细胞。在实验室最佳的无菌条件下取得重要进展之后，问题就转向了这些抗体类的癌症药物是否真的能在B细胞癌症患者体内发挥出相同作用。

在接下来的几年里，纳德勒继续使用单克隆抗体来表征B细胞肿瘤，并寻找机会应用这项迅速发展的技术。尽管找到了另外3个B细胞特异性靶点（现在被称为CD19、CD21和CD22），但B1分子仍然是靶向治疗B细胞癌症的最佳选择。虽然B1抗体的实验室结果非常理想，但更大的挑战是要确定与B1抗体结合的究竟是谁。

纳德勒和施洛斯曼的其他合作伙伴为找到B1靶点提供了必要的蛋白质生物化学知识。1983年，由B1抗体识别的蛋白质开始被表征；到了1985年，B1蛋白质被发现，不久后就被重新命名为CD20。[20, 21]正如纳德勒之前所预测的那样，CD20存在于所有B细胞的表面，这样就将某些B细胞肿瘤细胞逃过检测的可能性降到了最低。当对CD20的研究得到越来越多的关注时，人们开始争相测试针对CD20的抗体在治疗B细胞癌症方面的潜在效用。这场比赛中有很多与单克隆抗体新技术相关的实际障碍，而且参与这次挑战的竞争者居然是一群生物技术创业者。

人-鼠抗体

单克隆抗体技术的早期倡导者是一位出生于布鲁克林，在曼哈顿工作的股票经纪人。1980年，24岁的戴维·布莱奇在华尔街工作，而他的哥哥艾萨克则从事公关工作。[22]在半导体和计算机已经开始出现并重塑现代社会的大好时机，两个人把所有的积蓄都押在了科技股上。1980年夏末，戴维买了一本现在已经停刊的科学杂志 *The Sciences*，饶有兴趣地读了劳埃德·亨利·施隆的文章《不朽的免疫力：驯化癌细胞以实现抗体量产》。[23]在这篇文章中，施隆认为单克隆抗体新技术对医学的潜在影响和晶体管重塑电子行业的能力一样具有革命性。这个想法引起了投资者戴维的共鸣，他正在享受着半导体市场带来的收益，而且这个市场的回报已经开始趋于"成熟"（也就是说超快增长的时期已经结束了）。

尽管对抗体一无所知，但戴维很快就得出一个结论：他必须要成为几年前还不存在的生物技术领域的先驱。1980年10月14日，最早的生物技术公司之一——基因泰克在上市首日股价就翻了一倍，这让戴维非常惊讶，他马上就行动起来，赌徒本能让他在新兴的生物技术产业上下了大赌注。

布莱奇兄弟首先利用从传统技术领域获得的资金聘请了那篇影响深远的杂志文章的作者（施隆），还有其他几位顾问，以帮助寻找未来单克隆抗体领域的新兴领军人物。很快，这个团队就锁定了另一位土生土长的布鲁克林人——罗伯特·诺温斯基，当时他在美国大陆另一端的西雅图弗雷德·哈钦森癌症研究中心工作。诺温斯基有一种创业者的本能，早在一年前就有更资深的风险投资人与他接洽过。那时候，诺温斯基还在犹豫，不知道怎样才能与机构投资者打好交道——这是一群以西装革履、态度保守（如果不是在政治方面，指的就是思维方式）而闻名的专业人士。这种刻板印象与一小部分身处各自领域前沿的科学研究人员形成了鲜明对比，这些发明者往往在思维方式上更具颠覆性。

布莱奇家族找到诺温斯基，向他保证他们在追求共同目标的过程中同样有闯劲儿，会成为比相对古板的投资公司更好的合作伙伴。诺温斯基回应说，只要布莱奇家族在当年年底前筹集到至少100万美元，然后在6个月内筹集到300万~600万美元，他就同意。否则，诺温斯基要保留离开的权力。有了这些双方商定的条款，再加上一项特别的薪酬方案（将新公司相当大的一部分股权赠予诺温斯基），合作就此展开。1980年11月18日，在基因泰克上市后仅一个月，这家名叫"基因系统"（Genetic Systems）的公司就在特拉华州成立（但总部在西雅图）。[24]

在不到6个月的时间里，除了一个时髦的公司名之外几乎什么都没有的布莱奇家族就从机构投资者和墨西哥一家大型的制药公司辛泰克斯（Syntex，后被罗氏制药公司收购）筹集到了所需的资金。基因系统公司在1981年6月申请了首次公开募股，股价从几个月前的一文不值或者最多几美分，涨到了每股6美元。基因系统公司开始利用筹集到的资金研发产品，其中首款产品是基于单克隆抗体的衣原体诊断试剂盒。这个产品于1983年1月被FDA批准在美国销售。当年晚些时候，用于检测疱疹的第二款诊断产品也获得了FDA的批准。虽然这些产品带来了公司急需的收入，但它们只能用于诊断疾病，无法治疗或者预防疾病。治病才是真正能赚钱的市场。

基因系统公司在前两款诊断产品获准销售的那一年，又组建了一家新的治疗公司。这个新的组织叫"Oncogen",是基因系统公司与辛泰克斯成立的致力于研发单克隆抗体疗法的合资公司。Oncogen于1983年开始运营,并由弗雷德·哈钦森癌症研究中心的另外两名研究人员英格尔德·赫尔斯特伦和她的丈夫卡尔负责管理。赫尔斯特伦一家是出生在瑞典的移民,在1966年来到美国。这对夫妇是最早将免疫系统与癌症联系起来的科学先驱(在20世纪中叶,这还是一个离经叛道的观点),他们在研究期间与诺温斯基合作,发现了多种单克隆抗体。

1986年,Oncogen的科研团队宣布合成出一种叫作"1F5"的CD20单克隆抗体。[25]赫尔斯特伦夫妇已经证明,一类被称为"IgG2a"的小鼠单克隆抗体能够与人类杀伤细胞完美结合,从而让杀伤细胞杀死恶性B细胞。并非巧合的是,1F5也是第一种在B细胞淋巴瘤患者身上进行测试的CD20抗体。[26]

1987年,Oncogen的科学家与他们在弗雷德·哈钦森癌症研究中心的老同事合作,开始进行1F5的人体测试。最初的研究获准给4位无法治愈的淋巴瘤患者施用1F5。[27]所有患者均未出现不良反应,表明这种药物是安全的,而安全始终是试验性新药测试的首要目标。4位患者中有2位的血液里循环着相当数量的肿瘤细胞,在这两个病例中,1F5在注射后几个小时内就清除了90%的循环肿瘤细胞。另一项很有前景的发现是,接受最高剂量1F5的患者不管在疾病缓解的程度还是持续时间上,效果都是最好的。让所有参与者感到遗憾的是,这次的初步试验仅限于短期治疗。因此缓解只是短暂的,病情还是复发了,在接下来的几周里,4位患者中最终有3位离开了人世。尽管结果令人心碎,但一个很大的收获是,只要能实现更频繁、更长时间和更高剂量的给药,CD20抗体就有成功的可能。

免疫系统总是会将小鼠抗体（比如1F5）识别为异物，然后积极地去消除它。最好的结果是，患者体内的防御系统会在遇到抗体后立刻将其消灭。而最坏的情况是，这种抗抗体反应会变得很剧烈，以致引发类似于敏感体质的人被蜂蛰伤或者坚果过敏后的反应。这样的反应可能要过几天甚至几周的时间才能被发现，所以在Oncogen资助的1F5研究中，患者并没有体会到这种极端的效果，因为最早的几位患者的用药时间只有5~10天。更长时间的治疗会不可避免地造成伤害。

出于对这个问题的担忧，世界各地的科学家开始探究是否以及如何消除对抗体中鼠源部分的反应。事实证明，这个问题解决起来相当困难，而且人们普遍认为，克服这个障碍需要新的思维和大量的资源。为此，Oncogen先是选择结盟，之后在1986年将自己出售给大型制药公司百时美施贵宝，这并不奇怪，因为后者有丰富的想法和资源。[28]

百时美施贵宝公司收购Oncogen后，在资金和专业知识兼备的情况下，科学家决定尝试一种叫作"chimerization"（嵌合）的新方法。读者可能知道，"chimera"（奇美拉）这个词指的是混合了多个物种特征的怪物，比如那种马的身体上有个人头的生物。人们更熟悉也更适用的一个例子是埃及神话中的斯芬克斯，它的特点是人面狮身。嵌合抗体更像后者，它指的是从小鼠抗体开始，然后将鼠源抗体分子的主链替换为人类变体的想法。为此，Oncogen的研究人员决定不再继续研究1F5，而是选择了一种效果更好的CD20抗体2H7。[29]在2H7抗体蛋白质中，大约90%的鼠源部分都被替换为相应的人源部分。之后这种抗体在实验室里进行了测试，以确保它仍然可以识别和消除携带CD20的B细胞。1987年，Oncogen团队公开了研制这种嵌合抗体的消息。尽管嵌合 2H7 抗体在实验室中的表现非常理想，但从 Oncogen 到百时美施贵宝的过渡耗费了宝贵的研发时间（当专注于单个项目的团队不得不听命于更庞大的官僚机构时，就经常会出现这种情况）。更糟糕的是，Oncogen/百时美施贵宝团队可能还没有意识到其他竞争对手也在努力研发 CD20 单克隆抗体。和那只著名的兔子一样，这个原本速度更快的团队把领先优势让给了一个渴望成功的新手，结果这个新手非但不是乌龟，还是一只跑得更快的兔子，最终赢得了这场攻击 B 细胞肿瘤上 CD20 靶点的比赛。

在谈论下一个话题之前，有必要先把基因系统公司的故事讲完。我们已经看到，戴维·布莱奇在这两家公司上下了赌注，后来在它们被百时美施贵宝公司收购时获得了可观的收益。遗憾的是，布莱奇在支持生物技术方面的眼光只是他重度赌瘾带来的一个意外结果。布莱奇不赌纸牌或者骰子，而是痴迷于创业公司的股票。创立基因系统、Oncogen 和其他几家公司背后建设性的本能，最终让位于在不靠谱的公司上缺乏理性的押注。在《纽约时报》的安德鲁·波拉克最先发表的一篇报道中，布莱奇承认自己是 20 世纪 90 年代最富有的美国人之一。[30]

到 2013 年，戴维·布莱奇已经挥霍掉自己所有的财富，还欠下了 1 100 万美元的债务，即将因证券欺诈罪入狱。布莱奇说：“毫无疑问，如果我在过去 20 年里一直处于昏迷状态，到今天醒来就会是一个亿万富翁。”事实上，在说完这句话不到几天之后，他就进入了新泽西州迪克斯堡的一座联邦监狱，服刑 4 年后才重获自由。之所以会落得这样的下场，是因为他把生物技术投资看作在 21 点牌桌上随机押注。随着形势变得对布莱奇不利，他的财产也被一扫而光。在一次庭审中，他请求法官考虑他患有躁郁症的情况，以及他早期投资致力于改善医疗条件的企业的事实。然而，在布莱奇继续加倍下注，第二次因证券欺诈罪被起诉后，这个借口未被法院采信。最终，别无选择的戴维·布莱奇只能用非法的手段，通过诈骗投资者来继续那些失败的赌注，这些行为加速了他从顶层豪华公寓到劳动教养院的步伐。

创新型"重磅武器"：利妥昔单抗

基因系统公司成立两年之前，在西雅图以南 1 200 英里、位于曼哈顿西南方 2 400 多英里的地方，另一家新兴的生物技术公司在圣迭戈成立。这家叫作"Hybritech"的公司是克勒和米尔斯坦有关单克隆抗体的文章发表后不久，在一场不同寻常的谈判中诞生的。谈判一方是加利福尼亚大学圣迭戈分校年轻的助理教授艾弗·罗伊斯顿和他的博士后同学霍华德·伯恩道夫，另一方则是历史上最有成就的生物技术投资者之一。

可以说，霍华德·伯恩道夫是在底特律或其周边地区长大的，成绩中等的他得知自己被刚成立的密歇根州立大学奥克兰分校录取后，感到非常惊讶。[31] 这所高校就是现在的奥克兰大学，它所在的地方之前归约翰·弗朗西斯·道奇（创立与自己同名的汽车制造公司的道奇兄弟中的一位）和他的妻子玛蒂尔达·道奇·威尔逊所有。[32] 玛蒂尔达原名玛蒂尔达·劳施，1902 年从商学院毕业后，她就开始在道奇汽车公司工作，后来与公司的创始人恋爱并结婚。1920 年约翰去世后，玛蒂尔达成为美国最富有的女性之一，5 年后她与木材大亨阿尔弗雷德·G. 威尔逊再婚。

玛蒂尔达在密歇根州政坛表现非常活跃，1940年她被卢伦·迪金森任命为副州长（她是首位担任副州长的女性）——迪金森是唯一一个在现任州长去世后被任命为州长的人。本来，玛蒂尔达很可能会成为州长，因为迪金森在上任时已经79岁了，但他还是活到了剩余的两年任期结束的时候。玛蒂尔达·道奇·威尔逊在去职（部分原因是迪金森的年龄）后，尽管回到了上流社会，但她在公益事业方面的贡献令人影响深刻。在她第二任丈夫去世前5年，玛蒂尔达捐赠200万美元以及她与约翰·弗朗西斯·道奇共有的占地1 443英亩①的庄园（及其建筑物），建立了奥克兰大学，既满足了自己做善事的需求，也为她的一部分财富找到了出路。

　　1967年，伯恩道夫进入这所刚成立的大学，是这所大学最早的一批学生。[33]他在奥克兰大学就读期间的同学包括两位相当著名的演员——戴维·哈塞尔霍夫（因出演《霹雳游侠》和《海岸救生队》出名）和罗伯特·英格兰德（因出演《猛鬼街》中的弗莱迪·克鲁格为人所熟知），但我们并不清楚他们是否有过交集。和许多当时受越南战争影响的同学一样，伯恩道夫也选择了主修政治学。后来，在参加了一个研究藻类的自学项目之后，他对科学产生了浓厚的兴趣，于是转到了生物学专业。

　　伯恩道夫曾就读过另一所刚成立的大学，这一次他成为韦恩州立大学医学院的第一届学生。一直对研究很感兴趣的他最终放弃了医学，获得了研究型硕士学位，晚上还在密歇根癌症基金会（现在的卡尔马诺斯癌症中心）工作。最终，这种双重生活的压力，再加上对他父亲健康状况的担忧，迫使他改变了生活的环境和人生计

---

① 　1英亩≈4 046平方米。——编者注

划。伯恩道夫离开了冬天过于寒冷的底特律，搬到了旧金山湾区，准备在斯坦福大学攻读博士学位。

正是在这段时间里，伯恩道夫第一次接触到单克隆抗体技术，成为美国最早实践这项技术的人之一。在斯坦福大学期间，伯恩道夫第一次遇到艾弗·罗伊斯顿，后者是一位出生于英国的医生，在约翰斯·霍普金斯大学获得医学学位后选择来斯坦福大学实习。[34]罗伊斯顿也很喜欢研究，他最终进入了年轻教授罗纳德·列维的实验室。列维在1968年获得医学学位，一步步成为淋巴瘤领域最受尊敬的专家之一。罗伊斯顿对免疫学很感兴趣，1977年他受聘于加利福尼亚大学圣迭戈分校，并邀请他信任的新朋友霍华德·伯恩道夫以博士后的身份加入。

一年后，他们俩在圣迭戈分校的实验室里接待了两位著名的风险投资人。命运似乎已经注定了伯恩道夫要进入第三家新成立的组织（继密歇根州立大学奥克兰分校和韦恩州立大学之后），而这一次是他自己创立的公司。在来到圣迭戈的这一年里，伯恩道夫和罗伊斯顿不仅在加利福尼亚大学圣迭戈分校建立了一个实验室，还筹划了一家销售单克隆抗体产品的创业公司。他们俩经过计算，得出启动这个项目需要17.8万美元的资金。[35]然而，这两位科学家无法获得投资者的垂青，直到命运以一种相当不寻常的方式介入其中。

他们来到圣迭戈之后，伯恩道夫和在加利福尼亚大学圣迭戈分校医院病房工作的肿瘤科护士科莱特·卡森成了朋友，还把她介绍给了罗伊斯顿。卡森和艾弗·罗伊斯顿相恋，后来结了婚。在谈恋爱的过程中，人们往往会避免提及前任的事情。但卡森和罗伊斯顿并非如此，因为卡森承认她曾与一位名叫布鲁克斯·拜尔斯的风险投资人谈过恋爱。拜尔斯在大名鼎鼎的投资公司凯鹏华盈工作。这家总部位于加利福尼亚州门洛帕克的风险投资机构已经或者将要为硅谷许多著名的公司播下种子，其中就包括美国在线、亚马逊、康柏、网景和谷歌等。

拜尔斯关注的是另一个技术领域，也就是生命科学。凯鹏华盈早期投资过的公司中有基因泰克，正如我们已经看到的那样，基因泰克带来了巨额的回报，包括直到那时为止规模最大的生物技术行业首次公开募股。拜尔斯的职责是扩大对生物技术的投资，鉴于这一点，他很爽快地接听了前女友打来的电话。在这次交谈中，卡森问拜尔斯是否愿意来门洛帕克和罗伊斯顿见一面。尽管暗潮涌动，但这次会面进行得相当顺利，并且促成拜尔斯和汤姆·珀金斯在几周后到圣迭戈做了跟进随访。

双方就单克隆抗体的商业前景进行了富有成效的讨论，结束之后罗伊斯顿开车送拜尔斯和珀金斯去机场。这时，拜尔斯问成立罗伊斯顿设想的这个公司需要多少钱。[36] 几周前，罗伊斯顿就与伯恩道夫研究过这个问题，他已经准备好回答这个问题了，想着就告诉对方17.8万美元这个准确的数字。但罗伊斯顿转念一想，还是打算给自己留点儿余地，于是他说："20万美元。"没想到作为风险投资人的拜尔斯破天荒地反驳说这还不够，提出要投资"30万美元"。

资金到位之后，1978年9月18日，一家生物技术公司在冷清的圣迭戈郊区一个叫拉荷亚的地方成立了。这家新公司叫作"Hybritech"——体现了"technology"（技术）与"hybridomas"（杂交瘤细胞）的结合，杂交瘤细胞是一种独特的经过改造的肿瘤细胞，能够产生单克隆抗体。在接下来的5年里，对Hybritech的投资获得了很好的回报，这家公司研发出多种用于改善疾病诊断和追踪的单克隆抗体产品。事实上在拉荷亚，以Hybritech为核心形成了一个蓬勃发展的生物技术社区，光是来自Hybritech的创业者就成立了至少40家后继的生物技术组织。[37] Hybritech及其拥有的单克隆抗体技术获得了巨大的成功，1985年9月，在公司成立7年零1天的时候，礼来公司以3亿美元的价格收购了Hybritech，是凯鹏华盈原始投资的1 000倍。

在Hybritech被礼来公司收购的时候，伯恩道夫已经离开，在拉荷亚开了另一家单克隆抗体公司。这家公司成立于1985年，创始人包括Hybritech幕后的两个人（罗伊斯顿和伯恩道夫），以及他们之前在斯坦福大学的同事罗恩·列维和在加利福尼亚大学圣迭戈分校的同事罗伯特·索贝尔。这家公司得到了一个超级投资者财团的资助，而且负责牵头的还是凯鹏华盈的布鲁克斯·拜尔斯。这家新公司的名字是"IDEC制药"。[38]

Hybritech已经成功地证明了单克隆抗体在诊断中的应用相当有效（而且很赚钱），而IDEC则致力于研发用于治疗的抗体。IDEC最初采用的科学方法原本是为了开发所谓的抗独特型抗体。在这里我不想讲太多的细节，反正这是一个很有雄心的想法，旨在为一类B细胞癌症和某些自身免疫病创造个性化的治疗方法。然而，和其他许多非常宏大的前沿理念一样，事实证明这项计划执行起来有点儿过于复杂，即使是对于伯恩道夫和罗伊斯顿这样经验相对丰富的人来说也是一样。

1990年8月，IDEC的科学家开始了一项非常简单却极其关键的实验。这项实验将彻底改变癌症治疗，那就是用人B细胞肿瘤细胞系对小鼠进行免疫。正如人们所预料的那样，小鼠出现了排斥反应，因为这个细胞系来自不同的物种，免疫系统为此已经进化了数十亿年。在这个过程中，小鼠产生了一系列针对外来入侵者的抗体。参与这项研究的科学家预计，小鼠抗体主要以人体细胞与小鼠细胞之间有差异的蛋白质为目标。这可能牵涉到很多对肿瘤生物学几乎没有什么意义的蛋白质，但也许——仅仅是也许，他们有可能幸运地找到一些其他的东西。为了提高成功率，IDEC的科学家用了一个技巧。他们用这个细胞系免疫多只小鼠。在开始费时费力地制作单克隆抗体之前，他们只选择那些产生抗CD20（你可能还记得，这种由拉特纳发现的分子在治疗B细胞白血病/淋巴瘤方面显示出成功的希望）抗体的趋势很强的小鼠。这个技巧大大提升了他们的运气。

来自经人B细胞免疫小鼠的单克隆抗体中包括一种叫作"2B8"的抗体。这种抗体可以与CD20精准结合，并且在实验室中能通过多种方式（也就是补体和抗体依赖的细胞毒作用技术）杀灭肿瘤细胞，展现出良好的发展前景。

IDEC团队在认识到研发小鼠抗体的局限性之后，利用与Oncogen/百时美施贵宝等竞争对手采用的嵌合策略相类似的方法对2B8进行了改造。IDEC团队分离出产生2B8抗体的DNA，并利用当时还处于发展阶段的分子遗传学技术合成出一种鼠-人嵌合体。你可能还记得，这种嵌合抗体的设计初衷是在被注射到患者体内时，尽可能降低治疗性抗体在发挥找出和杀死肿瘤细胞的预期作用前，被免疫系统识别为异物并产生排斥反应的可能性。

考虑到与Oncogen/百时美施贵宝等研究团队之间的竞争，IDEC的科学家在临床研究步入正轨之前，一直没有公开他们的成果。直到1994年1月，这种新的实验性疗法IDEC–C2B8（"C"表示这是一种嵌合抗体）才首次被提出。[39]就在这项成果被公布之际，IDEC团队已经在准备提交关于第一次临床试验结果的论文，而这篇论文在当年10月末被发表。[40]

1992年12月，IDEC向FDA提交了启动IDEC-C2B8临床试验所需的文件。[41]这项研究于1993年2月开始，是对非霍奇金淋巴瘤患者进行的一次单剂量研究。非霍奇金淋巴瘤是一种B细胞癌症，其恶性细胞表面有大量可作为抗体目标的CD20。在接受单剂量IDEC-C2B8的治疗后，结果非常惊人：15名接受治疗的患者中，有6人显示出肿瘤萎缩的迹象。到1994年10月发表试验结果的时候，一向敏锐、低调而有紧迫感的IDEC已经完成了临床二期试验，从而证实了产品的有效性。这些结果对确定关键的临床三期研究要使用的剂量，从而获得FDA批准上市有很重要的意义。这项关键的临床三期研究已经基本设计完成（通常需要数月或数年的时间），并计划于1995年3月启动。IDEC团队保持着这种不停歇的节奏，在两年内不仅高效地完成了临床三期试验，还提交了FDA所需的全部文件（有成千上万页）。1997年11月，FDA审查了试验结果并批准了这种现在被称为"美罗华®"（利妥昔单抗）的产品。这个时候，IDEC还采取了积极的商业策略，将利妥昔单抗的销售权授予基因泰克，让这个产品稳定地留在布鲁克斯·拜尔斯创立的公司中。与基因泰克合作的策略也让IDEC团队能够利用老牌公司现有的营销手段，尽可能地提高这种针对B细胞白血病产品的销量，同时IDEC又可以去研发更多的抗癌药物。

对于大多数读者来说，这些日期和时间线可能并没什么特别的，但它们确实有非同寻常的意义，尤其是因为利妥昔单抗与以往被考虑用于人类的药物完全不同。1985年，FDA批准了第一种治疗性单克隆抗体，这是一种叫作"莫罗莫那–CD3"（Muromonab-CD3）的小鼠抗体。这种抗体会攻击并杀死器官移植患者体内的T细胞。莫罗莫那–CD3本质上是关闭了免疫系统（使其得不到T细胞的帮助），它还产生了好的连带后果，那就是减少了药物本身的鼠源部分导致其被人类免疫系统排斥的可能性。然而，艾滋病等疾病可以证明，彻底破坏人体的防御体系并不是长期治疗任何一种疾病的最佳方法。

1994年，另一种叫作"阿昔单抗"（abciximab或ReoPro®）的抗体产品也很有开创性。阿昔单抗尽管被设计成嵌合体（从而降低了被排斥的可能性），但最终产物只是某种抗体的一个片段。[42]它是为短期用于预防或者治疗缺血（一种凝血疾病）而研发的，可以阻断导致血液凝结的细胞样碎片——血小板。阿昔单抗的研发人员切去抗体的一大部分，从而将可能导致抗体被识别为异物的鼠源部分去除了大半，这样就把产品引起保护性免疫的风险降到了最低。而IDEC并没有选择这种方法，因为这部分是利妥昔单抗起效所必需的。

利妥昔单抗与这些早期产品的不同之处在于，它的设计理念是利用人体免疫系统自然的杀伤力，使主动清除病变细胞的效果达到最佳。我们稍微来分析一下这句相当有雄心的话。除了降低自身被识别为异物的可能性这种有益的效果外，利妥昔单抗还具有创新性，因为它利用了补体级联反应或者抗体依赖的细胞毒作用，来部署杀死肿瘤细胞所必需的人源部分抗体。[43]莫罗莫那–CD3却没有实现这个目标，因为抗体的鼠源部分在人体的杀伤机制中相对来说没什么效果。同样地，阿昔单抗没有解决这个问题，因为它的作用只是阻断目标（血小板），而不是杀死它们。

考虑到产品的创新性和杀伤力，FDA的监管机构不免担心患者在接受利妥昔单抗治疗后会出现有害的毒副作用。例如，如果药物与体内其他细胞（而不是计划中的B细胞靶点）结合，就可能会给正常组织带来更大的伤害，从而导致副作用甚至死亡。人–鼠嵌合方法的另一个问题是抗体可能在治疗对象体内停留数天、数周甚至数月，这和通常几个小时内就被清除的传统小分子药物完全不同。因此，利妥昔单抗引起的任何毒副作用可能会持续很长一段时间，这种恐惧引发了FDA监管机构极大的担忧。

还有一个明显的问题，利妥昔单抗可以识别并杀死所有的B细胞。这意味着不仅恶性细胞会被消灭，参与对抗感染的正常B细胞也会被清除。不过，和非霍奇金淋巴瘤和其他致命的B细胞癌症的发病率和死亡率相比，这样的担忧显得微不足道。

所有这些问题或者其中的任何一个原本都很容易被预见到，从而让IDEC连人体测试都无法进行，更不用说在几年内获得营销的全面批准了。利妥昔单抗的经验是很值得关注的，尽管有这些担忧（或者可能正是出于这些担忧），IDEC和FDA还是能够有效地合作，在面对一种将会彻底改善实验性疗法的机制、功效和安全性的新药时，努力缓解人们潜在的担忧。因此，生物制药企业及其监管机构（FDA）的拥护者和批评者都应该将利妥昔单抗的顺利获批看作通过密切沟通和合作最大限度地为公众利益服务的实例之一，也应该看到要使一种潜力非凡但风险令人生畏的新药获得批准是需要勇气的。

致命一击

随着利妥昔单抗临床试验的结果开始变得越来越有希望，FDA

和其他生物技术公司也越来越关注单克隆抗体疗法的潜力。事实上，可以很肯定地说利妥昔单抗的获批开启了癌症治疗的新时代，而且我们还不清楚这个新时代的极限在哪里。

单克隆抗体技术以一种意想不到的方式吸引了投资者和公众的注意力，这都源于一个最不寻常的事件：1991年海湾战争。在驱逐占领邻国科威特的伊拉克军队的行动中，全世界都惊叹于新型导弹的火力和准确性，它们瞄准目标的精度可以达到几英寸，还能将目标完全粉碎。单克隆抗体的特异性及其识别目标，之后将其摧毁的能力和导弹非常类似，于是创业者在游说投资者为靶向治疗癌症的新单克隆抗体公司提供支持时，无数次地用到了这个有用的类比。

在以利妥昔单抗为代表的开创性产品的推动下，一波又一波的抗体疗法完成了测试，而且很多都获得了批准。总的来说，到20世纪末，单克隆抗体已经占到了FDA批准的所有新药的近1/3，其中至少有1/2的抗体药物是针对癌症的。几乎所有这些药物都受到了利妥昔单抗经验的启发或影响。[44, 45]

然而，利妥昔单抗有一个相当不光彩的秘密，那就是它的临床疗效并不显著，甚至用"普通"形容更为恰当。尽管和通常会杀死几乎所有正在生长的细胞的传统癌症化疗相比，只攻击B细胞的利妥昔单抗的毒性肯定要小一些，然而，并不是所有患者都对利妥昔单抗治疗有积极的反应，而且不少患者出现了病情复发的情况。单一药物的劣势会导致潜在"篡位者"的诞生。一言以蔽之，这个领域需要"走核武器道路"。

在《变革处方》这本书中，我详细介绍了后来的两种单克隆抗体产品——泽娃灵®（Zevalin®）和百克沙®（Bexxar®）的基本原理和发展状况，有些要点值得在这里重提一下。这两种药物的研发公司（泽娃灵®由IDEC研发，百克沙®由总部在西雅图的科雷莎公司与葛兰素史克公司合作研发）认识到利妥昔单抗的不足，并通过合成一种放射性的CD20抗体来解决这些问题。他们的想法是放射性不仅会破坏与抗体结合的肿瘤细胞，还会破坏附近的其他肿瘤细胞。李·纳德勒利用现有分子合成的抗体（你可能还记得它叫"B1"）被授权给库尔特制药公司（Coulter Pharmaceuticals），后来又被授权给葛兰素史克公司，成为百克沙®的主要成分。这种热门药物的效果来源于合成过程中加入的碘–131，这是一种强大的发射伽马射线的放射性元素。百克沙®的辐射会杀死与恶性B细胞密切接触的其他细胞，其中通常包括其他肿瘤细胞和一些支持细胞。[46]同样地，泽娃灵®是IDEC研发的一种CD20抗体（但不是利妥昔单抗，因为你可能还记得，这种分子已经被授权给了基因泰克）。这种药物将钇–90作为弹头，这是锶–90的一种高放射性的衰变产物，而锶–90又是核反应堆乏燃料中放射性铀的副产品（在某些情况下，另一种高能的同位素铟–111也用于合成泽娃灵®）。

给CD20抗体加上放射性的弹头的确在根除肿瘤方面更有效，而且在治疗B细胞癌症方面展现出明显的优势。然而，给患者施用放射性物质造成了很多不便，因为患者的体液和粪便必须作为放射性废物被收集、记录和储存起来。更麻烦的是，负责开化疗处方或者接受保险公司偿付的不同类别的肿瘤科医生之间完全脱节。具体来说，大多数化疗处方是由癌症专家或者内科的肿瘤医师开的，而放射性药物则需要放射肿瘤科医师的处方。放射肿瘤学主要采用的是X射线和其他放射性设备，抗体疗法实际上超出了这个领域的正常界限。尽管这两种药物在临床上展示出巨大的潜力，在市场上却是失败的。不过，我们还是获得了一条经验，那就是好的抗体产品如果再加点儿"猛料"，可能就会变得很厉害。

尽管疗效卓著，但失败的商业前景实际上还是摧毁了放射性标记抗体的未来。不过，生物技术的进步意味着抗体很多其他的杀伤特性可能会得到改善。与小鼠单克隆抗体相比，嵌合抗体的一个明显优势是利用了抗体依赖细胞介导的细胞毒作用和补体杀伤机制。通过让抗体产品能更有效地执行每项功能，这些杀伤途径会得到进一步的加强。不足为奇的是，第一种这样的产品——2013年经FDA批准的阿托珠单抗还是以CD20为靶点，这种药物由基因泰克（后来被罗氏制药收购）和瑞士的Glycart生物技术公司（也被罗氏制药收购）合作研发。

通过将抗体与某种致命的毒素结合，可以实现进一步的改良。具体的思路是使用毒性极大以至于不能单独施用的药物。这些强大的毒素几乎可以杀死任何与它们相互作用的细胞。通过将毒素与抗体相结合，毒素可以充当弹头，而抗体则提供导向机制。在这个过程中，只需要很少的毒素，而且抗体的自导系统将防止毒素接触无害或良性的细胞。

第一种获得FDA批准的抗体药物毒素是吉妥单抗（商业名称：麦罗塔™，Mylotarg™）。这种具有里程碑意义的药物由惠氏制药公司（后来被辉瑞公司收购）研发，在2000年获准用于治疗急性髓系白血病。这款产品将可以识别急性髓细胞性白血病肿瘤细胞表面的一种分子的单克隆抗体与一种特别讨厌的叫作"刺孢霉素"的小分子结合在一起。这种毒素是由一种被称为"棘孢小单孢菌"的细菌产生的，它之所以出名，部分原因是人们认为它在公元前4世纪造成了亚历山大大帝中毒死亡。[47]分隔生死两界的"斯提克斯河"的神话，也被认为来源于中东某些水域的刺孢霉素含量很高的事实。

使用麦罗塔的缺点在于，刺孢霉素延续了自己的坏名声。即使在以非常低的剂量与抗体结合的情况下，这种抗体–药物毒素也很容易分解。尽管毒素与抗体分离后释放出微量的刺孢霉素，但由于毒性太强，即便是从抗体中释放出来的少量毒素也足以引发副作用，比如高烧、骨髓、肺或者血管的衰竭，有时甚至导致死亡。[48]事实上在2010年，麦罗塔就由于声名狼藉而被停止销售。然而，这种药物就像神话中能够从冥界归来的英雄一样在2017年起死回生，当时FDA认定急性髓细胞性白血病的危害远远超过麦罗塔带来的潜在伤害，于是允许辉瑞公司恢复销售。

麦罗塔的经验（及其从抗体中释放毒素的缺点）促进了技术的改进，最近在临床中取得的成果已经证明了这些改进措施的有效。一个突出的例子是西雅图遗传学公司（Seattle Genetics，百时美施贵宝决定关闭其在西雅图的研究基地之后，由Oncogen/百时美施贵宝团队的剩余人员创办的一家公司）生产的抗体–药物毒素偶联物。2017年11月，西雅图遗传学公司的本妥昔单抗获准用于治疗某些血癌。这款产品不仅在毒素选择上做了改进（来自印度洋和太平洋西部一种有毒的软体动物），还采用了一种相当巧妙的连接物。这种连接物会在细胞外保持高度稳定，然而一旦进入癌细胞就会失效，从而让毒素杀死肿瘤。这些改进造就了一种比麦罗塔更加先进、安全和有效的产品。

尽管前景很好，但西雅图遗传学公司很清楚，抗体药物偶联技术仍然是相当危险的。虽然这家公司拥有公认的研发这类特殊药物的一些最好的技术，但其研发的另一种治疗急性髓细胞性白血病的药物——他立林-伐达妥昔单抗偶联物却因在临床试验中对4名志愿者的死亡负有一定责任而被叫停。[49]当毒素碰巧与抗体分离，进而有机会接近正常细胞并造成伤害时，就会出现这样的毒副作用。尽管事实证明这个问题解决起来很困难，但它同时也促进了毒素技术的不断改进，从而提高了未来用于抗击癌症的"制导导弹"的安全性和有效性。

BiTE技术

读完这本书，你可能会发觉我有一个很讨厌的习惯，那就是不时会兴奋地从椅子上跳起来。事实上，你的这个结论基本上是准确的。在我看来，这种情况只发生过几次，大概有6次，而且据我所知，法院还没有对这种不当的癖好发出任何限制令。其中一次出现这种情况（除了得知前列腺癌的高发病率后，我突然从座位上跳起来那次）是因为我们接下来要讲到的一项技术。毫无疑问的是，我在写这一章的过程中肯定也会多次从椅子上跳起来，幸好作为读者的你看不到这一幕。

2002年年末，大约是在我放弃学术生涯并"转型"去一家生物制药公司负责癌症生物学研究的一年之后，我受邀出席一家总部位于德国慕尼黑的小型创业公司的展示会。这家名为"Micromet AG"的公司首创了一种方法，将抗体的常规优势（也就是特异性）运用于有可能彻底改变医学的产品。由此产生的技术被称为"BiTE"，之所以这样命名，是因为它是一种双特异性T细胞衔接蛋白（bispecific T cell engager）。把这个又长又拗口的名字拆开来看，它所代表的意思其实相当简单。Micromet的团队是以一种著名的"抗体单链可变区片段生产"（scFvs）技术为基础的，我们有必要简要地介绍一下这项技术。

20世纪80年代，随着单克隆抗体技术的前景开始成为人们关注的焦点，很多有关如何操纵这些分子的问题在生物技术革命的早期开始涌现出来。起初，生物技术革命的规模很小，基本上集中在可以由细菌合成和生产的分子上（然后进行纯化以用于人类）。和这些相对简单的分子（比如往往以单个蛋白质分子的形式存在于现实世界中的胰岛素）不同的是，抗体是由4种不同蛋白质组合成的复合体（你可能还记得它们是二聚体的二聚体）。和你能想到的最复杂的拼图游戏一样，即使是碎片间拼接方式的细微变化也会破坏整个结构。这给试图修饰和改良自然抗体（以提高安全性、有效性，甚至还有培育抗体的能力，使其产量达到足以进行销售的规模）的研究人员带来了巨大的挑战。20世纪80年代中期，位于德国马丁雷德的马克斯·普朗克生物化学研究所有两位研究人员找到了一种可靠地解构现有抗体（比如，小鼠或人体内的抗体），然后在细菌中重新组装"末端产品"（与异物结合的部分）的方法。[50]这种单链可变区片段（或scFv）技术可以让研究人员运用一系列技巧来改善抗体与世界上其他物质相互作用的方式。例如，人们可以修饰抗体，使其尽可能地与病毒蛋白结合，同时将其与人类细胞相互作用（并带来潜在危害）的可能性降到最低。

帕特里克·博伊尔勒就是一位专注研究这项技术的科学家。博伊尔勒于1957年出生于联邦德国的腓特烈港，他先是就读于康斯坦茨大学，后来在路德维希–马克西米利安–慕尼黑大学获得生物化学博士学位。在麻省理工学院跟随一位诺贝尔奖得主完成博士后学习后，博伊尔勒回到德国，在马丁雷德组建了一个研究团队。在我成为教授的那一年，帕特里克离开学术界，进入了一家私营企业，在那里，他进一步磨炼了自己在药物发现方面——特别是单克隆抗体方面的技能（尤其是scFvs），最终他成了Micromet的研究部负责人。

博伊尔勒率领的团队打算扩展scFvs背后的理念，从本质上实现将两个scFv分子"粘"在一起。Micromet团队并未使用真正的黏合剂，而是通过基因工程改造了scFv的DNA，从而得到有两个抗体样末端的分子，而且每个末端可以识别出不同的分子。这项成果背后的构想是：一端可以识别并刺激T细胞受体复合物，从而促使T细胞杀死BiTE分子另一端识别到的任何东西。因此，Micromet研究团队的策略是找到可以选择性地暴露癌细胞的分子，这样附近的T细胞就可以杀死癌细胞。

考虑到癌症的高发病率，有人猜测癌细胞会主动争取尽可能地远离T细胞（人体内的"治安官"，负责寻找并摧毁癌细胞）。但事实恰恰相反。通常，肿瘤可能几乎是浸泡在T细胞当中，但关键在于这些T细胞要么已经失去了杀死癌细胞的能力（我们后面会讲到这个问题），要么只能识别除肿瘤以外的其他东西。例如，肿瘤周围的T细胞可能会识别出你去年秋天接种了流感疫苗，或者是你小时候得过感冒。这些T细胞中的大多数可能无法特异性地识别肿瘤细胞表面的分子。因此最终的情况会变得很滑稽，"囚犯们"轻松地在"看守"中间走来走去，甚至还大声宣扬自己的所作所为，让所有人都听到。有个极端的类比是，肿瘤周围那些在数量上占据优势的无关的T细胞或许有点儿像萨达姆·侯赛因在海湾战争期间部署的"人体盾牌"，其中T细胞的目的（从肿瘤的角度来看）是为了阻止那些致命的攻击者进入癌细胞。

BiTE技术的巧妙之处正是在这里。这些像两面神一样的小弹头可以搜寻和吸引肿瘤特异性分子，然后与周围的T细胞相互作用，从而让免疫细胞克服只能攻击流感病毒的限制，转而攻击BiTE分子另一端的细胞。

时间退回到2002年秋天，当时我坐在台下，听完帕特里克·博伊尔勒对这个想法的描述，它非凡的现实意义让我不由得从座位上跳了起来。几个月后，我们不仅确认了这项技术对于我们在MedImmune所负责项目的重要性，还获得了Micromet重点项目的授权。这种BiTE分子被称为"MT–103"，它以CD19为靶点——你可能还记得CD19是存在于所有B细胞（包括大量癌变的B细胞）表面的一种分子。在实验室中，MT–103可以与恶性B细胞结合，并在几分钟内引来一个旁观的T细胞去杀死肿瘤细胞。此外，我们证实了Micromet团队的发现，那就是T细胞可以一次又一次地大开杀戒，一个平和的旁观者就这样变成了连环杀手。

在临床试验中，这种分子的表现也很神奇。事实上，它的效果过于有效。根据设计阶段的构想，MT–103会指派一种免疫细胞（T细胞）去杀死另一种细胞（恶性B细胞）。很多T细胞会被激活，从而产生一种叫作"细胞因子"的副产品，这些分子的作用是帮助提醒身体小心外来的入侵者。这些细胞因子产生的一个影响是使血管松弛，从而导致血液中的免疫细胞进入组织。这些行为解释了为什么伤口会由于过多的细胞和体液而迅速肿胀。在大量的细胞因子放大和加速这一过程的情况下，血压会显著降低，肾脏等关键器官很快会缺氧，本质上相当于从内部使患者窒息。更糟糕的是，MT–103的靶点是另一种淋巴细胞，而这种淋巴细胞在被杀死的过程中也会释放自己的细胞因子。因此，我们预测并且发现，

MT-103治疗会迅速加重细胞因子引起的症状，其严重程度将仅次于最严重的流感病毒感染。事实上，如果不加以调节，MT-103可能会引发比癌症本身更加致命的细胞因子风暴。

这个问题还是通过利用BiTE本身的弱点解决的。在给药后，BiTE很快就会分解。出于这个原因，给药都是通过静脉注射（缓慢地通过静脉针）完成的。如果药物在有效杀死肿瘤细胞的同时，引起了严重的高烧和细胞因子风暴的其他症状，那么给药的速度可以减慢，所有不良反应很快会自行消失，因为过量的分子会在体内迅速分解。另一方面，如果需要更多的药物以杀死肿瘤，就可以增加给药的剂量和速度。

不管是在临床上还是实验室中，BiTE的效果都很显著。一天早上，我被叫去参观一群背部长有巨大肿瘤的小鼠。随后，这些动物接受了BiTE治疗。到我回家的时候，小鼠身上的肿瘤基本都消失了。除了一次例外情况（另一种免疫疗法）以外，我从来没有见到过这样的景象。类似的结果也出现在了临床试验中。一旦给药的速度得到优化（考虑到BiTE杀死肿瘤细胞的快速性和有效性，这也是一个很难解决的问题），患者的反应也同样惊人。

最终，MT-103项目获得了FDA的批准，并作为博纳吐单抗（商品名称：Blincyto®）进行销售。然而，这款产品的供应商最终变成了MedImmune的竞争对手安进公司。导致这一变故的原因很复杂，我至今对此感到困惑，不过MedImmune之所以选择放弃MT-103，是因为担心这种药物在给药时将需要一个"背包"。"背包"是一个贬义词，指的是又长又慢的给药过程，将需要患者在长达两周的时间里随身携带静脉注射管。尽管这种装置已经很成熟并且被用于治疗其他疾病，但MedImmune的营销团队希望实现单次注射，还说患者会因为要在半个月的时间里拖着一个"背包"到处走而犹豫。从事临床研究的同事和我提出的一个反驳理由是，这个装置的尺寸实际上更像是一个"腰包"，如果备选选项只剩下死亡，那么患者会欣然接受这个"腰包"带来的暂时不便。直到写这本书的时候（已经过去十几年了），这件事仍然让我很烦恼，显然市场营销部门的职责就是确保收入，因此收入胜过了科学或者医学。营销团队决定放弃BiTE技术，几个月后，我就决定离开MedImmune。顺便补充一句，2017年第4季度博纳吐单抗在全球创造了4 600万美元的收入（折合每年约1.9亿美元），而且正在以每年59%的速度逐年增长。"背包"会卖不出去的话题就说到这吧……

除了BiTE以外，抗体-药物偶联物和裸抗体（那些没有经过任何改良的），连同单克隆抗体的应用以及它们带来的实现精确靶向的机会，促成了一系列新一代药物的诞生，这些药物试图更充分地利用免疫系统的杀伤力来抗击癌症。这些新药物在某种程度上受到BiTE的启发，力求释放出体内最致命的细胞——杀伤性T细胞的非凡力量。

第 7 章

药物设计师

你可能还记得在这本书的开篇，我讲述过自己研究前列腺癌的过程，这是几乎所有活到退休后的男性都会得的一种疾病。尽管前列腺癌很普遍，但很多学术报告都宣称在1853年之前，医学文献从未描述过这种疾病。这些报告都引用了知名英国医学杂志《柳叶刀》上的一篇论文，作者是来自伦敦皇家医院的病理学家约翰·亚当斯（不要与同名的第二或者第六任美国总统混淆了），他在显微镜下分析了从患者身上切除的样本，对这种疾病进行了描述。[1]亚当斯从微观角度详细介绍了这种癌症的特点，并且声称这种病"非常罕见"，至于治疗问题，"遗憾的是，几乎没有令人满意的方法"。仔细看看科学文献就会发现，亚当斯既没有争取过发现这种疾病的功劳，也不应该因此受到赞扬，尽管真正的功臣在地理位置上离他很近。事实上，已知最早的疾病描述是由威廉·劳伦斯在1817年（当时亚当斯11岁）根据他的同事乔治·兰斯塔夫的观察结果提出的——兰斯塔夫是伦敦一家债务人监狱圣吉尔斯教堂济贫院的医生。[2]

亚当斯说这种病很罕见其实并不准确，但他说对了一点，那就是这种病治疗起来特别有挑战性。看似矛盾的是，发展最快的癌症往往是最好治疗的。这类肿瘤一般由快速生长的细胞构成，它们在疯狂获取营养以维持生长的时候，基本上处于给什么吸收什么的状态。研究人员利用这种强烈的"食欲"，设计出有毒的DNA和蛋白质等成分。肿瘤细胞在匆忙获取营养的过程中，通常会更有可能摄入这些毒素然后死亡。

这种"喂食风潮"是20世纪下半叶在化疗方面取得的大多数突破的基础。然而，这种策略确实有它自身的问题，因为一些正常的细胞——尤其是正在快速生长的细胞往往也会摄入这些有毒物质，从而导致恶心、贫血和脱发等常与癌症化疗有关的症状。尽管副作用很大，但在早期对抗癌症的时候，化疗在遏制快速生长的肿瘤方面还是取得了不小的进展。病情发展缓慢的癌症患者则面临截然不同的结局。这类肿瘤细胞对自己要摄入的营养成分非常挑剔，所以用常规的抗肿瘤药物治疗是行不通的，而这之中生长最慢的肿瘤之一就是前列腺癌。

所以，前列腺癌患者通常不适合进行常规的化疗。当然也有例外，那就是少数患有快速发展的前列腺癌的患者。通常情况下，除了手术或者植入放射性粒子清除癌细胞，又或者美其名曰"观察等待"（就是什么都不做）之外，几乎没有其他选择。

"观察等待"并没有这个词听上去那么消极，它指的是医生应当监控表明存在恶性细胞的各种标志物的水平。其中最有名的是一种叫作前列腺特异性抗原（简称PSA）的分子，它是由前列腺产生的一种蛋白质，在血液中的含量与前列腺细胞的数量多多少少是成比例的。因此，通过PSA水平的变化可以预测随着时间推移，前列腺恶性细胞的大小和生长情况。将PSA作为前列腺癌诊断或预测预后手段的可行性一直是医学界争论不休的焦点，而且很可能是一个永远无法真正解决的问题。然而，我们关注的并不是PSA，而是前列腺癌的另一种标志物，它的用途远远超出了单纯的疾病诊断，甚至有可能会彻底治愈一些患者。

说说前列腺

我们回过头来说一说前列腺（prostate），这是一个相当重要又神秘的器官。它的名字来源于古希腊语"prostates"，大概意思是"保护者"或者"守护者"。事实上，有人可能会说这是一个很合适的名字，因为这个位于膀胱和直肠之间核桃大小的器官守护着整个人类物种，如果失去它的功能，我们就无法繁衍后代了。

前列腺的功能是分泌约占男性射精量1/3的一种乳白色液体（其余大部分是睾丸中产生的精子）。这种液体的作用不仅仅是填充空间，前列腺会合成一些用于清洁"管路"的蛋白质，从而促进精子在射精时的存活率和流动性。这个重要的器官已经进化了，因为大自然让其中的某些部分转而做了完全不同的事情。具体来说，这个负责产生和射出精液的生殖器官被用来清除膀胱中的液体废物。尿液通常呈酸性，而这些酸性物质对精子非常有害，常常会导致精子凝结成小球，从而阻碍它们逆流而上寻找可以受精的卵子。因此，前列腺会产生可以净化和中和酸性环境的蛋白质和液体，为精子的安全通过创造合适的条件。参与这一过程的一种分子叫作前列腺酸性磷酸酶（简称PAP）。[3]

1938年，哥伦比亚大学一个由夫妻组成的肿瘤学研究团队提出，在转移性前列腺癌患者血液中存在一种特殊的酶，叫作磷酸酶。[4]德国海德堡大学有一项开创性的成果，那就是发现前列腺产生了一种酸性磷酸酶，而且它在酸性条件下的活性是最强的。亚历山大和埃塞尔·古德曼夫妇对此进行了更深入的研究。[5]古德曼夫妇的成果之所以突出，是因为有可能实现通过测量血液中PAP的水平，来预测前列腺癌的转移扩散情况。[6]后来有研究人员证实了这一想法，他们进一步描绘出血清中的PAP水平与前列腺癌已经扩散到骨骼的可能性之间的关系。考虑到前列腺癌发病率高且发展缓慢的情况，可靠的标志物将成为跟踪病情进展的重要手段。于是，PAP成为一种被广泛使用的诊断标志物，不过它有时也被缩写为"PAcP"，以避免与希腊裔美国人乔治·巴帕尼古拉乌（简称为"Pap"）研发的宫颈癌诊断测试相混淆（参见第4章）。诊断前列腺癌的PAP检测后来被技术上有优势的PSA检测所取代，要不是斯坦福大学的两位教授，PAP可能已经被人们遗忘了。

乍看起来，有人可能会认为单克隆抗体非凡的特异性是靶向肿瘤特异性分子（比如PAP）的理想方式。正如我们在早期的抗体疗法中所看到的那样，血液中游离的靶点往往会成为一道难以逾越的障碍，它们会在抗体接触到肿瘤前就阻断它的去路。如果能让免疫系统的细胞变得对肿瘤敏感，就有可能实现治疗效果。这种方法类似于预防麻疹或流行性腮腺炎等传染病的疫苗，却有两个明显区别。首先，此种疫苗将用于治疗，而不是预防疾病。更重要的是，该疫苗必须以一种被认为是"自体"的分子为靶点，这样免疫系统为了避免自身免疫损伤，可能会对靶点产生耐受性。要理解后一种效应，我们需要先给读者普及一点儿基本的免疫学知识。

朗格汉斯细胞

人体内来自胸腺的淋巴细胞（或T细胞）被激活后，可以识别并杀死外来的入侵者。这种杀伤力是T细胞和血液中一种特别的抗原呈递细胞（简称APC）之间复杂作用的结果。第一种抗原呈递细胞是一位德国天才在无意中发现的，他具有非凡的能力，能看到别人看不到的东西。保罗·朗格汉斯于1847年7月25日出生于柏林的一个上层社会家庭，那个时候当地的经济形势正日趋严峻。这个作物连年歉收的地区遭遇了移民激增和工厂雇用童工等问题，两者共同导致工资下降，与此同时基本食物的价格却开始飙升。

就在朗格汉斯出生前3个月，这些压力源集中引发了一场由农民领导的"马铃薯革命"。[7]一个卖土豆的商人在顾客抱怨价格过高的时候，说自己应该卖干草给他们吃（顾客认为这是在说他们和牲畜一样，是一种侮辱），于是引发了一场小规模的暴力冲突。这句不合适的话引起了一场骚乱，市场摊位被撕扯得粉碎，许多农产品被偷。尽管骚乱很快被普鲁士军队镇压，但几个月后卷土重来，在春夏季席卷了普鲁士乃至欧洲的大部分地区，史称"1848年革命"。这场暴动在德意志邦联内部产生的影响尤为显著，这是一个由39个讲德语的独立邦国构成的松散组织。德国民族主义在此时的兴起反映了公众对现状的不满以及统一德国的愿望。特别要提到的是在这一时期，一位名叫奥托·冯·俾斯麦的年轻容克贵族开始了他的政治生涯。

与出生时街道上骚乱频发的情况不同，童年时期的朗格汉斯并没有在工厂里劳作，而是在柏林最著名的私立学校——灰色修道院中学接受古典教育。这所中学众多的校友中，就包括冯·俾斯麦。朗格汉斯很早熟，他在灰色修道院学习期间展现出过人的医学天赋，这也是他父亲选择的职业。朗格汉斯的学习能力很强，他不仅完成了中等教育，还成为一名医生，并且在1869年2月完成了论文答辩，当时他只有21岁。到这个时候，朗格汉斯已经有了两项发现，这两项发现将让他在两个完全独立的医学领域名垂千古。

在医学院学习期间，朗格汉斯展示出利用相当鲜为人知的光学显微镜技术进行观察的特殊才能。尽管显微镜最早出现在17世纪，但基本上只有少数神秘的爱好者才能使用，他们严密保护着制造和使用这种粗制仪器所需要的技术。这样的情况在18世纪中后期发生了变化，而且主要是在德国各邦，当时光学仪器制造商卡尔·蔡司为此做出了开创性的贡献，他在朗格汉斯出生前一年在耶拿创立了一家生产显微镜的公司。20年后，微观世界还是有很多东西等待被了解。

朗格汉斯第一次接触到显微镜，是他在蔡司公司的所在地耶拿从事医学研究的时候，这或许并不是巧合。历史上没有记载过蔡司和显微镜最成功的早期倡导者之一朗格汉斯是否有过交集，也不清楚郎格汉斯是否使用过蔡司公司生产的显微镜。可以确定的是在1868年，朗格汉斯在参加我们现在所说的组织学（研究人体细胞和组织的学科）课程期间完成了他最著名的发现。朗格汉斯一直在研究胰腺，他注意到整个器官上都布满了汇聚成小岛的细胞，于是请教了自己的导师。尽管从公元前4世纪赫罗菲拉斯发现胰腺以来，人们已经知道了胰腺的存在，但对于胰腺在人体内的功能（如果有）基本上都是依靠猜测。[8] 当时大多数科学家认为它与食物的消化有关，原因是它在胃的后面。为了纪念朗格汉斯的这一发现，科学界将这些细胞群称为"朗格汉斯岛"，而这些胰岛产生的物质则被命名为胰岛素"insulin"，这是一个英语化的拉丁语词，意思就是"岛"。

尽管朗格汉斯最直接的贡献是为现代人了解胰岛素和糖尿病奠定了基础，但我们之所以要提到他，是因为他在首次观察胰腺前至少一年有过一项发现，而那个时候他还在读本科。当时，朗格汉斯正在显微镜下仔细检测人体皮肤的样本。他是第一个发现梭形细胞的人，还在自己的笔记本上画出了这个细胞。[9]考虑到它的形状，以及如触手般朝向各个方向的的突起，年轻的朗格汉斯猜测这种细胞是神经系统的一部分，负责将感觉输入从皮肤传递到大脑。这是一个好的猜想，朗格汉斯的错误也情有可原（毕竟他还只是一名本科生）。因为在将近一个半世纪之后，其他的科学家同样会对这种"朗格汉斯细胞"的特性和功能感到困惑。所有这一切都将在一种新技术的帮助下发生改变，毫无疑问，这正是朗格汉斯迫切想要实现的愿望。

很快，朗格汉斯的人生就发生了悲剧性的转折。毕业后，他开始了一场相当危险的远征，去了叙利亚和巴勒斯坦；在1870年俾斯麦发动的普法战争期间，朗格汉斯又回到欧洲，在普鲁士军队服役。艰难度过两次危险处境的朗格汉斯最终选择在弗莱堡大学担任教职，两年内就成为正教授。尽管朗格汉斯大部分时间都在显微镜下观察，与患者没有太多交流，但他在检查样本时还是接触到了感染源。1874年的一个晚上，朗格汉斯开始出现反复发烧、盗汗和肺源性呼吸窘迫等症状。很快，他就被确诊为肺结核，这在抗生素出现之前是不治之症。他唯一的希望是找到一个气候更宜人的地方，于是他选择了葡萄牙沿海马德拉群岛的首府丰沙尔。遗憾的是，这个故事最终还是以悲剧结尾：伟大的胰岛细胞发现者在马德拉岛去世，年仅40岁。

尽管朗格汉斯留下的成果将永远与胰岛素的发现以及胰腺在糖尿病中的作用等联系在一起，但有另外一群研究人员开始关注他发现的朗格汉斯细胞，不过要花更长的时间才会有所突破。1973年，显微技术领域的另一项突破将为揭示这些神秘细胞的功能再次提供必要的条件。在朗格汉斯生活的那个时代，一台普通显微镜能把组织标本放大10~200倍。尽管这让朗格汉斯发现并勾画出以他名字命名的皮肤细胞，但这些细胞的功能是由一位在纽约工作的科学家确定的，这位科学家使用的显微镜能够将样本放大到原来的1万倍。

因加·西尔博伯格是纽约大学医学院的皮肤病专家，1972年4月30日在新泽西州大西洋城举行的美国临床研究联合会的一次会议上，他在演讲中揭开了朗格汉斯细胞的神秘面纱。[10]西尔博伯格演讲的主题是过敏反应，而不是像朗格汉斯可能预期的那样，介绍神经细胞的研究情况。具体来说，西尔博伯格利用超级先进的电子显微镜研究接触性皮炎（一些人接触刺激物，如毒常春藤、化妆品、肥皂或其他环境化学物质后出现的瘙痒症）患者的皮肤样本。随着过敏反应发展，西尔博伯格发现朗格汉斯细胞整顿了它们的亚细胞环境，变得很"活跃"。不久之后，他发现这些细胞在整个炎性过程中都与淋巴细胞保持接触。简言之，西尔博伯格发现朗格汉斯细胞的作用是激活局部免疫应答，并且在这个过程中与负责指挥和控制人体防御体系的淋巴细胞紧密结合。

长期处在朗格汉斯岛阴影之下的朗格汉斯细胞，很快就成为大家关注的焦点。对这些细胞的后续研究随即展开，人们开始对免疫系统有了更深的认识。研究表明朗格汉斯细胞是被统称为树突状细胞的庞大群体当中的核心成员，而树突状细胞又属于更庞大的抗原呈递细胞群。我们现在知道T细胞被公认为指挥免疫应答的"将军"，而树突状细胞则更像是"情报人员"，为"将军"提供决定是否攻击时所需要的数据。我们将在本书余下的章节中看到，这样的决定是来自身体的情报和来自敌人的假情报之间复杂相互作用的结果。特别要提到的是，癌症会像"俄罗斯巨魔"那样采用散布假新闻的策略，试图说服免疫系统不要进行攻击。我们会在下一章继续讨论这个相关性极高的类比，但现在只需要知道，如果缺乏积极的干预，"假新闻"的提供者可以让癌症在原本要阻止它的防御机制的眼皮底下发生转移。

好事多磨

埃德加·恩格尔曼在1978年接受斯坦福大学的聘请时，已经拥有了非常优秀的教育背景。[11]他在哈佛大学获得学士学位，随后进入哥伦比亚大学医学院学习，还在美国国立卫生研究院和加利福尼亚大学旧金山分校从事博士后研究。他来到斯坦福大学与遗传学家休·麦克德维特一起工作，而麦克德维特发现了人体如何利用主要组织相容性复合体（简称MHC）区分敌友，从而极大地促进了器官移植的普及。资历如此优秀的恩格尔曼几乎可以在世界上的任何地方申请到一个学术职位，但他选择留在斯坦福大学。他的理由相当新奇：他想创办一家血库。[12]

这个动机可能会被错误地与相信吸血鬼存在的迷信相混淆，但事实上它反映了一个更平凡而且非常实际的原因，那就是获得稀有的血液成分。作为一名免疫学家，恩格尔曼在研究中总是需要白细胞。这些细胞通常要从准备输给患者的血液中去除，因为如果输入了白细胞，患者的身体就可能会把接收者的组织视为"异物"并进行攻击。本着"一个人的垃圾对另一个人来说就是珍宝"的精神，血库不要的白细胞可能就是一个稀有免疫细胞的宝库。其中最罕见也最让人梦寐以求的是朗格汉斯细胞和其他树突状细胞。恩格尔曼决定不仅要分离出这些稀有细胞，还要找到在实验室中培养树突状细胞的方法。

实现这个目标需要大量的血液、汗水和泪水。不过，在恩格尔曼开始掌管血液中心仅10多年后，他的研究团队就宣布分离出了人类树突状细胞，并公开了在实验室中培养它们的方法。[13]有了这些难以获得的细胞，恩格尔曼延续了因加·西尔博伯格开创性的研究，并且开始探究树突状细胞（比如朗格汉斯细胞）调节T细胞活化的方式。恩格尔曼独辟蹊径，他想知道是否可以利用纯化的树突状细胞来训练体内的T细胞识别并杀死肿瘤细胞。在那篇有关分离树突状细胞的关键论文发表约两年之后，身处创业中心硅谷的恩格尔曼与斯坦福大学的另一位杰出人物塞缪尔·斯特罗伯（他在优化器官移植接受者的疗法方面很有建树）合作，创办了一家叫作"激活细胞疗法"（Activated Cell Therapy,Inc.）的公司，斯特罗伯的专长包括白血病，于是他和恩格尔曼共同想出了一个从患者样本中分离出树突状细胞，然后在实验室里用白血病细胞特有或富含的蛋白质去刺激它们的想法。之后，这些树突状细胞可能会被重新导入患者体内，随时准备刺激患者自己的T细胞识别出恶性细胞。这样，他们就可以研制出用于治疗某些血癌的治疗性疫苗。

到了20世纪90年代中期，从恩格尔曼在斯坦福大学的实验室以及激活细胞疗法公司诞生的一系列成果已经达到了可以在人身上进行试验的程度。为此，他们联系了斯坦福大学的另一位同事罗纳德·列维（你可能还记得，他也是IDEC的创始人），并且计划进行一次临床试验，在B细胞淋巴瘤患者身上测试树突状细胞疗法。1996年的一篇文献显示试验取得了不错的效果，接受治疗的全部4位患者的肿瘤都明显缩小。值得注意的是，有一位患者的肿瘤完全消失了。2002年发表的一项更大规模的研究，再次印证了树突状细胞疗法治疗淋巴瘤的前景。

就在这个时候，相互交织的希望和恐惧打断了推动树突状细胞疗法发展的势头。恐惧的原因是人们担心持续识别恶性B细胞的T细胞可能最终会清除掉肿瘤细胞，然后转而攻击血液中正常的B细胞。这样的结果将彻底摧毁患者抵御各种传染病的能力，因为这些传染病都是通过非恶性的B细胞产生的抗体控制的。为了尽量降低这种负面效果，激活细胞疗法公司（当时已更名为"丹瑞"，体现出他们对树突状细胞的关注[①]）的团队集思广益，想找到用他们的技术治疗其他那些损失带有抗原的良性细胞也不会造成太大影响的癌症的方法。

丹瑞公司的科学家最终认为前列腺癌是一个完美的选择。[14]前列腺癌患者的整个腺体通常都会被切除。因此，持续的T细胞反应要么没有任何可攻击的对象，要么就只能清除术后遗留的少量细胞。作为最常见的男性疾病，前列腺癌也带来了一个利润丰厚而且不断扩大的市场。丹瑞公司团队选择将前列腺酸磷酸酶作为攻击目标，它们研发的树突状细胞产品叫作"普列威"（Provenge®）。

1996年12月22日，丹瑞公司向FDA提交了启动前列腺特异性

---

① 丹瑞公司的英文名为Dendreon，与树突状细胞（dendritic cell）相近。——编者注

树突状细胞疗法临床试验的文件。一个始终无法让FDA满意的大问题是如何生产和分销这种药物。对大多数药物来说，药丸、片剂或者注射药物都由制造商生产并包装在一个标准化的包装盒里，然后被运到医院或药房，在这些地方人们能够认出这是什么药。而对普列威来说，难就难在生产起来很复杂。每个患者都必须接受采血，之后血样要经过一道被称为单采的工序，分离出白细胞。这些白细胞随后会被送到丹瑞公司的细胞工厂，工厂会分离出树突状细胞，并用一种特制的前列腺酸性磷酸酶去刺激它们。用于刺激的物质是另外一种嵌合体，其中PAP的一部分与粒细胞–巨噬细胞集落刺激因子（简称GM–CSF）相融合。我们知道GM–CSF能刺激树突状细胞的生长。因此，普列威刺激生长的特性既能促进树突状细胞的生长，还让这些细胞装载上用于激活患者免疫系统T细胞的分子。在实验室的培养器中培养树突状细胞并确保它们能存活之后，这些树突状细胞将被运回医院，通过静脉注射管被注入到患者体内。树突状细胞一旦回到主人体内，便会发挥其正常的刺激T细胞的功能，而T细胞将由此获得搜寻和杀死肿瘤细胞的新动力。

考虑到上一段内容的复杂性，丹瑞公司研发的治疗过程远比简单地吃药或者打针要复杂。这个多步骤的程序需要医疗和商业机构中平时不会合作的各个部门间的通力配合。例如，单采对于像美国红十字会这样的机构来说就是比较常规的操作，因为它们可能会需要浓缩血小板或者红细胞；但在普通医院的实验室里，单采可能会被看作一种另类的尝试。同样，在美国全国范围内（通过联邦快递）运送血液样本并确保样本始终处于适当保管条件（温度和湿度等）下的想法，也带来了更多的障碍，而责任的问题又让情况变得复杂。比方说，如果货物没有在适当的时间被收取，在运输途中没有得到妥善的处理，或者丢失了（制药行业的专业人士所说的"监管链中断"），谁该承担责任呢？

面对这样的审查，确保产品质量对任何新药的研发来说都是至关重要的，但对普列威等个性化药品的监管机构来说，这个问题尤其具有挑战性。但同样重要的问题还有看似简单的医院药房的问题。大多数药房都是由工作台和架子构成的，上面摆满了装着药片和胶囊的瓶子。而出售普列威的药房需要专门的设备来存储和维护要被送进或者来自丹瑞公司的细胞。随着医院趋向于成为庞大而复杂的官僚机构，仅为某种产品和某类特定的患者群体服务而留出专用场所的提议，被证明是一个相当大的挑战。因此，尽管启动临床试验的全部文件在1996年年底就被提交到FDA，但第一位患者直到1998年才得以接受治疗。[15]

阻碍还不止这些，普列威成功上市要达到的指标远远超出了丹瑞公司的控制范围。对所有药物来说，第一个要求都是证明这种产品安全且有效。在安全性方面，普列威顺利通过了临床试验，没有出现任何重大的危险信号。事实上，FDA在2007年年底成立了一个独立的科学顾问小组，对普列威进行评估，结果以17票对0票支持了普列威的安全性。[16]不过，这个小组在评估疗效时得到了不同的结果。小组里的前列腺癌专家被要求回答一个问题：是否有"实质性的证据证明普列威有效"。17名小组成员产生了分歧，其中13人赞成，4人反对。这并不是一个特别令人意外的结果，因为在一种潜在新药是否达到获得FDA批准水平的问题上，专家们常常意见不一。

而真正令人意外的是，FDA的官员居然选择无视顾问的建议。诚然，"建议"这个词反映了其内容仅供参考的事实。但是，FDA

的官员否决了顾问的提议，要求丹瑞公司提供更多的证据来证明这种药物有效，并且能够以统一的方式进行生产。这样的行为虽然罕见，但并非从来没发生过。这次决策的不同之处在于，包括一位顾问小组成员在内的3个人写信给FDA的官员，攻击丹瑞公司和普列威。[17]此外，这3封信被泄露给一家行业时事通讯社。作为类似于"抹黑运动"的某种策略的一部分，其中有几封信是由FDA的工作人员代写的。更糟糕的是，一位持反对意见的顾问小组成员并没有透露自己还是一家风险投资基金的科学顾问，而这家机构给研发普列威竞争产品的公司投入了大笔的资金。

在美国首都的政治环境中，这些事件很具有煽动性。当选的官员和患者保护团体提出了针对各方的指控，支持或者反对FDA的人都打出了"违背道德"的旗号，他们在FDA评估普列威的程序是否看起来让人感觉不道德的问题上却没有达成多少共识。在顾问小组文件泄露后的24个小时之内，丹瑞公司的股价暴跌，在一片质疑谁该负责的声音中，股东们纷纷提起了诉讼。

围绕普列威争议出现的混乱局面，丹瑞公司的高管显然要承担一部分责任。他们之所以决定把前列腺癌作为目标，是因为市场机会很大，但他们没有意识到这种病实际上是不同疾病构成的大量子集。前列腺癌不是一种单一疾病的说法就比较容易站得住脚，而且说每个人的病与其他所有人的病都不相同也是有道理的。虽然这适用于很多癌症，但对于前列腺癌来说尤其如此，因为这种病往往是多病灶的，也就是患者的一个前列腺内通常有多个独立的恶性肿瘤。这样的情况极大地增加了判断一种特定疗法是否有效的难度，因为如果一个患者同时有三种不同的恶性肿瘤，而且清除了两个，那他最终可能会死于第三种恶性肿瘤。更糟糕的是，正如本书中反复强调的那样，前列腺癌往往发展得非常缓慢，这也会破坏意在尽可能快速有效地得到答案的临床试验。

尽管有人呼吁美国国会举行听证会并免去FDA的主要官员，但围绕普列威的混乱局面还是平息了一段时间。这种疗法最终在2010年4月29日获得批准，成为第一种由经过实验室改造的细胞构成的"设计师疗法"。在华盛顿特区的一次医学会议上，埃德加·恩格尔曼回忆说，当普列威获批的消息首次被宣布时，距离他开始研究树突状细胞已经过去了整整20年。讲到这段记忆，他说："我记得肯尼迪遇刺时我在哪里，也记得1989年大地震时我在哪里。（还有这件事，）就这么多，只有这三件事。"[18] 这个时候，恩格尔曼基本上已经不再管理丹瑞公司了，而是专心在斯坦福大学做研究。

尽管如此，丹瑞公司仍要面临更多的艰难险阻。考虑到这种定制疫苗所需的大量操作，它显然会很昂贵。丹瑞公司高管给出的定价是每个疗程9.3万美元，这个消息震惊了医疗界和保险界。与白血病/淋巴瘤人体试验得到的结果不同，普列威的功效并不是很显著，这在一定程度上反映了前列腺癌由很多表现各异的不同疾病组合而成的事实。考虑到高昂的价格和并不理想的临床结果，人们自然开始争论起10万美元的标价是否配得上平均延长4个月生命的疗效，让人想起了克林顿时期的"死亡小组"。2015年，英国国家卫生与保健研究所因普列威的价格与其带来的效果相比过于昂贵而拒绝了这种药物（尽管英国患者的平均开销是7.3万美元），从而让争论的激烈程度和敌意进一步升级。[19]

最终，丹瑞公司在被加拿大制药业巨头威朗公司收购时，似乎已经摆脱了困境。然而，这一行动加剧了问题的严重性，因为威朗公司的经营规划一直是溢价收购拥有上市药品的公司，并通过大幅抬高其产品价格来支付溢价。结果，普列威的价格上涨到了105 536美元，而2015年发表的一项经济评估结果显示，这个标价过高以致无法证明其疗效的确定性高达96.5%。[20]在写这本书的时候，普列威的命运还是像以前一样不太明朗，因为威朗公司的商业模式在被指控价格欺骗和违规分销后受到州政府和联邦政府的审查。

嵌合抗原受体CAR-T细胞

尽管没有取得商业上的成功，但普列威给私营企业和监管机构都带来了宝贵的经验教训，让大家看到了通过改造免疫系统细胞使其对癌症敏感的可能性。普列威的作用方式是间接的，因为它是用改造后的树突状细胞刺激T细胞，然后T细胞又开始搜寻并杀死肿瘤细胞。一种更直接的方法是改造T细胞本身。从逻辑上讲，理想的情况应该是将单克隆抗体极强的特异性与细胞毒性T细胞的杀伤力结合起来。科学家也正是这样做的。

1941年，齐利格·伊萨哈出生于特拉维夫市郊区小镇佩塔提克瓦（高技术中心，梯瓦制药公司就是1901年在这里成立的），他的父母都是波兰移民。伊萨哈基本上在雷霍沃特长大，这里是哈伊姆·魏茨曼的出生地。魏茨曼最早为人所知的身份是一位杰出的化学家，他是工业发酵领域的先驱，后来成为以色列的第一任总统。为了纪念他做出的这两项突出贡献，以色列政府将魏茨曼曾参与创办的位于雷霍沃特的研究机构（最初是以支持犹太复国运动的英国商人伊斯雷尔·西埃夫男爵的名字命名的）重新命名为魏茨曼科学研究院。这所公立大学是公认的培养以色列科学家的重要院所，已经诞生过三位诺贝尔奖得主了（伊萨哈可能是第4位）。

　　尽管这种地理位置上的优势可能会被认为是促使伊萨哈投身科学事业的主要因素，但事实上，一切都是因蜜蜂而起。[21] 小时候，伊萨哈对所有与这种飞虫有关的事情都特别感兴趣：它们如何从卵发育成蛹，以及为维持蜂巢和酿制蜂蜜，工蜂、雄蜂和蜂王之间复杂的相互关系。他认为自己对蜜蜂的兴趣不仅源于他与生俱来的好奇心，还因为他不怕被蜇，这无疑为他应对未来的困难起到了帮助的作用。

　　在义务服兵役期间，伊萨哈驻扎在靠近以色列与加沙边界的亚德·莫德海。在被派去负责陆军基地内的养蜂场后，他成了一名专业的养蜂人。1956年动荡的苏伊士运河危机让以色列、英国和法国形成的秘密集团与埃及、美国和苏联组成的不太可靠的政治（但不是军事）联盟对立起来，此后亚德·莫德海就成了地缘政治动荡的一个爆发点。伊萨哈回忆说在驻军期间，一位来自他家乡雷霍沃特的来访者谈到魏茨曼研究院在生物学方面取得的科学成就，他听完之后大吃一惊。他在2017年11月的一次采访中说："当时我目瞪口呆，恨不得马上把我将会知道的所有（有关生物学的）神奇现象都转化成分子。于是，我申请了攻读学士学位。"

　　在耶路撒冷的希伯来大学获得学士和硕士学位后，伊萨哈实现了自己在魏茨曼研究院工作的新梦想，跟随戴维·吉沃尔和迈克尔·塞拉研究T细胞受体（决定T细胞是否以及如何对异体抗原做出反应的关键因素）的基本生物学原理，并获得了博士学位。这项研究让他对使得T细胞受体能够传递信号从而提醒免疫系统采取行动的结构成分有了一定的了解。特别要提到的是，伊萨哈已经确定了细胞内部负责传输信号，从而促进T细胞生长的部分T细胞受体。当然，这些信号是受到严格管控的，需要细胞内外的T细胞受体间复杂的相互作用。通过这个设计精巧且受到严格监管的过程，细胞完成了关键的决策，可以在充分识别和消除"异体"入侵者的同时，避免给"自体"细胞带来不必要的附带损害。

在博士阶段的研究接近尾声时，伊萨哈和迈克尔·塞拉讨论了自己下一步应该做什么的问题。在交谈过程中，塞拉主动拿起电话，打给他在波士顿的一位朋友，对方立刻同意让伊萨哈进入自己的实验室。这位朋友就是巴鲁赫·贝纳塞拉夫，在这位伟大科学家的带领下，伊萨哈对癌症越来越感兴趣，后来转而研究起如何利用免疫系统杀死肿瘤细胞的问题。1976年，在即将结束学业离开哈佛大学的时候，他听说了由乔治斯·克勒和色萨·米尔斯坦研发并改进的单克隆抗体新技术，有关这项技术的第一篇报告发表在1975年5月出版的《自然》杂志。[22]

伊萨哈接受了魏茨曼研究院提供的教职，在从波士顿回国途中，他突发奇想，顺便去英国剑桥拜访了米尔斯坦。那天，他突然走进实验室，问米尔斯坦自己能否在他的实验室工作，学习更多有关单克隆抗体技术的知识。尽管遇到了不速之客，但米尔斯坦出人意料地随和，不过他告诉伊萨哈实验室已经满员了。伊萨哈并没有灰心，回到雷霍沃特之后，他一直在联系乔治斯·克勒，那个时候克勒已经结束了在剑桥大学的博士后工作，并接受了巴塞尔免疫研究所提供的永久职位。因此，克勒当时还在为自己的实验室招兵买马，这让伊萨哈有机会与克勒并肩工作了几个月，不久之后，他就把单克隆抗体的新技术带到了他在以色列新成立的实验室。

10多年间，伊萨哈在自己位于魏茨曼研究院的实验室里合成了各种各样的单克隆抗体。他经常写专利申请书，目的是用从中赚取的专利使用费支持自己的实验室。考虑到年轻学者可获得的捐助资金很少，这笔补充资金还是很重要的。

20世纪80年代中期，伊萨哈在斯坦福大学学术休假期间有了一个想法，那就是将抗体的特异性与T细胞的杀伤力结合起来。[23]一回到魏茨曼研究院，他就招收了一名博士生，后者将会把这个想法付诸实践。在研究过程中，这个项目和这名学生不仅变得名声大噪，也带来了很多困扰。这个名叫吉迪恩·格罗斯的学生在项目中巧妙地融合了在他攻读博士学位期间及之后伊萨哈自己的研究成果，这将彻底改变他们两个人的学术和财富命运。

伊萨哈、格罗斯和他们的技术员托瓦·沃克斯要验证的基本理念是将T细胞受体的信号传导部分与单克隆抗体连接起来。这种嵌合分子随后会被嵌在T细胞表面并且横跨细胞膜，这样它就能触发信号，促进T细胞的生长和提升其杀伤力。要实现这种方法，需要设计一种可以被嫁接到T细胞受体基因中信号传导的关键组分（被称为CD3 ζ链）上的人造分子。在T细胞内部，这个信号传导基序会与某种针对CD19的单克隆抗体的一部分（你可能还记得，CD19是只存在于所有B细胞和恶性B细胞中的一种分子）相融合。当利用传统的分子生物学技术让这种嵌合体在T细胞中得以表达时，像弗兰肯斯坦一样的T细胞会在嵌合受体的指挥下获得杀死目标的能力。魏茨曼研究院的团队在1989年的一份报告中透露，这种携带"嵌合抗原受体"的T细胞（也叫CAR-T）可以作为在实验室里杀死癌细胞的一种手段。[24]

正如科学界经常发生的那样，由美国著名生物学家勒罗伊·胡德率领的另一个研究团队也提出了同样的想法。胡德在蒙大拿州的米苏拉长大，他在很年轻的时候就被认为是一颗冉冉升起的新星。1956年他参加了西屋科学人才选拔赛的决赛，这项权威的高中生竞赛被美国总统老布什称为"科学超级碗"。[25]从那时起，胡德就成为一位不可小觑的人物，他发表了700多篇科学论文，开创了基因组学等复杂的新兴领域，并擅长用跨学科的方法重新审视人类健康。

20世纪80年代末，我挤进杜克大学的一间会议室的后面，那是我第一次见到胡德，我一下子就记住了这个人。我在那里聆听了胡德带来的一场快节奏的研讨会，内容非常振奋人心。他预言了解开人类基因组之谜的可能性，而比内容更厉害的是他使用了两台幻灯片放映机，每台放映机中都有一组不同的幻灯片。我原本对自己被挤在会议室最后面感到很沮丧，但事实证明这是一件好事，因为两台投影仪让所有观众都在不停地来回转头，就像在看温布尔登网球锦标赛一样，而我却没怎么动。

回到正题，尽管不可能像勒罗伊·胡德那样从事预算几百万美元的"大科学"项目，但以伊萨哈为代表的以色列三人精英团队还是击败了美国人，率先发表了研究成果。[26]此外，伊萨哈在另一次学术休假期间改进了自己的技术，这次他来到了马里兰州贝塞斯达的美国国家癌症研究所，与史蒂文·罗森伯格展开合作。你可能还记得，罗森伯格曾开创性地用白细胞介素–2和免疫系统的其他调节剂刺激患者，从而动员其免疫系统去攻击癌症，这项成果让他蜚声国际。尽管白细胞介素–2并没有成为人们期待已久的治疗癌症的灵丹妙药，但罗森伯格仍然一心想利用免疫系统来消灭癌症，而且很认可伊萨哈开创性成果的价值。随着CAR-T技术开始显示出成功的希望，伊萨哈团队开发的专利被授权给加利福尼亚州圣莫尼卡的一家叫作"风筝制药"的新公司。这家公司是由转行成为连续创业者的以色列裔美国肿瘤学家阿里·贝尔德固伦在2009年创立的，贝尔德固伦曾就读于魏茨曼研究院，对伊萨哈开创性的研究成果非常了解。因此，贝尔德固伦下决心要把伊萨哈的学术成果转化为具有非凡的医学和商业潜力的治疗性产品。

虽然早期在罗森伯格的实验室里，伊萨哈的方法在研究中取得了理想的效果，但在风筝制药开始临床试验时，对T细胞生物学特性的进一步了解帮助改进了伊萨哈最初的构想。正如我们在本书中一直强调的那样，人体对T细胞施加了许多限制，以防止它们对正常细胞造成不必要的伤害。仅仅触发T细胞受体通常不足以充分刺激T细胞发挥其破坏性作用。事实上，只触发T细胞受体会导致相反的结果，使T细胞成为无法对进一步的信号传导做出反应的"活僵尸"。这个过程被称为免疫失能，可以作为一种预防不必要的自身免疫的方法。

从20世纪80年代末开始，出现了一系列主要来自西雅图生物医学界的研究报告，它们揭示了有效的T细胞活化需要同时激活T细胞受体和一种"协同刺激"分子。这些报告中，有很多都来自我们前文中提到的由英格尔德和卡尔·赫尔斯特伦率领的百时美施贵宝（原来的Oncogen）团队。特别要提到的是，这个团队中的两位科学家——杰弗里·莱德贝特和彼得·林斯利已经发现CD28是决定T细胞会被激活还是失能的关键调节因子。正如我们早些时候讲到的那样，这些科学家证明了CD28必须与抗原呈递细胞（比如树突状细胞）表面一种叫作B7的分子结合，再加上T细胞受体同时传导的信号，才能完全激活一个T细胞。[27]事实上，CD28这种传导信号的方式正是TGN-1412（第9章将详细介绍这一主题）的基础。莱德贝特和林斯利对CD28的研究将会带来巨大的突破，科学家花了20年的时间才开始充分认识到它的临床潜力。

出于节约成本的目的，缺乏远见的百时美施贵宝在1997年4月解散了西雅图的研究团队，导致了大批高水平人才的流失，也在无意中延缓了百时美施贵宝充分利用自己在竞争中的优势来研发突破性的肿瘤免疫产品的进程（很快，我们会看到，这件事在之后的几年里对百时美施贵宝的影响特别具有讽刺意味）。结果，因这个最失败的决定而获利最多的是华盛顿大学及其下属的弗雷德·哈钦森癌症中心，它们收获了莱德贝特、英格尔德和卡尔·赫尔斯特伦这三位人才。百时美施贵宝西雅图研究基地关闭带来的另一个让人意想不到的后果是企业创始人的涌现和大批生物制药公司的诞生，其中包括西雅图遗传学公司（我们在上一章中提到过）和朱诺医疗公司，而且它们很快就会在这场竞争中崭露头角。

CD28的发现对风筝制药公司研究工作的影响尤为明显。正如伊萨哈最初设想的那样，在T细胞中被表达的治疗性成分要将识别CD19的抗体与CD3 ζ链相结合。然而，这一成分缺少CD28关键的协同刺激信号传导特性，存在无法刺激T细胞杀死肿瘤细胞（而是导致其失能）从而产生相反效果的风险。为了纠正这一点，风筝制药的团队对产品进行了改进，将CD28信号传导结构的一部分包含在内。这种调整使得表达这种CAR–T分子的T细胞在遇到携带CD19的肿瘤细胞时能够完全被激活。

这次微调起到了预期的效果，从最终产品阿基仑赛在临床试验中非凡的疗效就可以看出这一点。早期研究显示，接受治疗患者的总缓解率（一个体现药物缩小肿瘤能力的临床叙词）达到了

82%，而且要知道所有参与试验的患者之前接受的治疗都失败了。[28]
换句话说，在这群原本被认为已经没有希望、在先前的治疗中病情
没有任何好转的患者中，有4/5的人的肿瘤都奇迹般地缩小了。由
于潜力突出，风筝制药公司于2017年11月被吉利德科技公司以将
近120亿美元的价格收购。这次收购恰好发生在FDA批准阿基仑赛
的一个月后。

　　尽管对伊萨哈来说这应该是一段非常满意且舒适的时光（无
论是在专业上还是在经济上），事实上却是他人生的一个低谷。因
为在此期间，伊萨哈陷入了充满指责和贪婪的丑恶纠葛之中。就在
伊萨哈原本可以卖掉他在风筝制药的股票前几个小时，他被自己原
来的学生吉迪恩·格罗斯起诉了，格罗斯宣称在酬劳和功劳分配方
面存在不当行为，导致自己遭受了损失。就在格罗斯提起诉讼的
几个月前，他们二人还一直保持着友好的关系，共同发表了一篇
论文，详细介绍了他们研发的CAR-T技术的治疗潜力。[29]尽管格
罗斯已经获得了基于他研究生阶段工作的150万美元，但他却说自
己应得的金额是这个数字的10倍。[30]伊萨哈的前妻同样要求分得一
部分意外之财，金额大约是7 300万美元，这让原本尴尬的情形变
得更加丑恶。伊萨哈当时面临两场独立的诉讼，以及未来几个月里
有关贪婪和忘恩负义的指控与反诉。这些法律纠纷玷污了所有相关
方的声誉，以色列的法庭很可能要花几年的时间才能最终解决这些
争端。

　　新的嵌合抗原受体CAR-T细胞引发的诉讼并不止这些。事实
上，风筝制药公司在2017年获得FDA批准的产品是第二种获准的
CAR-T药物。我们即将看到，仅仅几个星期后，风筝制药的产品
就失去了CAR-T先驱药物的地位，又引发了一连串的诉讼和争议。

让癌细胞无处遁形

美国总统尼克松在1971年1月的国情咨文演讲中，说要"向癌症宣战"。大约在同一时间，一个正在思考自己未来的高中生担心的却是发生在东南亚的另外一场截然不同的战争。卡尔·琼抽到的征兵号码是50，这种情况尤其麻烦，因为所有号码小于195的人都注定会被征召入伍。[31] 为了避免最终成为在越南丛林中艰难前行的列兵，琼转而选择申请进入位于马里兰州安纳波利斯的美国海军学院。[32] 这个决定的另一个好处是安纳波利斯刚刚启动了一个医学预科项目，这对痴迷于生物学而且大有前途的琼来说特别有吸引力。

从海军学院毕业后，琼立刻开始在贝勒医学院接受临床训练，仅用了3年（而不是常规的4年）就完成了学业。这里，我们要再次提到西雅图，因为琼作为肿瘤学研究人员在弗雷德·哈钦森癌症中心工作了3年，在那里除了其他活动外，他还和杰弗里·莱德贝特一起研究过CD28在T细胞中的功能。[33] 1986年琼回到东海岸，用12年的海军服役期来偿还巨额的教育费用。

琼并没有被派驻到遥远的地方或者被贬到美国本土某个与世隔绝的角落，而是接受了一项梦寐以求的任务，来到了著名的海军医学研究医院——与美国国立卫生研究院只隔着一条街。这个时间和地点恰逢整个美国开始意识到失控的艾滋病危机，而琼研究T细胞的经历起到了关键的作用。琼开始尝试从艾滋病患者身上获得T细胞，而因为病毒的目标是消灭T细胞，所以这些患者体内的T细胞非常少。[34] 琼的想法是在实验室里刺激这些细胞，使它们生长到可以被输回患者体内从而恢复免疫系统功能的程度。用涂有抗体的小铁珠来培养供体细胞，抗体会刺激CD28和CD3，从而模拟有外来入侵者的效果，使得T细胞在实验室里迅速增殖。一旦培养出大量来源于实验室的T细胞，它们就会被重新输入艾滋病患者体内，以帮助恢复他们的免疫功能。虽然昂贵又费时，但早期对这种过继性T细胞移植的临床前研究还是取得了令人满意的结果。

随着研究不断推进，加利福尼亚大学旧金山分校著名的免疫学家阿特·韦斯正在开发自己的CAR-T策略。韦斯的方法是将CD4分子在细胞外的部分（艾滋病病毒用于劫持T细胞的靶点）与CD3ζ链结合起来。根据伊萨哈在用基于CD19的嵌合抗原受体治疗B细胞癌症时的相同原理，韦斯认为自己设计的CAR-T可能会促使T细胞杀死被艾滋病病毒感染的细胞。在实验室里对这一想法进行验证之后，他与琼在贝塞斯达的团队合作，开始人体试验。

事实证明这个想法很成功，而且还得到了一家总部位于旧金山的生物技术公司——细胞基因系统公司的资金支持。尽管艾滋病患者的临床反应很理想，但在生物技术这个混乱的领域，这样的结果还不够。因此细胞基因系统公司撤销了这个项目，后来这家公司也倒闭了。不过，琼已经完全见识到了CAR-T疗法背后的潜力，于是决定回归自己的主要专长：肿瘤学。

1996年，琼刚结束在海军的服役，就接受了宾夕法尼亚大学提供的学术职位，把他研究团队里大部分的人都从贝塞斯达带到了费城。在接下来的15年里，琼一直在研究用于刺激T细胞的CAR-T策略。我们已经知道，他并不孤单，因为伊萨哈和其他人也在进行着他们各自的研究。有鉴于此，就不能不提到另外的两个团队了。

到这个时候，人们已经非常确定T细胞活化需要T细胞受体和第二信号的协同刺激。这个第二信号通常包含一种或多种所谓的协同刺激分子，比如CD28、CTLA–4和4–1–BB（也叫CD137）。关于最后一种分子，有两个研究团队已经证实，引入4–1–BB的信号传导区可以在实验室中显著改善CAR–T细胞的功能。这两个团队分别是总部在伦敦的生物技术公司希尔泰克的海伦·芬尼团队和纪念斯隆–凯特琳癌症中心的迈克尔·萨德莱恩。根据这些报告，身处宾夕法尼亚大学的琼决定在他的CAR–T实验中加入4–1–BB。

琼计划中的主要项目是设计一种CAR–T，他的思路与风筝制药的方法非常相似。这种CAR–T以恶性B细胞上的CD19为靶点，通过CD3 ζ和4–1–BB发出信号（这里与风筝制药的产品有细微的区别，后者通过CD3 ζ和CD28发出信号）。2010年夏天，首批患者接受了琼研发的试验性药物的治疗，这种药物最初被命名为CART19，后来更名为阿基仑赛。琼的研究团队获得了总计35万美元的拨款，只够治疗三位患者。这三位志愿者都是白血病患者，而且之前的治疗都没有效果。

琼的研究团队在戴维·波特和布鲁斯·莱文的带领下，从三位患者身上提取了血液，并利用他们在过去15年练就的技术（莱文在贝塞斯达时就加入琼的研究团队，是他的第一位博士后研究员）在患者的T细胞中表达CAR–T基因。在这三个病例中，有两例得到了足够多的改造细胞，可以被重新输回患者体内。然而，第三位患者的细胞基本上没有增殖。

这位不幸的患者叫道格拉斯·奥尔森，68岁的他已经当了祖父，而且热爱航海，在与慢性淋巴细胞白血病斗争了20年后，他已经做好了死亡的准备。[35]奥尔森几乎1/2的骨髓被肿瘤细胞占据。这种病还攻占了他的血液，很可能导致他的免疫系统完全崩溃，从而使他容易遭受严重的感染并最终死亡。尽管奥尔森与疾病顽强抗争了20年，但到了2010年年初，他的身体已经不堪重负。和奥尔森一样顽强的是他的T细胞，它们在琼的实验室里始终不增殖。琼的研究团队认为，这些细胞只能勉强用于治疗像啮齿动物那么大的实验对象。

尽管如此，宾夕法尼亚大学的研究团队和奥尔森还是决定试一试。在用了5分钟的时间将细胞输入每位患者体内后，所有人都屏住了呼吸。一连几天都没有出现任何明显的变化。大约两周后，患者们开始出现寒战、恶心和发烧的症状。这或许是一个相当不好的征兆，有可能表明免疫系统崩溃（由癌症或者治疗导致）引发了严重的感染。为了检验这种可能性，波特又抽取了患者的血液进行分析，寻找感染的迹象。结果，波特发现了很多经过改造的T细胞，这说明免疫系统正在反击。在接下来的几周里，改造后的T细胞的数量增加了至少1 000倍，并且开始杀灭B细胞。后来据临床医师估计，每位患者身上都有超过两磅的肿瘤细胞被清除。

当然最令人担忧的还是奥尔森，他接受的细胞只够勉强治疗一只小鼠。尽管这些细胞不愿在实验室里增殖，但它们在奥尔森的体内像疯了一样，数量不断增加，让癌细胞无处遁形。在接受治疗一个月后，波特告诉奥尔森："道格，我们在你身体里根本找不到癌细胞。不管是在你的骨髓里，还是在你的血液里，都是如此。所有的地方都没有。"[36] 几周后，奥尔森就重新拾起了对航海探险的热爱，他坚信自己一定能痊愈，于是买了一艘18英尺①长的帆船。

① 1英尺 ≈ 0.305米。——编者注

名声、财富与弱点

尽管卡尔·琼的团队取得了巨大的成功，但他们只在几位患者身上做过试验，而且没有经费了。35万美元的经费全被用于治疗那三位患者，研究团队需要更多的资源。在一无所有的情况下，他们采取了一种冒险的方式：通过写论文向科学界公开研究结果，希望能引起人们足够的兴趣，以帮助筹集更多的资金。让他们惊讶的是，接受临床试验的患者人数少的情况并没有让审稿人拒绝接受他们的论文，2011年8月10日，他们的临床研究结果发表在著名期刊《科学转化医学》上。[37]伴随着这篇论文的发表，宾夕法尼亚大学医学院还发起了一场声势浩大的公关活动，相关的新闻标题是"宾夕法尼亚大学研究人员发现，经过基因改造的'连环杀手'T细胞可以消灭慢性淋巴细胞白血病患者体内的肿瘤"。[38]

在接下来的几个月里，琼的研究得到了广泛的关注。不到一年之后，美国国家癌症研究所就为琼提供了总计200万美元的资金，而获得技术授权的诺华公司又额外提供了数百万美元的资金。卖力参与宣传的宾夕法尼亚大学也因此受益，比如2015年肯·伯恩斯的纪录片《众病之王》就是根据悉达多·穆克吉2010年出版的同名著作改编的，其中重点讲到了宾夕法尼亚大学和一个特别上镜的小女孩埃米莉·怀特海德，她的病情因琼取得突破性的进展而得到了长期的缓解。此外，时任美国副总统拜登在2016年1月访问费城和宾夕法尼亚大学医学中心时，宣布将发起一项大规模的抗癌登月计划，而几个月前他的儿子博因患脑癌在2015年5月病逝。[39]在宾夕法尼亚大学发表演讲时，拜登嘲笑"癌症政治"会阻碍攻克疾病的进程（这是一种隐晦的说法，我们之后还会讲到）。3个月后，互联网亿万富翁、纳普斯特公司的创始人以及脸谱网首任总裁肖恩·帕克承诺将向癌症免疫治疗项目提供2.5亿美元的资金，并且把宾夕法尼亚大学列为主要的受助方之一。

回顾那段令人兴奋的日子，在2011年8月10日关于"连环杀手"的新闻稿中有一个耐人寻味的细节，它将在未来几年里一直困扰着宾夕法尼亚大学。这篇文章提到，琼认为经过改造的T细胞之所以在他目前的试验中效果显著，而在先前的试验中表现一般，是因为几种"秘密成分"。[40]尽管这些话原本肯定不是为了表达任何阴暗的动机或行为，却一语成谶。

哥伦比亚广播公司关于乔·拜登在2016年访问宾夕法尼亚大学（他后来在那里接受了教授的职位）期间提出的抗癌登月计划的新闻报道中讲道："拜登回忆起他祖父说过的一句话：'世界上有三种政治，教会政治、劳工政治和常规政治。'[41]他接着说：'我希望你们别生气，但是在美国有第四种政治，那就是癌症政治。'"

和过去几个世纪里轰动科学界的多次变革一样，2011年发表的这项研究让科研和医疗机构里的很多人都不太高兴。虽然媒体常常把科学家描绘成客观的人类思想家，但这个描述的关键词还是人类。作为人类，科学家往往也很容易受到政治的影响，在一些想法及其支持者被后继的事物推到一旁时，抵制必然会出现的变化。尽管这个过程可能很痛苦，而且会遇到相当大的阻力，但科学过程的一个关键部分就是承认过去的经验和教训——不管是正面的还是负面的，质疑所有的想法，并且一定要重复所有可疑的研究成果。

带着这样的观点去看琼2011年发表的论文，会发现一个明显的问题，那就是患者数量少，所以来自这三位志愿者的数据可能被过度解读了，这是意料之中的。事实上，琼和他的同事们在制定下一步的研究方案时也考虑到了这个问题。然而，他们无论如何也没想到，一个看似不可能出现的人会站出来批评他们，这个人就是国家癌症研究所的史蒂文·罗森伯格。你可能还记得，罗森伯格在前一年发表了一篇关于风筝制药公司的CAR–T产品在大规模临床试验中获得成功的研究报告。琼并没有引用这项研究，他的疏忽致使罗森伯格在2011年11月写给《新英格兰医学杂志》的信中对琼进行了猛烈的抨击，他不仅指出了琼不尊重同行的问题，还质疑三位患者之所以疗效显著，可能是因为在接受琼的CAR–T治疗前进行过化疗。[42]

让罗森伯格不满的另一个问题与研究思路的变革无关，而是由于对信号传导位点4–1–BB的使用。宾夕法尼亚大学研究团队的报告是这种特殊的基序首次在人身上试验（回想一下，罗森伯格在临床研究中已经使用过CD28的信号传导基序了）。不过，这些问题与其说是科学或政治上的问题，不如说是法律问题。

琼的团队在2010年那篇开创性的论文中没有引用罗森伯格先前对CAR–T细胞的研究，似乎并不是唯一的疏漏。他们也没有告知读者，临床研究中使用的DNA质粒是"由田纳西州孟菲斯圣犹大儿童研究医院的一位合作者设计、开发和提供的"。他们在2016年3月才最终承认了这一疏漏，然而这一切没有结束，因为圣犹大医院的团队还为这项发明"申请了专利"。

从头开始讲起的话，情况应该是这样的：圣犹大医院的达里奥·坎帕纳和今井千早合成出宾夕法尼亚大学的研究团队使用的经过改造的基因。坎帕纳在2003年通过一个叫作"材料转让协议"的正式程序向琼移交了关键DNA，这份协议除其他事项外，还承诺会尊重DNA材料对研究工作的贡献和知识产权及其限制。不仅

2011年的报告没有承认圣犹大医院团队所做的贡献，而且琼的团队与诺华公司的合作关系也是基于宾夕法尼亚大学实际上并不拥有的知识产权。

这些事实引发了一场混战，其中包括圣犹大医院提起的诉讼和宾夕法尼亚大学提起的反诉。这场争斗不仅是为了纠正记录，从而正确注明出处并维护各方尊严，当然还是因为圣犹大医院和/或宾夕法尼亚大学的研究成果可能产生的巨额使用费。这些指控就是乔·拜登所说的"癌症政治"，最终它们在2016年通过两件事情得以解决。2015年4月，诺华公司同意向总部位于西雅图的朱诺生物制药公司支付首笔不少于1 200万美元的补偿款，因为朱诺公司为了研发一款竞争产品，已经从圣犹大医院获得了知识产权（诺华未来根据利用圣犹大技术研发的产品的销售收入，还要支付额外的费用）。[43]之后在2016年3月，宾夕法尼亚大学的研究团队撰文纠正了记录，并且恰当地引用了圣犹大医院团队所做出的贡献。[44]

尽管遇到了这些挫折，但对所有参与其中的人——尤其是患者来说，未来仍然是非常光明的。诺华公司经宾夕法尼亚大学授权（并且经圣犹大医院及朱诺公司间接授权）的产品，在更大规模的临床试验中继续显示出强大的临床疗效（推翻了史蒂文·罗森伯格之前的质疑）。事实上，诺华公司用于治疗B细胞癌症的CAR-T产品在2017年8月30日就获得了FDA的批准，比10月18日才获批的风筝制药的CAR-T产品大约早了6周。除了这两种针对B细胞癌症的CAR-T药物之外，朱诺公司也加入了研究CAR-T的行列（它在2018年1月已经被更大的生物制药巨头新基公司收购）。在这些成果的鼓舞下，其他许多老牌和初创的生物技术公司也开始试图利用CAR-T疗法治疗更多的非实体及实体肿瘤，其中就包括前列腺癌，这种病可以说通过普列威在科学上的（尽管不是商业上的）成功让人们重新看到了细胞免疫疗法的可能性。在研发这些CAR–T免疫细胞疗法的过程中获得的经验教训，似乎只是在预告一个更加美好的未来。

也许更重要的是，伊萨哈、琼和其他人在研发过继性细胞转移产品的过程中获得的经验竟然还预示着一种可能更令人兴奋的新方法的诞生，它将为我们带来更加安全有效的癌症免疫疗法，这正是我们接下来要讨论的主题。

第 8 章

这局棋，将死！

科学之美在于它能够通过揭示看似微不足道的数据，彻底推翻最狂妄自大的认知假设。这样的发现能够点亮大脑中的那个"灯泡"，带来更深入的理解，而这个比喻对于接下来要讲的与照明有关的真实例子尤为贴切。

　　马克斯·普朗克1858年4月23日出生于德国北部的荷尔斯泰因公国。尽管他从小就喜欢物理，但是1874年，他在慕尼黑大学上菲利普·冯·约利教授的课时却被告诫说要远离这个专业，教授建议道："在这个领域，几乎所有的东西都已经被发现了，剩下的工作只是填补一些漏洞。"[1]普朗克无视这一劝告，继续留在这个领域，并最终成为柏林弗里德里希·威廉大学的一名教授，1894年他从如何制造出更好的白炽灯这个极其复杂的问题中受到了启发。

　　受快速发展的灯泡行业委托，普朗克要解释这样一个悖论：为什么依靠短波辐射提供能量的灯泡会发出黄色的光（表明这是一种波长更长的辐射）。1900年12月14日，在德国物理学会举办的一次研讨会上，普朗克解决了这个最终被称为黑体辐射的难题。他在发言中介绍了量子力学背后最基本的观点，它们和爱因斯坦的相对论一起颠覆了冯·约利在25年前就认为已经过时的物理学领域。[2]事实上，如何统一普朗克和爱因斯坦提出的这些观点，仍然是一个有待未来几代人填补的漏洞。

与1874年的物理世界相似的是，我们对免疫系统调节作用的认识也被20世纪最后几年的一系列意外发现彻底改变了。你可能还记得，免疫学的一个基本假设是认为在子宫内时胸腺的活动已经消除了自身反应性T细胞。这些过程阻止了自身免疫病带来的毁灭性伤害。T细胞具有强大的破坏力，不足为奇的是，在妊娠期间保护机体免受潜在自身免疫损伤的并不只有胸腺。事实上，我们现在知道，人体已经形成了冗余且重叠的机制，为我们提供终身服务，以尽可能减少对自身造成的伤害。

尽管有这些多层次的安全措施，但常识还是告诉我们这个系统并不是完美的，类风湿性关节炎、1型糖尿病和溃疡性结肠炎等自身免疫病的存在就证明了这一点。事实证明，这些特殊的疾病对我们了解新一代癌症疗法的发现与创造过程特别有意义，而且这些疗法很可能最终会治愈长期困扰人类的很多恶性疾病。

不是你想的那样

你可能还记得在第3章中，人们发现白细胞介素-2有刺激免疫系统的效果，而且抛开它的副作用不谈，美国国家癌症研究所的史蒂文·罗森伯格还曾利用IL-2成功地治疗了几位原本已经无法治愈的转移性黑色素瘤患者。这些发现印证了IL-2及其主要受体（一种名字不太好记的分子，CD25）对于刺激免疫系统对人体感知到的攻击做出应答，起到了非常重要的作用。这个理念与我们对免疫系统运转方式的认识完全一致，直到两群相当怪异的老鼠再次彻底颠覆了这种认知，还引发了许多令人挠头的问题。

1990年，德国伍尔茨堡大学的一个由伊凡·霍拉克率领的研究团队打算研究IL–2疗法的潜力，并且开始了一项原本被认为相当简单的试验。他们想要利用新的基因工程技术，创造出一只缺少IL–2的小鼠（也就是所谓的IL–2基因敲除小鼠）。在那个艾滋病疯狂流行的年代，一只缺少IL–2的小鼠可能会为研究其他加强免疫系统的方法，或者理解免疫抑制的深刻含义提供一个平台。出于这种考虑，人们预期的结果是，基因敲除小鼠成长所需的免疫系统将彻底失效。

在1991年8月发表于著名刊物《自然》杂志的一篇论文中，霍拉克的研究小组报道这些基因敲除小鼠在4周大的时候基本上都很健康，体内有数量充足的T细胞。[3]虽然在实验室里这些T细胞对刺激的反应有点儿迟钝，但差其实非常小。事实上，唯一显著的发现是循环抗体水平显著增加（表明B细胞的活性增强了）。科学界基本上没有理会IL–2基因敲除小鼠的研究结果，人们普遍认为一定有其他东西弥补了IL–2的缺失。比如有人推测，一定生成了另一种已知或未知的白细胞介素，弥补了IL–2的缺失。顺着这个思路想下去，B细胞计数升高可能就是由这种补偿反应引起的。

缺少IL–2的小鼠没有明显缺陷的情况和当时其他很多对基因敲除动物的研究得出的结果是一致的，它们揭示了各个层面的补偿性变化。事实上，当时的文献里很快就充斥着基因敲除小鼠没什么特别表型的内容，这经常会让使用这项新技术的生物学家感到困惑。[4]在这样的情况下，只有同时阻断所有的备份通路，才能观察到基因敲除的表型。因此，IL-2基因敲除小鼠实验和其他同类实验一样，可能只是在浪费金钱和时间。后来的研究表明，这种说法一点儿也不准确。

1993年10月，霍拉克的研究团队发表了一项后续研究，事实证明这才是一个真正的难题。[5]尽管像霍拉克之前发现的那样，缺少IL-2的小鼠在出生后4周内的表现正常得令人沮丧，但是在接下来的一个月内，有大约1/2的小鼠都意外死亡了。[①]尸检揭示了导致这些较年长小鼠死亡的明显症状，包括淋巴结与脾脏的肿大，在这些部位全都挤满了淋巴细胞。活下来的小鼠也表现出了淋巴结肿大以及符合溃疡性结肠炎（一种常见的自身免疫病）表现的严重症状。缺少IL-2的小鼠体内的T细胞并没有像预期的那样数量很少，而是数量太多了。此外很反常的是，这些细胞具有自身反应性。一些研究人员引用之前的观点，解释说这个意外现象表明某种未知的补偿机制可能在一开始弥补了IL-2的缺失，结果后来这种机制超过了必要的限度，导致了自身免疫损伤。不过在很大程度上，这个发现对于该领域内很多最有经验的科学家来说并没有什么新意。

让情况更加扑朔迷离的是，1995年10月，哈佛大学弗雷德里克·阿尔特率领的团队发表了一项研究，称CD25基因敲除小鼠也出现了类似的现象。CD25是为IL-2（而不是其他白细胞介素）服务的关键受体。[6]就像霍拉克团队观察到的那样，缺少CD25受体的小鼠起初表现正常，之后它们的淋巴器官会自发地出现严重的肿胀。随后，这种病会发展成真正的自身免疫。我们已经知道CD25

---

① 准备一份科学论文通常需要一个多月的时间，所以霍拉克及其团队之前没有公开较年长小鼠的异常结果这件事就更加让人困惑了。

只会与IL–2相互作用，所以这个发现似乎排除了产生另一种白细胞介素来弥补IL–2缺失（符合霍拉克小鼠的表现）的可能性。这是怎么回事呢？

大鼠！

你可能还记得，由于在小鼠或人类身上未能找到神出鬼没的"I–J分子"，抑制性T细胞的概念实际上已经被否认了。事实上，迅速发展的美国免疫学界已经抛弃了这个古怪的想法，把它丢进了旧思维的垃圾箱。调节性T细胞的概念尽管在北美大陆受到了冷落，在欧洲免疫学界却一直存在，还得到了一种比小鼠体型稍大、名声也更坏的啮齿动物在数据上的支持。

美国科学家喜欢利用先进的基因工程技术对小鼠进行高精度的改造，但这种方法带来的问题似乎要比答案更多；与此相反的是，其他地方的科学家正在开展一项更粗暴、也更经典的生物学研究。一个由欧洲、澳大利亚和亚洲免疫学家组成的松散联盟以20世纪最后25年的所有报告为基础，一直没有放弃对抑制性T细胞的研究。例如1973年在爱丁堡皇家医院，由威廉·彭哈勒率领的一个苏格兰研究团队利用大鼠证明了，切除胸腺的同时进行放疗可能引发针对甲状腺的自身免疫。[7]将近20年后，彭哈勒和一个澳大利亚的研究团队进一步证明，同样的操作还可能导致大鼠患上1型糖尿病（一种已知的自身免疫病）。[8]三年后，牛津大学的研究人员发现大鼠体内的一类CD4 T细胞是导致这些自身免疫的原因。[9]

1985年，刚刚毕业的坂口志文博士以彭哈勒早期的研究成果为基础，试图找到机体内负责抑制免疫系统的细胞。出乎所有相关人员意料的是，他的研究将一类CD4 T细胞（你可能还记得，它们通常被称为辅助性T细胞）与免疫抑制现象联系在了一起。[10]这与20世纪70年代认为CD8（而非CD4）T细胞介导了免疫抑制的传统观念背道而驰。

在接下来的10年里，坂口志文收窄了对T细胞介导的免疫抑制的定义。除了CD4以外，这些细胞还表达了IL–2的受体CD25，这又是一个令人震惊的发现，因为人们一直认为IL–2是宿主防御机制的激活剂。坂口在小鼠和大鼠身上都验证了自己的发现（可能会让许多读者感到震惊的一个事实是，它们之间的基因差异比其中任何一个物种与人类的差异还要大）。结果都显示，尽管缺少IL–2的老鼠通常拥有大量的T细胞（而且患上自身免疫病的风险更大），但这些动物体内同时表达CD4和CD25的T细胞比较少。此外，回补CD4/CD25 T细胞（比如通过输液）可以改善缺少IL–2的基因敲除小鼠的自身免疫缺陷。[11]

有人还发现给正常的小鼠注射IL–2抗体（会降低血液中IL–2的水平）会使CD4/CD25 T细胞的数量减少并触发自身免疫，从而进一步证明了坂口的观点。[12]到了20世纪90年代中期，某些T细胞会负向调节免疫系统的观点甚至得到了美国研究者的证实，其中最著名的就是美国国立卫生研究院的伊桑·舍瓦奇。[13]这实际上是一个分水岭，因为美国的许多免疫学家在很久以前就否定了抑制性T细胞的观点。新旧世界免疫学家之间这种敌意的缓和开创了一个新的时代，或许是为了捐弃前嫌，这种细胞被称为调节性T细胞（而不是抑制性T细胞）。在短短几年之内，科学家投入了大量的精力来表征这种调节性T细胞。例如，调节性T细胞通常不只表达CD4和CD25，还会表达其他的分子，比如CTLA–4（一种细胞表面分子）和Foxp33（T细胞核中的一种分子，控制着这类独特的T细胞所表达基因的种类）。总之，这些特殊蛋白质的作用是让调节性T细胞去阻止，而不是促进T细胞的杀戮行为。

调节性T细胞的存在及定义得到越来越多人的认可，它们在生物学和临床中的应用范围也随之扩大。在一开始这几年里，明显的临床意义主要集中在调节性T细胞能否控制有关自身免疫的决定。这种关联性最终得到了证实，因为多项研究证明无论是在动物模型还是在人体内，调节性T细胞数量的减少都足以导致自身免疫病的发生。[14, 15]

肿瘤学界则反其道而行之，怀疑癌症是一种调节性T细胞受到操纵而对肿瘤细胞网开一面导致的疾病。为了解决这个问题，我们必须要知道正常的T细胞在适当的条件下可以被转化为调节性T细胞。具体来说，2007年发表的两项研究（分别来自美国国立卫生研究院和拉荷亚过敏症与免疫学研究所）表明，在转化生长因子β（TGF–β）和维A酸（维生素A的一种存在形式）的作用下，树突状细胞可以促进这种转化。[16, 17]人们发现癌症患者的转化生长因子β水平升高（"转化"这个科学术语指的是正常细胞开始出现癌性行为的过程），这种变化暗示了它与癌症摧毁免疫系统的方式之间有直接联系。

回忆一下我们先前在第6章中讲的BiTE疗法的基本原理，其中提到多年来人们屡次发现的一个看似矛盾的现象，那就是许多肿瘤都被浸泡在机体防御系统的组成成分中（包括T细胞和树突状细胞）。主要的原因是调节性T细胞基本上可以使肿瘤特异性T细胞进入休眠状态，从而阻断机体排斥肿瘤的能力。然而，BiTE的有效性也表明，这些休眠的细胞可以被唤醒，然后重新获得杀死肿瘤细胞的能力。只要能找到一种阻断调节性T细胞的方法，这些发现就具有了非凡的潜力。

　　总而言之，调节性T细胞的发现为解释一个多世纪以来困扰病理学家、免疫学家和肿瘤学家的现象（肿瘤被浸泡在免疫细胞中，而人体的防御系统似乎没有识别出周围的恶性细胞）提供了一种新的方式。事实上，原本应该杀死癌细胞的T细胞会被转化成调节性T细胞，从而保护肿瘤免受它们自己和其他任何细胞的攻击，这不禁让人想起电影《活死人之夜》中主人公变成丧尸的场景。

　　很快，要解决的问题就演变成了这些调节性T细胞的"僵尸化"过程能否被阻止或逆转。对之前提到的BiTE分子和CAR–T细胞的研究已经有力地证明了，即使是肿瘤周围处于休眠状态的T细胞也可以被重新激活去杀死肿瘤细胞。在这两种情况下，都需要通过复杂的蛋白质和工程技术合成同样复杂的细胞或分子才能实现这样的逆转，整个过程的要求很高（而且相当昂贵）。还有别的办法吗？

一切早有预兆

　　在发现调节性T细胞和BiTE分子之前，一些大家熟悉或不熟悉的人已经在重塑我们对免疫系统与癌症相互作用方式的认识了。你可能还记得在本书的第5章，劳埃德·奥尔德一直主张的免疫监视的概念，由于免疫缺陷鼠（裸鼠）的出现，实际上很多人并不完全相信这个假说。然而，奥尔德已经意识到这些无毛鼠并不缺乏免疫应答；虽然它们没有T细胞，但树突状细胞和其他先天免疫防御机制带来的更强的警惕性弥补了这种缺失。奥尔德在圣路易斯获得了一位宝贵的盟友：新兴免疫学先驱罗伯特·施赖伯。

罗伯特·施赖伯1946年出生于纽约州布法罗市，在离罗切斯特更近的纽约州立大学获得了学士和博士学位，并留校从事博士后阶段的研究工作。在圣迭戈著名的斯克里普斯医学中心接受免疫学方面的博士后训练后，他留在了这家机构，并专注于研究免疫系统与肿瘤细胞之间的动态相互作用。这项工作一直持续到施赖伯受聘来到圣路易斯的华盛顿大学之后，在那里施赖伯凭借自己对癌细胞与原本应该追踪并摧毁它们的免疫系统之间微妙相互作用的研究，成为国际公认的专家。

在施赖伯发展自己专长的同时，科学界对癌症的看法也在发生着变化。简要地概括起来，20世纪八九十年代，在研究癌症及其特有的遗传事件变化的工具方面取得了前所未有的进步。施赖伯大部分开创性的免疫学研究都是在圣路易斯完成的，那里的学术环境深受DNA测序（例如，华盛顿大学是发起人类基因组计划的少数几家机构之一）及医学成像中心（正电子发射计算机体层显像就是在这里被发明的）这一定位的影响。

这些技术上的改进揭示了大量有关DNA的变化如何预示和表征癌症发展过程的信息。随着某个肿瘤成熟，它累积的个体突变越来越多，这些突变会通过肿瘤DNA中逐渐增加的微小变化表现出来。随着突变累积，这一过程会越来越快，特别是当这些突变发生在负责维持DNA保真度的关键基因（比如DNA修复酶相关基因）时。这个过程继续加速下去，会导致整个染色体区段要么复制后被转移到其他染色体上，要么全部丢失。这些巨大的变化会引起达尔文式的选择过程，最后留下的细胞不仅能够在有癌症的不利环境中生存，还可以促进癌细胞转移到体内其他距离较远的部位。

施赖伯对科学的最大贡献是证明了这些变化并不是凭空发生，而是和肿瘤与免疫系统间的相互作用在同一时间发生的变化密切相关。施赖伯用了"三个E"来总结这些不断变化的相互作用。[18]第一个"E"指的是恶性细胞被选择性地视为异物，然后被免疫系统细胞"eliminate"（清除）。这个观点非常符合奥尔德最初的免疫监视概念。施赖伯在此基础上又提出了"新生抗原"（neo-antigen）的概念，也就是癌症的突变特征会产生一系列将"自体"与"病体"区分开来的细微差别，并让免疫系统能够认清这些差别。

施赖伯和奥尔德基于癌症基本上处于靶向新生抗原的免疫应答的控制之下这一观点开始了长期的合作，当然他们也没忘记不断强调免疫监视理论缺陷的很多负面评论。显然，他们的观点是不完备的，因为这与社会上癌症流行的事实不符（不妨想想前列腺癌活检的结果，几乎我们所有人都有癌细胞）。奥尔德和施赖伯将这种合理的批评纳入他们的新理论中，提出了第二个"E"，在这里它代表"equilibrium"（平衡），反映出癌症绝不是一种静态的疾病。最初使得恶性肿瘤出现的突变是持续存在的。最后，那种不断变化的状态很像是打地鼠游戏，在这个过程中，肿瘤的突变率随免疫系统进行着双向的动态变化。

突变率高意味着肿瘤正在不断尝试，为的是找到可以让癌细胞不被免疫细胞杀死的突变。虽然大部分的改变都是徒劳的，肿瘤却在同时利用它与免疫系统细胞间的相互作用来分泌因子——其中就包括像转化生长因子 β 这样的分子，以增加调节性T细胞的数量。最终，突变和对宿主防御途径的破坏会共同导致免疫系统几乎看不到肿瘤。这个时候，代表"escape"（逃逸）的第三个"E"就开始了。逃逸是某个已经让免疫系统失效的局部肿瘤变得能够向全身扩散的过程。此时，随着转移性细胞迁移到全身的器官（如肺、肝或脑）并破坏其功能，这种病就从一个局部的问题变成了影响全身的杀手。

施赖伯和奥尔德把他们的新模型称为肿瘤免疫编辑，这个模型之所以具有突破性，一部分原因是它表明免疫系统在促进癌症发展的过程中起到了积极的作用。免疫系统帮助清除了攻击性较弱的肿瘤细胞，从而无意中选择出有可能逃逸并在全身形成危险病灶的转移性变体，于是出现了这种令人意想不到的结果。施赖伯和奥尔德的新模型展示了这个过程是如何通过产生调节性T细胞让免疫系统失效的，而调节性T细胞又会跟着扩散的癌细胞，并且关闭针对这些入侵者的免疫应答机制。

免疫编辑理论是一种思维范式的转变，它融合了让想要理解肿瘤细胞与机体防御系统之间动态相互作用的科学家感到困惑的新旧观点。然而，现在的问题仍然是：这种认识是否能带来对抗癌症的有效方法？特别是，靶向负责产生调节性T细胞的机制能否为恢复免疫系统的肿瘤杀伤力提供机会？尽管有了这样的理论，但相关研究在早期还是遇到了严重的挫折，差一点儿让所有与调节性T细胞有关的成果化为泡影。

自以为是的想法

随着单克隆抗体疗法（第6章的主题）开始普及，大家都认为它们是很安全的。2006年3月13日，在英国伦敦，这一切都改变了。

这天对丹尼尔·布拉德福德博士来说原本只是一个很平常的日

子。布拉德福德在著名的达利奇学院接受了中等教育。赢在起跑线上的他随后被剑桥大学录取，并在曼彻斯特大学接受了医学培训。1999年，他回到伦敦开始从事医学研究，在这里他对临床试验研究产生了兴趣。布拉德福德接受了一家私营企业提供的机会，与昆泰公司展开合作，这是一家专门从事新药人体试验的大型合同研究组织。这段经历激发了他在药物研究方面的兴趣，后来在与另一家伦敦的合同研发组织短暂合作后，他来到总部位于伦敦的著名合同研发组织精鼎医药公司担任医疗副总监，主要职责包括监管安全和伦理问题。在此期间，他还通过萨里大学的一个项目获得了研究生文凭，以证明自己在制药医学方面的专业性。

2006年3月13日，布拉德福德日常的一天开始了，他准时来到精鼎公司上班。这家公司隐藏在伦敦北部的诺斯威克公园医院的一个私人院区，比重症监护院区高两层，他已经在那里进行了300多次不同的临床试验。[19]他有一个相当独特的习惯，那就是为了赚一点儿外快，曾亲自参加过大约10次试验。他原本打算上午去监督一项有8名志愿者参与的研究，这些志愿者同意接受一种叫作TGN–1412的实验性药物的治疗。他们都是冲着2 000英镑的奖励参与实验的，大多数人在得知自己会帮助推进医学发展后也表示愿意支持。的确，我们可以从这次临床试验中学到很多东西。

布拉德福德先回答了这一小群人有关试验情况的提问，这是他已经重复过上百次的流程；之后他使用了由主办单位TeGenero公司提供并经过英国（和欧洲）医疗监管机构批准的指南，其中包括告知每位志愿者这种特定药物相关的潜在风险。受试药物TGN–1412意在用于治疗血癌，其原理是影响患者体内的调节性T细胞，从而让免疫系统自然地去控制疾病。尽管动物试验中没有出现过任何安全性的问题，但谨慎起见，这次试验中药物的注射量将会是灵长类动物试验中最高安全水平的1/500（0.2%）。[20]布拉德福德通读了可能产生的副作用。这种药物攻击的是免疫细胞，所以可能会导致荨麻疹，最极端情况下，会出现与过敏个体被蜜蜂蜇伤或食用贝类时后的情况相当的过敏反应。这样的反应很容易被发现和控制，只需要一剂类固醇、苯那君，或者在极端情形下注射一针肾上腺素就可以了。完成这些规定程序之后，志愿者们签署了大量的文件，明确了自己的权利，其中包括1947年《纽伦堡法典》（第二次世界大战期间，约瑟夫·门格尔的所作所为和其他纳粹暴行带来的直接结果）中首次提出的规范和中间半个世纪里大量经过更新的内容，目的是最大限度地降低临床试验志愿者承受的道德和人身风险。

在《变革处方》这本书中，我对当天发生的事情进行了详细讲述。[21]从那时起，越来越多的细节被公之于众，尤其要提到的是英国广播公司（BBC）拍摄的优秀纪录片《药物试验：医院里的紧急情况》，这部纪录片在2017年2月首次播出，与我们现在讨论的内容密切相关。[22]

试验计划是将TGN-1412缓慢注入8名志愿者当中的6人体内，其余两人作为假对照组（以排除潜在的心理作用）。结果还没给第8位志愿者注射药物，第1位志愿者就开始出现各种迅速恶化的症状。轻微的头痛很快发展成越来越严重的偏头痛。之后，是无法控制的颤抖和背部及四肢的剧烈疼痛，不到1个小时的时间又出现无意识的呕吐和腹泻。一位患者感到非常痛苦，以致想要逃离病房，还以为这样就能让自己好受一些，但他还没走出去就倒下了。

尽管医务人员不知道谁被注射了无效的安慰剂，但这很容易看出来，因为有两个人只是被周围的情况吓到，但身体很健康。[23]

他们被准许离开，于是没有逗留就离开了病房，在那里，危机带来的噪声、气味和骇人的景象还在继续恶化。

患者一个接一个地逐渐失去意识，而布拉德福德完全不清楚导致这些严重问题的原因。他试着给重症监护病房打电话，但没有人接，于是他跑下两层楼去找重症监护病房的医生。[24]援军赶到时，用布拉德福德的话说，那6名志愿者已经"像多米诺骨牌一样倒下"，他们马上被送到了诺斯威克公园医院的重症监护病房。在12个小时内，一位患者的肺部开始衰竭，很快其他器官系统（肺、肾、心脏）也像多米诺骨牌一样相继发生衰竭，需要实施极端的干预治疗（如呼吸机、透析等）才能保住这些人的生命。

重症监护病房的医生们同样对这起不同寻常的突发医疗事故感到困惑，他们怀疑是败血症，也就是血液发生了细菌感染。[25]这个诊断结果与用于研究的TGN–1412药物可能在不知不觉中被污染的想法相一致。因此，警察赶到并封锁了精鼎公司的病房，调查这次污染是否有可能是故意的，同时搜寻与犯罪甚至恐怖主义有关的迹象。在这段时间里，布拉德福德跑回自己的办公室，仔细阅读了TeGenero公司提供的文件，最终找到一句话，说这种药物在极端情况下可能会引起细胞因子风暴。布拉德福德再次跑回重症监护病房，将这种备选假设告诉了医生。

重症监护病房的医生们被迫做出仓促的判断。如果这些症状是由细胞因子风暴引起的，那么正确的做法是施用大剂量的类固醇和其他强效药物，以彻底抑制免疫应答。另一方面，如果志愿者得的是败血症，那么这种做法会破坏对抗细菌所需的免疫机制，患者最终一定会被感染打败。最后，医生们选择同时施用类固醇和用于阻断IL–2（你可能还记得它是免疫武器库中最强大的细胞因子之一）的达利珠单抗。

所有在场的人都屏住了呼吸，他们不知道自己是在抢救还是在杀害这6名志愿者。

这6个人的亲属被通知尽快赶到医院。有一位志愿者叫戴维·奥克利，他的未婚妻刚到达诺斯威克公园医院，就被告知她的未婚夫可能看起来有点儿不一样。在BBC的纪录片里，这位未婚妻在采访中讲到戴维的头肿得很厉害，看起来就像一个有两条裂缝的大球，而那两条裂缝就是他的眼睛。其他患者的样子也差不多，于是英国的小报给这些志愿者起了个外号，叫"大象人"。此外，他们的胃部出现了肿胀，附属肢体也肿得很厉害，以至于某些手指和脚趾会坏死和脱落（或者必须通过手术切除）。

从生理学上讲，之所以会出现这些可怕的现象，是因为细胞因子的一个作用是让血管变得松弛，使液体和细胞能更容易地进出这些组织。这种反应与简单的割伤或刺伤后几分钟内出现的肿胀非常相似。炎症反应既能让免疫细胞进入伤口，又能在伤口周围形成屏障，使所有想乘虚而入的感染源远离身体的其他部位。然而，在发生细胞因子风暴时，所有器官都出现了肿胀，导致血液中的液体涌入所有的组织，破坏器官功能，并导致血压急剧下降（因为血液中的大部分液体和细胞都已经离开血管）。事实上，遭受细胞因子风暴的患者很快就会经历某种形式的休克（类似于严重失血），而医生唯一能做出的反应就是补充这些液体，这又开启了液体进入组织和器官的新循环，而且这种恶性循环会一直持续。结果就形成了"大象人"那样的可怕面容。

值得庆幸的是，诺斯威克公园医院的工作人员及时而大胆的干预最终挽救了局面，让6个人全都活了下来（但有一个人在医院住了4个月，而且由于不可逆转的组织损伤，他的双手基本上已经失去了功能）。每位志愿者在出院时都被提醒说，由于被注射过TGN–1412，他们患上癌症或自身免疫病的可能性会很高。

补充说明一下，10年间还没有发生过任何更可怕的情况。尽管这6个人都还活着，他们未来的情况却仍然是未知数。由于那天发生的灾难性事件，布拉德福德决定再也不参与任何试验，不过他一直致力于新药物的研发，如今他只做一些支持性的工作，不直接参与病房里的活动。回顾过去，我们很快就会看到TGN–1412试验中那些不知情的志愿者可能最终会被看作一类数量不断增多的幸存者中的首批先驱。

讲述完这起可怕的事件，我才发现自己还没解释TGN–1412原本的作用机制。这种药物从未在人身上进行过试验，其背后的原理是克服阻止调节性T细胞消灭癌症的障碍。你可能还记得，调节性T细胞和/或失能过程的出现可能是由于对T细胞受体和协同刺激受体的刺激不够。最著名的协同刺激受体是CD28和CTLA–4。具体来说，TGN–1412的作用机制是以某种方式有力地刺激CD28，以至于使其不再需要T细胞受体。新产生的处于休眠状态的调节性T细胞原本应该解除对免疫系统的控制，从而增强对肿瘤细胞的杀伤力。遗憾的是，这种策略的效果有点太好了，因为TGN–1412不仅缓解了调节性T细胞带来的阻力，同时还刺激了全身的T细胞。这种调节上的突然变化导致的结果就是一场剧烈的细胞因子风暴。

除了当场给那些参与者带来的灾难性影响之外，那场TGN–1412试验的一个令人不安的结果是，医学家没能预见到这种毒性。回想起来，我们完全可以自负地说这样的结果不可避免，但没人预见到它会发生的事实仍然是一个特别麻烦的问题。这种无知（不是为了贬低谁，只是实事求是）不仅在相对较少的研究单克隆抗体的科学家内部引发了相当大的担忧，也使那些致力于探究肿瘤免疫学和改良调节性T细胞能否被用于对抗癌症的医学研究人员和医生们更加不安。事实上，早期对TGN–1412事件的分析甚至在肿瘤免疫学还没被正式命名之前就预言了整个领域的消亡。

事实会证明这些评论家是错的，但前提是要经过一场斗争。

成就堪比整个地狱加半个得克萨斯州

本节的标题是得克萨斯州的一句谚语，用来介绍接下来这位将彻底改变免疫学和癌症治疗领域的人物再适合不过了。1948年8月7日，詹姆斯·艾利森出生在得克萨斯州南部一个叫艾丽斯的宁静小镇。

得克萨斯州的艾丽斯唯一出名的地方是"地上有牛，地下有油"，这么说或许并不恰当，因为它在1948年因为一种有趣的投票模式引起了整个美国的关注。在投票结束前的最后几分钟，艾丽斯镇的投票箱突然被202张选票填满，它们全部都投给林登·贝恩斯·约翰逊，而且更重要的是，这些选票都是按字母顺序排列的。现在，我们当然无法完全排除这样一种情况，那就是一群高度有组织的约翰逊支持者按照字母顺序进入投票站，来表达他们对民主党参议员候选人热情的支持，不过用得克萨斯州的另一句谚语来说，有这种想法的人简直是"差两个玉米卷就能再吃一顿"——多此一举。

考虑到艾利森当时才三个月大，我们可以认为他没有参与这次的事件，不过当艾利森16岁时，还在上高中的他就已经臭名远扬了。那个时候他拒绝上生物课，原因是附近的宗教团体反对，老师故意不讲进化论。[26]矛盾不断升级，导致学校董事会不得不介入并最终达成妥协，允许艾利森用得克萨斯大学奥斯汀分校的函授课程来替代。得克萨斯大学奥斯汀分校后来成了艾利森的母校，他在这里获得了生物学的学士和博士学位。[①]

除了在这门课激发下产生的对生物学的热情之外，艾利森的母系血统也意外地影响了他未来的计划。艾利森11岁时，他的母亲死于淋巴瘤，此前"多年的放射治疗灼伤了她的皮肤，让她形如枯槁"。[27]一天，他正准备和朋友们去游泳，结果被叫回家里去看看母亲。在那之后不久，艾利森握着母亲的手，看着她离开了人世。[28]在接下来的几年里，他的一个舅舅在与肺癌斗争的过程中也遭受了类似的折磨，然后去世了。还有一个舅舅在目睹了自己两个兄弟姐妹的痛苦经历后，拒绝治疗自己的黑色素瘤。尽管遭受了如此巨大的家庭创伤，但艾利森原本并没有打算从事癌症方面的工作，因为他发现那个时候肿瘤免疫学的理念并没有达到人们大肆宣传的程度。举个例子，艾利森曾提到1980年《时代》杂志的一则封面反映出人们对使用干扰素治疗癌症的夸张渲染，他说："这太疯狂了，因为鼓吹这些技术的人根本不了解其中的原理。"[29]

在斯克里普斯研究所完成博士后阶段的研究后，艾利森回到

---

① 1981年，艾利森回到得克萨斯州参与了有关进化论的辩论，当时他8年级时的代数老师（已经成为得克萨斯州议会的一名成员）邀请艾利森发表演讲，反对一项强制要求在得克萨斯州课堂上开设矛盾的"神造说科学"课的法案。在演讲中，艾利森激动地说道："尽管引力理论仍有争议，但苹果一定还是会掉下来。"这项法案最终未获通过。（E. 班森：《叛逆者》，《得克萨斯月刊》2016年11月。）

得克萨斯州，在史密斯维尔科技园任职，这里是著名的M.D.安德森癌症中心基础研究的基石。虽然1974—1985年任职期间，艾利森一直在癌症中心工作，但他致力于对免疫系统（特别是T细胞）的基础科学研究。后来他去了加利福尼亚大学伯克利分校，在那里一直工作到2004年，之后又在纪念斯隆–凯特琳癌症中心工作到2012年，最后他回到了家乡得克萨斯州的M.D.安德森癌症中心。

艾利森的科学成就之一是阐明了T细胞如何识别异体抗原，以及解析了T细胞受体的结构。艾利森还率先研究了T细胞受体的调节作用，以及来自CD28的协同刺激信号对正确激活这些关键细胞的必要性（TGN–1412预期疗效的基础）。尽管上述的任何一项发现都能让艾利森被载入史册，但他接下来的发现将具有更深远的意义。

在这里，我们有必要再次提到一些人，从而讲清楚事情的来龙去脉，第一位就是直言不讳的杰出科学家李·纳德勒。在第6章中，我们看到纳德勒首次在人身上试验了单克隆抗体候选药物，并且因发现了被他命名为"B1"的单克隆抗体而受到认可。这种抗体后来被发现可以识别CD20（被利妥昔单抗和其他疗法成功识别的靶点）。而另一种单克隆抗体将带领人们找到一种全新的癌症疗法。

1989年10月，纳德勒称他在B细胞表面发现了一种分子，并将其命名为"B7"。[30]有趣的是，他发现不管是在被激活的B细胞上，还是在大多数非霍奇金淋巴瘤病例中，B7的表达水平都很高。我们很快还会讲到这一点。

了解了这些信息之后，我们再来重新认识一下彼得·林斯利和杰弗里·莱德贝特，他们一直在研究CD28及其在T细胞活化过程中作为辅助受体所发挥的强大作用。CD28一度被称为"孤儿受体",因为与之结合的配体始终没被找到。当他们证明纳德勒发现的B7就是CD28的配体时,一切都改变了。[31]百时美施贵宝的西雅图团队已经证明,在T细胞受体受到刺激的同时,如果抗原呈递细胞表面的B7与T细胞上的CD28结合,就可以完全激活T细胞。

尽管这在科学和医学上是一个幸运的发现,但解释起来并不是那么容易的,因为B7没那么简单。首先,人们发现B7并不是一种分子,而是一个在不断被发掘的蛋白家族。这个家族中至少有10位成员,其中两种B7分子(叫作B7–1和B7–2)会与CD28相互作用,其他8种则不会。更糟糕的是,B7–1和B7–2并不是只与CD28相互作用,它们在受体的选择上相当混乱。

艾利森在此基础上进一步证明了,B7–1和B7–2也可以与T细胞上的另一种分子——CTLA–4相互作用。反常的是,它们与CTLA–4结合触发的一连串反应会带来和与CD28结合时完全相反的结果。具体来说,B7–1或B7–2与CD28结合会促进T细胞的活化,而与CTLA–4结合则会抑制T细胞的活化。

考虑到这个问题内在的复杂性,读者们应该可以理解一些喜欢简洁明了的科学家因此产生的挫败感。这些简化论者往往偏爱有条理的假设,会引用简炼的理由(比如奥卡姆剃刀原理)来解释杂乱的数据。CD28和CTLA–4并存的复杂性是让物理学家和化学家这样的"硬科学家"非常厌恶的情况,他们喜欢将自己的发现精确到小数点后第n位。热门科学喜剧《生活大爆炸》的第7季中就反映和演绎了这样的想法,谢尔顿·库珀博士在发现自己精心设计的公式中有一个小错误时,厌恶地说:"我比骗子还坏,我简直是个生物学家。"[32]尽管要忍受物理界同行的蔑视,但这样复杂的例子对生物学家来说是一种意外收获，因为他们喜欢思考一个没有最初设想的那样整齐的世界究竟意味着什么。

在这样的背景下，发现B7与CTLA–4结合会抑制T细胞活化对艾利森来说既是机遇也是挑战，他开始与芝加哥大学一位志同道合的研究人员杰弗里·布卢斯通合作。两人一起研究了CTLA–4阻断免疫细胞的过程，他们的发现也为理解其他类似的反应机制奠定了基础。简单概括起来，他们的研究表明肿瘤细胞上表达水平升高的B7–1或B7–2会与T细胞上的CTLA–4结合，从而大大削弱了T细胞将肿瘤细胞识别为异物并将其消灭的能力。这项研究的意义远远超过了B7本身，因为同样的原理也适用于一对听起来就很奇特的分子——程序性细胞死亡蛋白–1（简称PD–1）及其配体（称作PD–L1），我们很快会再次提到它们。

1996年，艾利森发表了一篇论文，并因此成为来自得克萨斯州宁静的艾丽斯小镇的第二位诺贝尔奖得主（第一位是小罗伯特·柯尔，他因发现富勒烯而获得1996年诺贝尔奖。富勒烯是一种足球形状的分子，是碳纳米管的骨架）。[33]在3月22日发表于《科学》杂志上的这篇论文中，艾利森的团队描述了一种能完全激活T细胞并指挥它们杀死肿瘤细胞的疗法。这样的结果是在用CTLA–4单克隆抗体进行治疗后实现的，药物的作用机制是阻止CTLA–4与其配体B7结合。换句话说，艾利森通过用CTLA–4抗体关闭抑制性T细胞对肿瘤细胞杀伤过程的负性调节，创造出双重抑制的效果。再换一种说法就是，这种靶向策略可以释放出T细胞的巨大威力，让它们去攻击和杀死恶性细胞。这种开创性的方法后来被称为检查点抑制（checkpoint inhibition），原因是CTLA–4（和类似的效应物）代表关闭自身反应性T细胞的检查点。CTLA–4抗体通过阻断这些检查点，可以让调节性T细胞重新获得杀死肿瘤细胞的能力。这就是艾利森想要验证的假设。

保守地讲，结果是很明确的。他们给荷瘤小鼠注射了CTLA–4抗体，并在随后的几天内评估肿瘤的存活情况。一向谨慎的艾利森说："肿瘤被治愈了。结果是100%对零，完全不需要统计。"[34]

尽管这样的结果看起来无可争辩，但怀疑论者不会就此沉默。事实上，艾利森曾回忆起一位建议拒绝那篇论文的审稿人说过的话："我们都知道免疫疗法是垃圾。它从来没成功过。"[35]

这些数据以及CTLA–4阻断单克隆抗体吸引了新泽西州普林斯顿一家小型生物技术公司的关注。这家叫作美达瑞（Medarex）的公司是1987年由达特茅斯医学院的几位免疫学家创立的。推动美达瑞走向成功的"秘密武器"是利用经过特殊改造的小鼠来表达人类抗体。我们已经知道，小鼠抗体在被注射进人体时，一定会被识别为异物并受到排斥。将小鼠与人类的免疫球蛋白基因互换，就可以解决这个问题。由此得到的"HuMAb小鼠"产生的抗体看起来源自人类，因此能够被患者的身体接受。利用这种方法，美达瑞公司的小鼠就可以产生用于阻断与B7相互作用的CTLA–4抗体。

最终的产品伊匹单抗（商品名称：Yervoy®）于2000年6月开始临床试验。与所有的新药一样，第一个也是最大的难关就是评估伊匹单抗是否安全。共有17位患者接受了这种药物的治疗，其中大部分人都患有前列腺癌或黑色素瘤。早期的情况一点儿也不乐观。几位患者表现出炎症和潜在自身免疫病的症状，而且有人认为这种药物导致了一些志愿者的死亡。出现这些毒性反应的时间比灾难性的TGN–1412临床试验早5年（如果是在那之后，提心吊胆的监管机构可能会叫停这项研究）。尽管如此，伊匹单抗的毒性还是让人想起了IL-2在临床试验中带来的惨痛教训，当时在很多患者身上，治疗引发的细胞因子风暴的毒性都比疾病本身还要严重。这个时候，百时美施贵宝已经加入（它最终在2009年收购了美达瑞），而作为一家要同时承担潜在的声誉风险和责任风险的大公司，它似乎有可能会取消伊匹单抗项目。

让情况变得更加复杂的是，首批17名患者中只有3人对伊匹单抗产生了明显的阳性反应。不过，这一小部分患者的情况都有了极大的好转，和艾利森进行小鼠试验时的情况很像。一位名叫莎伦·贝尔文的患者体内的肿瘤甚至"消失"了。

尽管药物的效果很显著，但赞助商美达瑞和百时美施贵宝仍然不太放心。在得知正在研发CTLA-4抗体的辉瑞公司遇到了同样的毒性反应后，它们更加紧张了。事实上，辉瑞公司已经变得非常成熟了，于是选择放弃自己的实验性CTLA-4抗体，并在2008年将其出售给了竞争对手阿斯利康公司。

美达瑞和百时美施贵宝决定等到正在进行的转移性黑色素瘤临床试验的结果出来，这是一个非常勇敢的决定。考虑到转移性黑色素瘤在这个领域一直都被称为"黑色死亡"，就更能看出这一决定的大胆之处了，因为这个称呼不仅来源于它在患者身上的表现，还是由于它扼杀了为治疗它而被研发的所有药物的未来。所有赌在黑色素瘤患者身上会出现阳性结果的人都没什么胜算，再加上伊匹单抗的毒性，似乎还不如赌伊匹单抗会是另一种注定要被扔进试验失败药物垃圾箱的候选药物。

2010年8月19日，《新英格兰医学杂志》刊登了一篇文章，题目是"伊匹单抗改善了转移性黑色素瘤患者的生存率"。[36]在遍布四大洲13个国家的125家癌症中心共同开展的一项研究中，750名患者被随机分组接受伊匹单抗加或不加标准疗法的治疗。这个时候，先前使用该抗体的经验已经让医生们能够预见并尽量降低细胞因子风暴带来的潜在副作用（然而，令人遗憾的是，还是有14名患者的死亡与这种药物有关）。

和莎伦·贝尔文一样，大部分患者的肿瘤都出现了显著的消退，伊匹单抗将癌症死亡的风险降低了1/3。而就在几个月前，这样的结果简直不可想象，尤其是对于患有无法治愈的转移性黑色素瘤的患者来说更是如此。2011年3月25日，伊匹单抗作为第一种"检查点抑制剂"获得了FDA的批准。自最初获批以来，这种药物的潜在用途已经扩展到许多其他类型的癌症，而且不断带来阳性的结果。

尽管艾利森一开始并不愿意成为癌症研究人员，但他还在坚持研究这种一再触及他痛处的疾病。2005年，艾利森又安葬了一位亲人，这次是他死于前列腺癌的兄长。同年晚些时候，艾利森自己被诊断出患有同一种疾病。2016年年初，艾利森的同事发现他的鼻子上有个肿块，于是建议他去看皮肤科医生。手术切除肿块后，艾利森被诊断为黑色素瘤，医生告诉他："我们希望能在你不得不服用你自己研发的药物之前把病治好。"[37] 值得庆幸的是，艾利森还没有被要求使用过他自己研发的药物。

在伊匹单抗引发的积极反响中，当然会有浇灭热情的批评声，尤其是在涉及安全性的时候。想到TGN–1412试验的惨痛结果，有人担心伊匹单抗对T细胞的刺激不仅会提高杀伤肿瘤的活性，还会引发自身免疫病。2012年6月版的《免疫生物学》杂志刊登了一篇措辞特别严厉的文章，指责百时美施贵宝"无视伦敦的临床试验悲剧"——这指的是TGN–1412的惨败。[38] 艾利森亲自发起了反击，他和几位免疫学家一起指责那些批评者"缺乏科学严谨性"、选择性地利用已发表的临床数据片段来支持自己的论点（揭示出某些科学家和许多政治党派人士一样喜欢选择性过滤）。[39] 我们会看到，对于肿瘤免疫学疗法安全性的担忧仍然普遍存在，而且是有道理的。

尽管这些令人兴奋的发现让大家看到了疗效，以及促进了对细胞因子风暴等毒性反应更完善的管控，但对于许多患者来说，现实仍然是伊匹单抗没有效果。这个事实将推动进一步的研究，很快大批新的成员就会和伊匹单抗一起进入迅速发展的肿瘤免疫学领域。

程序性死亡

不管是在肿瘤免疫学的发展过程中，还是在更宏大的科学史中都反复出现的一个主题是：机遇与顿悟的力量。对于我们接下来要介绍的这位创新者来说，他的故事始于抗体，也终于抗体。1942年1月27日，在第二次世界大战的动荡中，本庶佑出生在日本京都。他一生中的大部分时间都是在京都度过的，这里曾是日本的首都，时间长达1 000多年，也曾多次遭受战争的蹂躏，其中包括在15世纪的应仁之乱中惨遭破坏。一场争夺继承权的小规模斗争升级为一场波及全日本的流血冲突，这场内乱不仅让日本深受其害，还在一个半世纪的时间里反复给京都带来毁灭性的打击。尽管这座城市最终恢复了常态，却在1864年因禁门之变再度陷入战乱。禁门之变是一场反对天皇的叛乱，以叛军烧毁这座城市为起点。京都再一次复苏，并发展成为日本的知识和文化中心，拥有至少40所高等学校、2 000座佛教和神道教地标，以及17处联合国教科文组织世界遗产地。如果不是因为一个被许多日本人唾骂的人进行的一次蜜月旅行，所有这些著名的地方和年轻的本庶佑都有可能葬身火海。

禁门之变发生的3年后，亨利·史汀生出生在曼哈顿的一个非常人能够想象的上层社会家庭，他的父亲是著名的银行家、外科医生和社会名流刘易斯·阿特伯里·史汀生。[40]老史汀生曾是纽约精英中的明星（他的患者包括尤利西斯·格兰特），他为康奈尔大学医学院撰写了特许状，主张把建校地址选在曼哈顿而不是纽约上州的伊萨卡。亨利·史汀生从一系列名校（菲利普斯学院、耶鲁大学和哈佛大学法学院）毕业后，与梅布尔·威灵顿·怀特结婚。事实证明，1893年缔结的这桩婚姻对京都人来说具有决定性意义，因为夫妻俩选择到这座城市来度蜜月。

史汀生曾是曼哈顿一位成功的银行家和律师，后来他在第一次世界大战爆发前夕，成为威廉·霍华德·塔夫脱总统政府的战争部部长。后来，他担任过美国驻尼加拉瓜和驻菲律宾大使，在担任美驻菲大使期间，他在1926年再次来到日本，这一次他去的是东京。不到3年后，史汀生回到美国，担任赫伯特·胡佛总统政府的国务卿。在纳粹占领法国和斯堪的纳维亚之后的几天里，他再次被富兰克林·德拉诺·罗斯福总统任命为战争部部长，很明显，美国将不可避免地介入迅速蔓延的第二次世界大战。

在第二次作为非军事背景出身的国家领导人在五角大楼任职期间，史汀生促成了武装力量的极大增强，也成为许多有争议的决定的关键点。早期的斗争集中在对日裔美国人的拘禁上。尽管在珍珠港事件后，史汀生一开始是反对这项严厉举措的，但他从1941

年12月到次年1月与西海岸那些惊慌失措的军事领袖和政客越走越近，最终屈服于对方的要求，对这些美国的合法公民实施转移和监禁。不过，和一个将定义后人对史汀生看法的决定相比，这场争论其实算不上什么。

史汀生的政绩之一就是曼哈顿计划，其任务是设计、测试并制造出一种核武器。考虑到这个项目极高的保密性，负责人莱斯利·格罗夫斯将军直接向史汀生汇报情况，身为战争部部长的史汀生不仅将这个计划作为自己最首要的任务，还决定了使用核武器的优先次序。这种强力的新武器原本被看作逆转纳粹胜利局面的利器，但已经来不及在欧洲进行部署了。让很多为这个意在阻止希特勒的项目投入精力的科学家感到沮丧的是，史汀生和杜鲁门决定用核武器来尽快结束与日本的战争。[41]

曼哈顿计划的目标委员会负责确定第一枚炸弹的投放地点。在史汀生1945年5月10日收到的一份名单中，京都排在首位，之后是广岛、横滨、小仓兵工厂和新潟（两个多月后又增加了长崎）。[42]也许是回想起了自己的蜜月，史汀生把京都从名单上除去了，说这个地方是古都和文化中心，但目标委员会声称这正是京都应该被摧毁的原因。这场争论最终升级到史汀生要亲自向杜鲁门总统阐述自己主张的地步，最终他赢得了最高统帅的支持。[43]这个重大的行动注定了长崎和广岛的命运，但也挽救了一个京都小孩的生命，而这个孩子将会改变癌症的治疗方法。

在家乡的京都大学获得医学学士和博士学位后，本庶佑在东京进行了10年的研究，然后回到京都，此后便一直留在那里。在他返回京都的前一年，本庶佑开始了一项研究，目的是探究让抗体能够识别自然界中任何东西（甚至还有人造分子）的非凡多样性。

除了不同基因的排列（你可以想成是不同颜色的乐高积木块）带来的多样性之外，研究人员已经发现，某些时期突变率的显著增加会促进一个达尔文式过程，从而产生更容易与其目标相结合的抗体。本庶佑以这些理论为基础。2000年，他对一种关键的酶——活化诱导胞苷脱氨酶（简称AICD①）进行了表征，它是引起这种短暂超突变的原因。[44]尽管这项成就已经足以称得上是本庶佑为后代留下的科学遗产了，但和他在发现AICD的几年前开始的一个项目比起来就相形见绌了。

1992年，本庶佑打算研究程序性细胞死亡的原理。[45]这并不是一个全新的话题，因为我们已经了解了细胞凋亡（见第1章），也就是细胞在状态非常差的时候触发的一种自杀程序。20世纪90年代初，人们越来越想要理解程序性细胞死亡的意义，于是本庶佑设计了一个巧妙的实验，以帮助确定这种自杀倾向的调节者和介导物。结果，他有了非常意外的发现。

为了不让读者因多余的细节而感到厌烦，我们只说这个实验使用的是表征清晰的免疫细胞。在实验室中培养细胞是一项很细致的工作，往往需要加入特殊的营养物和化学物质来防止它们死亡。本庶佑的过人之处就在于他利用这个事实，故意忽略一种物质，以促使细胞死亡。接着，他会比较是哪些基因被启动（和关闭）导致了正常细胞与垂死细胞之间的差异。一个意想不到的转折是，他用的是T细胞，结果误打误撞地发现了这类细胞特有的现象。

最终，他找到了一种在垂死细胞中被表达的分子PD-1（之所以这样命名，是为了反映其在程序性死亡中可能起到的作用）。[46]

---

① 文献中多简称AID，与原书中有所不同。——编者注

272　癌症·免疫与治愈

正如科学界经常发生的那样，后续研究表明垂死细胞中高水平的PD-1并不是关键，而且这种分子本身并不直接参与介导细胞凋亡。[47]然而，免疫细胞在受到刺激后，表面确实出现了PD-1。这似乎是一个既奇怪又意外的发现。

带着这个发现，本庶佑跟随自己的直觉，探究这个新的基因是否具有免疫学方面的意义。20世纪90年代末，小鼠遗传工程领域发展到了顶峰，于是本庶佑决定培育一只缺少PD-1的基因敲除小鼠，然后看看在这只小鼠身上会不会发生什么有趣的事情。从研究各种不同的基因敲除小鼠得到的经验来看，这是一次不大会成功的尝试，因为重要分子往往会被其他的基因所弥补，而本庶佑的小鼠则彻底改变了癌症领域。

对基因敲除小鼠初步研究的结果有点儿令人失望——没有太多的发现，研究结果被总结发表在1998年的一篇文章中。[48]然而本庶佑注意到，这些小鼠是将两种不同品系小鼠的后代进行改造后得到的。与纯系小鼠相比，这样的遗传多样性可能会影响最终的结果。因此，他的团队进行了一系列所谓的回交，以完成对遗传背景的纯化。这个看似微小的变化带来了完全不一样的结果。在遗传背景经过纯化的情况下，缺少PD-1的小鼠随着年龄增长会出现类似于狼疮和其他致命的自身免疫病的症状。[49]换句话说，PD-1在正常小鼠体内可以有效地预防这些自身免疫。接下来的主要问题，就是PD-1是如何预防这些反应的。对于T细胞表面的一种分子（比如PD-1）来说，这意味着要找到它的配体，而后者很可能就在抗原呈递细胞上。

和CD28一样，PD-1最初被认为是一种"孤儿受体"，但随着B7家族中的另一位成员被发现，这样的观点很快就被推翻了。在

PD–1基因敲除小鼠的研究结果被报道的同一年，明尼苏达州罗切斯特梅奥医学中心的一个研究团队发现，另一种分子B7–H1也可以刺激T细胞。[50]几个月后，本庶佑在京都的团队与丹娜–法伯癌症研究院的研究人员合作，证明了B7–H1是PD–1的配体（B7–H1后来被重新命名为PD–1配体–1或PD–L1）。同时，由约翰斯·霍普金斯大学的德鲁·帕多尔和土屋春夫率领的研究小组发现了B7家族的另一位成员B7–Dc，还证明了它能够与PD–1结合并且调节T细胞的功能。[51]与此同时在2002年，由陈列平率领的梅奥研究团队完成了一项具有里程碑意义的研究，证明了在恶性的肺、卵巢和结肠细胞以及黑色素瘤细胞表面都存在着PD–L1。[52]

有了这个发现，所有的要素就都齐备了，在继续讨论之前，我们有必要先简短地回顾一下。PD–1是T细胞表面的一种受体。它的配体是PD–L1，这种分子存在于多种细胞表面，而且最值得注意的是，它在肿瘤细胞中的表达水平显著上调。当T细胞上的PD–1与肿瘤细胞上的PD–L1结合时，T细胞功能失活，从而无法杀死T细胞受体所识别的目标。综上所述，这表明癌细胞上高水平的PD–L1能有效地灭活（或"僵尸化"）所有试图杀死癌细胞的T细胞，并且在这个过程中创造出调节性T细胞。

我们从对BiTE、伊匹单抗和其他T细胞导向疗法的研究中知道，这些"僵尸化"的调节性T细胞可以被复活。那么，接下来的问题变成了能否利用PD–1或PD–L1阻断抗体来让调节性T细胞摆脱"僵尸化"的状态，去对抗癌细胞。

这些想法促成了一场非同寻常的竞赛，参与者是来自学术机构和私营企业的研究团队。几个月内，大量的临床前模型都显示出了不错的效果。然而，悲观的人谴责说，尽管研究人员已经在"精心改造"的老鼠身上成千上万次治愈了癌症，但这些结果在现实世界中不适用。

我们需要证明PD-1/PD-L1策略是有可能适用于人类的。

纳武利尤单抗，checkmate！

2005年5月12日，HuMAb小鼠的供应商美达瑞公司宣布将与一家日本公司小野药业合作研发一种用于阻断PD-1的单克隆抗体。小野药业的顾问本庶佑也参与了此次合作。在相当短的时间内，他们就分离出了一种抗体药物，并向FDA提交了启动人体试验所需的全部文件。最终对纳武利尤单抗（商品名称：欧狄沃，Opdivo®）的研究获准于2006年8月开始进行人体试验，首批患者在两个月后开始接受治疗。

纳武利尤单抗一期临床试验的结果很理想。[53]共有39位癌症患者自愿参加了单剂量递增给药试验。这些勇敢者在之前的所有治疗中都失败了（更准确地说，是那些疗法对这些患者无效），而且病情都发展到了晚期（除了一人以外，所有患者都处于第四阶段，也就是说癌症已经扩散到了全身）。一期临床试验的主要目的是看试验性药物是否安全，而这个问题的答案是非常肯定的。尽管有一位患者在最高剂量水平下出现了严重的结肠炎（结肠内层发炎），但病情可控。在抗癌药物的一期临床试验中，志愿者的病情通常都已经发展到晚期，所以不该过分地期望出现令人振奋的结果。尽管如此，在39位患者中，还是有15人表现出了阳性的反应。在大多数情况下，这种药物只是起到稳定病情的作用，在一段时间内阻止了病情的进一步恶化。不过，有三位患者的肿瘤缩小了。有一位患者的肿瘤完全消失，并且维持了至少21个月（这样的结果在医学中被称为"完全缓解"）。别忘了，这样惊人的结果是在仅施用单剂量药物的情况下出现的。

备受鼓舞的研究人员在34位晚期转移性黑色素瘤患者身上进行了多剂量递增试验。近1/2的患者（34人中的15人）显示出了实质性的临床疗效。有7名患者的病情得到控制，另有8名志愿者的肿瘤开始缩小。在其中两位患者身上没有检测到癌细胞，而且值得注意的是，这样的效果一直持续到两年半之后研究结束的时候。[54]

这样更有前景的结果，促使百时美施贵宝（当时已经收购了美达瑞）和日本的小野药业继续对纳武利尤单抗开展了一系列中等规模的研究（志愿人数在50~150名）。许多早期的研究都集中在转移性黑色素瘤上，这是一个特别大胆的选择，因为这种病一直以来都在顽固地抵抗着新疗法。尽管用其他药物治疗黑色素瘤的效果都不太理想，但纳武利尤单抗显示出惊人的疗效，不仅使约1/3患者的肿瘤缩小，还让另外一些患者的病情得到稳定（根据研究内容的不同，这些患者的占比为10%~50%）。[55]针对非小细胞肺癌、肾细胞癌和其他类型的癌症所做的研究也取得了很好的结果。由于百时美施贵宝已经研发出了CD28抗体、伊匹单抗，于是它们开始检验同时施用这两种药物的效果，结果再次取得了令人振奋的积极效果。

百时美施贵宝以这些可靠的结果为基础，迅速开始了三期临床试验，以研究纳武利尤单抗（加或不加伊匹单抗）对转移性黑色素瘤患者的治疗效果。这项被称为"Checkmate–037"①的研究计划于2012年12月开始，预计要对1 296名病情已经发展到超出传统疗法

---

① Checkmate是国际象棋术语，意为将死。——译者注

（甚至包括伊匹单抗）能力所及的志愿者进行评估。这次试验的规模和评估患者反应所需的时间意味着三期试验将在2019年的4月份才能完成。

尽管对许多读者来说，这看起来可能没什么大不了的，但推进三期临床试验的决策会带来巨大的风险。在某种程度上，这种风险源于一个事实，那就是三期临床试验通常都耗资巨大，最少要花费上亿美元，基本上都会超过数十亿美元。除了成本高以外，完成试验所需的时间还很长。比如，在Checkmate–037试验中，花在寻找、治疗和随访患者上面的时间预计是6年，这还不包括评估数据、向FDA提交结果，以及等待他们分析结果所需的时间。

如果上述的所有情况都还没有让你退缩，那么在决定是否要支持肿瘤临床试验时会变得越来越痛苦，因为在三期临床试验中取得和二期临床试验相当的积极结果的概率只有28%。[56]我们不妨想一想：如果你在二期临床试验中检验了一种药物，结果非常好，那么在三期试验中再次得到积极结果的可能性相当于要连续两次猜对抛硬币的结果。考虑到人们在决定是否要放手一试，并且猜对好几次抛硬币的结果之前已经付出的大量时间和数十亿美元的投资，这样的概率显得尤其残酷。毫无疑问，执行这个决定的勇气来自冷静的头脑和坚强的性格。

在耗时费力的大型临床试验中，通常会在研究完成前的不同时间对结果进行分析。这些中期分析意在评估继续试验对患者（和公司）是否有利。这个过程被称为中期分析或无效性分析，其目的是避免继续进行一项早期结果已经表明试验性药物疗效并不显著的研究而给患者带来无谓的希望，也给赞助者带来不必要的损失。以Checkmate–037试验为例，中期分析快速评估了前120位患者的结果，这些患者已经接受了6个月的纳武利尤单抗治疗。

2014年9月29日，在西班牙马德里举行的一次科学会议上，Checkmate–037临床试验首次中期分析结果被公开。[57]百时美施贵宝公司宣称，在接受纳武利尤单抗治疗的患者中，约有1/3的患者的肿瘤明显缩小（相比之下，在接受常规治疗的患者中，这个比例只有11%）。在对治疗产生反应的患者中，95%的人都一直处在积极向好的状态当中。这样惊人的结果与二期试验的情况相似，以至于FDA允许百时美施贵宝仅凭这些中期数据来申请批准。

在对研究结果进行详细审查之后，FDA在2014年12月22日批准了纳武利尤单抗，比临床试验预计的结束时间提前了5年。[58]几周之后，FDA又根据另一项临床试验的中期评估结果，决定将批准范围扩大到转移性肺癌。这次试验再次表明，患者总体的生存率有了显著的提高，以至于出于伦理关怀必须要提前终止试验，以便向所有的参与者（包括对照组中那些还没接受纳武利尤单抗治疗的患者）提供药物。到了2016年年底，转移性肾癌、霍奇金淋巴瘤、头颈癌、尿路上皮癌、结肠直肠癌和肝细胞癌也被列入了FDA批准的适应症名单中。

尽管"纳武利尤单抗赢得了竞赛，成为第一种获准治疗癌症的PD–1检查点抑制剂"这句话听起来很像是一个皆大欢喜的美好结局，但这并不是事实，因为有竞争对手已经抢先一步了。虽然百时美施贵宝一直在研发伊匹单抗和纳武利尤单抗，但在整个生物制药行业似乎都在争先恐后地想要利用检查点抑制剂的疗效赚钱的情况下，它也只能眼看着自己在竞争中的优势逐渐消耗殆尽。在结束了对于肿瘤免疫学的讨论之后，我们要谈一谈在这个越来越拥挤的领域中暗藏的机遇与危险。

第 9 章

序章的结束

伊匹单抗和纳武利尤单抗向世界展示了肿瘤免疫学的前景，开创了癌症医学的新纪元。这些疗效显著的药物证明了制药领域长期无法攻克的转移性黑色素瘤也是可以被征服的，而且对一些患者来说，甚至可以完全治愈。然而，纳武利尤单抗并不是第一种被证明可以治疗黑色素瘤的PD-1靶向肿瘤免疫药物。尽管这种药物从发现到加速获批都经过了明星团队的严格把关，还得到了本庶佑的支持，但这项成就将属于世界上最古老的制药公司，这家公司尽管年代久远，却表现出了惊人的活力。

竞争的力量

格雷戈里·卡尔旺只是想找个办法留在波士顿。从麻省大学安姆斯特分校获得化学学位后，他进入麻省理工学院攻读博士学位。他的学术好奇心集中在主要组织相容性复合体上，这种由两个蛋白质组成的结构会与T细胞受体相互作用，帮助免疫系统侦察机体的情况，防范传染性入侵者。

2004年5月刚毕业，卡尔旺就抓住机会，进入了在剑桥市及其周边地区迅速兴起的生物技术行业。他来到了成立于1998年的Phylogix公司，这家初创企业已经从投资者那里筹集到了1 200万美元。Phylogix致力于从凝集素（植物中的一类与糖结合的分子）中找到能够保护正常组织免受癌症化疗带来的致命副作用的潜在药物（你可能还记得我们在第3章中见过的一种凝集素——蓖麻毒素）。正如在竞争激烈的生物技术领域中经常发生的那样，Phylogix在卡尔旺工作13个月后就资金耗尽，所以到2005年春天，他又开始找工作了。

到了2005年8月，卡尔旺终于求职成功，他被荷兰的大型制药公司——欧加农（Organon，也是亚里士多德逻辑学著作的希腊语名称）录用。虽然欧加农在美国不是特别有名，但这家公司1923年就在荷兰奥斯成立了，到卡尔旺加入时，欧加农已经拥有2万名员工——基本上都在欧洲。卡尔旺被招进了位于剑桥市的一家有20人的分公司，2005年夏天它刚刚成立。历史悠久的欧加农一直是领域内的创新者，是欧洲最早将胰岛素、雌激素和避孕药商品化的公司之一。尽管欧加农公司的大部分产品都是常规的小分子化学药物，但它开设剑桥分公司的目的是研发单克隆抗体产品。卡尔旺参与的项目是2003年在奥斯的欧加农公司总部启动的，牵头人是荷兰科学家安德里亚·范·阿尔萨斯，他先是从著名的莱顿大学获得免疫及肿瘤学博士学位，后来在加利福尼亚大学伯克利分校从事博士后阶段的研究。他们共同的目标是利用与PD-1有关的新信息来找到可以激活PD-1的抗体。其原理是这些激活PD-1的抗体会触发自身反应性T细胞的关闭，从而可以用来缓解某些疾病，比如类风湿性关节炎或多发性硬化。

尽管剑桥分公司的研究团队为找到这些能刺激PD–1的"激动剂"分子付出了艰苦的努力，但始终没什么进展，而是只分离出了阻断PD–1活性的"拮抗剂"。他们绞尽脑汁地考虑着该如何处理这些拮抗剂，于是想到了用抗体来提高疫苗效力的可能性。然而，欧加农公司的科学家和他们在美达瑞、小野药业和百时美施贵宝的同行一样，最终还是决定把研究重点放在肿瘤学上。

2007年3月12日，PD–1项目似乎注定要被搁置了，当时美国制药巨头先灵葆雅宣布将以140亿美元的价格收购欧加农公司。尽管对于正通过整合来实现彻底重组的制药行业来说，这只是一个微不足道的小插曲，但它对PD–1项目产生了巨大的影响。先灵葆雅之所以要收购欧加农，是因为它需要即将产生效益的研发项目（换句话说，就是处于二期或三期人类临床试验的相对成熟的新产品）。PD–1项目尚未进入临床试验阶段，所以最有可能的结果就是被搁置，因为要填补兼并与收购带来的资金缺口，势必要削减成本。

范·阿尔萨斯和卡尔旺很幸运，公司可能认为PD–1项目的规模太小，所以并没有将其终止。这个项目的支出不大，以至于在第一轮成本缩减时没有被列入考虑范围，一直处于无人关注的状态。这让他们有时间从小鼠身上获得更多的发现。当公司合并的消息再次传来时，这个团队已经开始收集向FDA申请启动临床试验所需要的数据了。就在先灵葆雅收购欧加农公司将近两年后，它自己也成了诱饵，被规模更大的默克制药公司吞并。2009年3月9日，默克公司宣布收购先灵葆雅。和之前的情况一样，这次收购也不可避免地要进行多轮的成本削减，而这一次比过去更引人注意的PD–1项目注定要被取消了。

范·阿尔萨斯和卡尔旺又一次经历了企业整合，他们的新公司正在评估资产并计划进行大幅的组织削减。这个痛苦的过程一般至少需要一年时间，特别像默克和先灵葆雅这样的大型并购案（主要原因是先灵葆雅还没有完全整理好之前收购欧加农的相关事务）则会耗时更长。两家公司的许多项目都将被完全放弃，而少数幸运的项目会被卖给投资者或者竞争对手。在经历了两次合并带来的像过山车般的情绪变化之后，PD–1团队得知他们的项目将面临后一种结果，也就是会被卖掉。

范·阿尔萨斯和卡尔旺都被重新分配到其他项目中，业务开发团队开始梳理即将被出售的PD–1项目。他们在收集有关肿瘤免疫市场的竞争情报时（当时默克公司在这一领域的实力还不是很强），《新英格兰医学杂志》发表了一篇论文，揭示了百时美施贵宝的伊匹单抗在治疗转移性黑色素瘤方面的强大功效。事实上几个月后，也就是百时美施贵宝宣布另一种肿瘤免疫药物纳武利尤单抗在一期临床试验中首次被证明有效的时候，伊匹单抗就获得了FDA的批准。百时美施贵宝在肿瘤免疫学领域的频频出击让默克公司的高管们意识到了问题的严重性，他们想要确定默克是否以及如何能够在这个迅速发展的领域内参与竞争。

在清点资产的时候，默克公司的高管们突然意识到他们拥有自己的肿瘤免疫候选药物，也就是在欧加农开始的那个不为人知的项目。在与范·阿尔萨斯和卡尔旺团队商议之后，他们在默克公司的新老板很受触动，于是决定重新启动这个项目（或者更准确地说，是取消了低价甩卖的计划）。

默克公司的管理层虽然很清楚，没办法赶上百时美施贵宝已经获批的CTLA–4抗体以及正在研发的PD–1抗体，但他们的态度突然转变，不仅坚决要重新启动刚刚收购来的PD–1项目，还要在与纳武利尤单抗的竞争中获得胜利。研究团队全力以赴，匆忙开始了提交新药研究申请（启动人体试验所必需的步骤）的程序。很快，他们就完成了资料提交，并获得FDA的批准。针对志愿者的人体试验于2011年1月开始。这项在默克公司内部被称为"KEYNOTE–001"的试验将创下不同于以往任何癌症试验的记录和先例，这样的情况之前没有出现过，之后也不会再发生。

在KEYNOTE–001试验中，首批的10位志愿者包括各种晚期实体瘤的患者。这些对之前所有的疗法都无效的患者接受了默克公司研发的PD–1抑制剂——派姆单抗（商品名称：健痊得，Keytruda®）的单剂量治疗。即使在最高剂量的试验中，这种抗体也展现出了良好的安全性和耐受性。在这个阶段，基本上没有必要去评估潜在的疗效，因为这些最早接受治疗的患者只是为了验证试验性药物的安全性。

在FDA的准许下，另有7名患者接受了安全性得到证明的最高剂量药物的治疗。不过，这些患者被允许进行多剂量治疗，每两周一次。还有13名患者在三周内接受了剂量递增的派姆单抗的治疗。在这30名患者中，2人表现出完全缓解（肿瘤完全消除的状态至少持续了一年），另外3名患者的肿瘤负荷有所减轻，15名患者的病情变得稳定。总的来说，至少有2/3的患者表现出了一些临床疗效。在试验性药物的首次试验当中，这是一个相当惊人的结果。

在首批患者身上出现的这样积极的效果会被看作一期临床试验成功的标志，但默克公司的管理层并不这样认为。他们将一期的KEYNOTE–001试验努力扩展到极致，使其成为一种针对多种疾病（如黑色素瘤和非小细胞肺癌）的治疗手段，同时还请来了那些已经接受过确定类型的旧疗法和其他药物（包括纳武利尤单抗）治疗的患者。

这项一期试验本身实际上已经过渡到了二期和三期的研究阶段。[1]到试验结束时，参与的患者已经接近1 235名，这是一次非常大胆而且花费巨大的临床试验。然而，随着前所未有的结果不断涌现，这次冒险带来的回报甚至超出了默克公司的管理层和科学家的所有预期。例如，《福布斯》杂志上的一篇文章引用了加利福尼亚大学洛杉矶分校经验丰富的实验肿瘤学家安东尼·里巴斯说过的一句话："在我们招募的前7名患者中，有6人出现了客观反应。我意识到自己可能只是运气好，这样高的反应率不会永远持续。"[2]

尽管里巴斯的经历确实比较极端，但派姆单抗的数据还是很令人惊叹的。这种药物在转移性黑色素瘤患者中的客观反应率（肿瘤体积显著缩小）将近1/3。别忘了这些患者对之前所有的疗法都无效（有很多人还用过纳武利尤单抗或其他肿瘤免疫药物）。在有反应的患者中，有益的效果往往很持久，能持续数月甚至数年。尽管在肺癌患者中的客观反应率没有那么高，但也达到了令人惊叹的20%，要知道这些患者得的是一种原本无法治愈的疾病。[3]

尽管这些成果令人印象深刻，但默克公司仍然执着于缩小派姆单抗与百时美施贵宝公司的纳武利尤单抗在研发时间线上的差距。为了完善KEYNOTE-001研究的进攻型策略，这家位于新泽西州的公司选择了利用相关的生物标记物这种更有争议的方法。

简单地说，默克公司的想法是利用患者癌细胞中的标记物。这种方法意味着从患者身上提取的肿瘤物质要经过两周的实验室检测。如果结果呈阳性，就用派姆单抗进行治疗。尽管这样做在科学上是合理的，但从商业角度来看还是有争议，因为这些约束条件会限制销售并侵蚀利润。其他生物标记物关联药物的悲惨遭遇也印证了这种方法的困难之处。比如，基因泰克曾利用一种生物标记物测试来支持早期推出的治疗乳腺癌的抗体药物"赫赛汀"。事实证明，这项生物标记物测试"HercepTest"并不完美（出于礼貌）。这样不可靠的测试常常无法准确地找出使用药物后效果最好的患者，差一点儿就让赫赛汀最终实现的医疗和商业价值化为泡影。

在派姆单抗的例子中，关联生物标记物的优点是让默克公司的药物临床试验尽量偏向那些最有可能从试验性药物中获益的患者。通过选出更有可能从药物中获益的患者，预计（而且一定）会减少临床试验所需要的患者数量。这将加快派姆单抗接受评估和获得批准的进程，从而缩小默克公司的药物与百时美施贵宝的竞争产品之间的差距。

默克公司的科学家选择将PD–L1作为生物标记物，因为这种位于肿瘤细胞上的分子会与PD–1结合并迫使T细胞变成调节性T细胞。尽管这个决定有强大的科学证据支持，却还是遭到了许多医生甚至默克公司一些中层管理人员的抵制，他们担心这会让他们无法治疗那些可能被不准确的生物标记物测试排除在外的患者。

关于是否使用PD–L1生物标记物的争论最终愈演愈烈，以至于到了需要默克研究实验室新任负责人罗杰·珀尔马特出面定夺的程度。人们认为珀尔马特很公正，因为他2013年才来到这家公司，而且他在上任之初就遇到的这个关键决策势必会受到密切的关注。珀尔马特听取了双方的意见，最终选择支持生物标记物。这个决定遭到了许多批评人士的猛烈抨击，其中包括2016年3月13日《华尔街日报》上一篇著名的文章，其中还称赞了百时美施贵宝选择不使用关联生物标记物的决定。[4]

最终，珀尔马特和默克公司得到了很好的回报，因为他们优先考虑高PD–L1水平患者的决策，确实让研究人员找到了那些最有可能对派姆单抗产生反应的患者。通过以反应最积极的患者为目标，珀尔马特还扭转了百时美施贵宝公司的纳武利尤单抗与默克的派姆单抗之间的竞争局面。最终，决定哪家公司将率先进入PD–1肿瘤市场的"外卡"由默克公司收入囊中。他们已经为派姆单抗申请并获得了"突破性药物"的认定，这将让默克公司获得与FDA的监管机构并肩工作的机会，以加快完成审批程序的最后步骤。

　　经过积极的产品研发，2014年9月4日，FDA批准"健痊得"用于治疗转移性黑色素瘤，宣告了派姆单抗的胜利。相比之下，百时美施贵宝的纳武利尤单抗直到当年的12月22日才获得批准。健痊得继续扩大适用范围，最终被批准用于治疗非小细胞肺癌、头颈癌、霍奇金淋巴瘤、尿路上皮癌和胃或胃食管癌。此外，在2017年5月23日，默克公司又有了新的突破，获FDA批准使用派姆单抗治疗在某些预示遗传缺陷高发的遗传特征检测中呈阳性的实体瘤患者。[5]这是一个打破传统的决定，因为FDA通常只会批准使用某种药物去治疗某个特定器官的癌症或来源于某个特定器官的癌症。事实上，FDA已经允许仅凭生物标记物来确定应该接受这种药物治疗的患者。因此，这个决定让默克公司不必再去试验派姆单抗对于其他类型癌症的治疗效果。很讽刺的是，原本会带来很多限制的生物标记物，使默克公司更快地让更多的癌症患者用上了派姆单抗。

　　最著名的使用派姆单抗的患者是美国核潜艇部队的先驱，同时也是美国的前总统小詹姆斯·厄尔·卡特。1924年10月1日，卡特出生在佐治亚州的新兴城市普莱恩斯。1941年秋天，珍珠港事件发生前几个月，卡特被马里兰州安纳波利斯的美国海军学院录取，实现了自己儿时的梦想。拥有理科学位的卡特基本上一直在潜艇部队服役，这样的资历让他被新晋海军上将海曼·里科弗亲自招募进一个意在研制新型超静音潜艇的实验项目。这种新潜艇将取代那些在噪声大、问题多的柴油引擎驱动下，会被声呐发现的潜艇。事实上，美国将利用核反应堆产生的完全无声的能量，实现对深海的秘密控制。

考虑到这项技术的新奇程度，也就不会对里科弗和卡特经历的意外挫折感到惊讶了，其中就包括1952年加拿大乔克河实验室（与美国海军秘密合作设计这种小而安静的反应堆）的核反应堆熔毁。卡特早期以领导身份参与的任务之一是监督这座加拿大反应堆熔毁现场的清扫，这需要派遣人员短时间进入受污染的反应堆设施中完成清理。这段经历在未来几年里给卡特带来了很大的帮助，1979年春天，时任美国总统的他帮助联邦政府稳定了在宾夕法尼亚州哈里斯堡附近的三里岛核电站发生熔毁的另一座核反应堆。

尽管卡特在三里岛事件中的贡献是一个正确的人在正确的时间出现在了正确的地点，但可惜这只是一个例外，而不是各种挑战的总统任期的常态。卡特上任时，正值美国国民情绪低迷之际，整个国家因水门事件和越南战争的双重打击而举步维艰。尼克松诡秘而不正派，卡特却很坦率，遵循着道德的约束。劳伦斯·莱特在他2014年出版的《九月的十三天》一书中精辟地写道，正是这些特点让卡特以实现以色列和埃及之间缔结和平条约的结果，促成了中东和平的突破性进展。尽管取得了这些成就，但因水门事件和长期的经济低迷而不堪重负的美国选民认为卡特的领导方式幼稚且无效。在他的任期内，美国国内和国际局势的崩溃进一步导致情况恶化，其中包括滞胀（高通胀和经济停滞构成的致命结合）、伊朗危机（导致伊朗国王被推翻，后来有51名美国人质被绑架了444天），以及苏联入侵阿富汗。低支持率注定了卡特的美国总统任期只有一届。

从卸任总统几天后开始，卡特就通过一系列史无前例的善举，重塑了自己的声誉。他并没有通过巡回演讲来为自己敛财，而是把精力投注到推广扶贫事业（比如仁人家园）和促进国际外交上。离任后，他因为这些无私的付出而再次获得了大家的认可。卡特在慈善活动方面的贡献得到了相当大的认可，包括获得1998年的联合国人权奖和2002年的诺贝尔和平奖。

卡特直到90多岁仍然是最受尊敬的美国人之一。尽管他年事已高，但2015年8月，很多美国人还是被一份有关吉米·卡特罹患晚期癌症的声明吓了一跳。8月3日，卡特在亚特兰大的埃默里大学接受了一次外科手术，医生从他的肝脏中取出了一个肿块，之后确认他患上癌症。一周后，卡特亲自宣布自己被确诊为转移性癌症，并透露肿瘤已经扩散到全身。8月20日，更多的坏消息传来，卡特宣布，癌症（后来被证实是转移性黑色素瘤）已经扩散到了他的大脑。光在这位前总统的大脑里就发现了4个独立的转移病灶，他的结局似乎已经无法改变了。在这份务实的声明中，卡特承认自己只"剩下几周的时间"，并且对自己即将离世的事实感到"轻松"。

整个国家开始认真对待即将失去一位前总统的现实，几乎没有几位前总统享受过这样的待遇。世界各地的官员以政府和个人的名义表达赞美与钦佩的话语汇集到乔治亚州的普莱恩斯，与此同时，讣告作者们修改着他们为这位处于弥留之际的前总统所写的挽诗。随着2015年秋天的到来，卡特的消息被其他惹人注意的新闻报道所取代，逐渐淡出了公众的视野。

2015年11月出现了一个令人意想不到的惊喜，有声明称卡特的病情正在好转。这份声明还说他将出席本月晚些时候在孟菲斯举行的一场仁人家园的活动。卡特并不满足于只是扮演一个象征性的角色，而是系上了建筑工人的围裙，积极地为新家园的建设做贡献。不到一个月的时间，另一个惊喜随之而来，卡特宣布自己已经摆脱了癌症。在他的大脑、肝脏或身体的其他部位都没有发现癌细胞。

尽管卡特是一个非常虔诚的人，他却将这个惊人的结果归功于另一种奇迹：派姆单抗。他对这种疗法反应良好，成为肿瘤免疫学的代表人物，进一步提升了公众的认识和期待。

仿制药来袭

尽管上面讲的是默克公司与百时美施贵宝公司之间的竞争，但在整个生物制药领域，研发肿瘤免疫药物的浪潮正在形成。默克和百时美施贵宝都采取了阻断PD–1的方法，而一些竞争对手则决定将目标锁定为它的配体PD–L1。老牌的生物制药公司基因泰克于2009年被罗氏制药收购，它研发的PD–L1单克隆抗体阿特朱单抗（商品名称：特善奇，Tecentriq®）在2016年5月18日获得了批准。2017年5月1日，也就是1年后，FDA批准了阿斯利康公司的度伐利尤单抗（商品名称：英飞凡，Imfinzi®），8天后又批准了默克雪兰诺公司的阿维鲁单抗（商品名称：巴文西亚，Bavencio®）。

FDA批准了这么多几年前基本还不存在的肿瘤免疫药物，这在制药行业的历史上是绝无仅有的。为了说明这一点，我们不妨以大多数读者都熟悉的他汀类药物为例，这是一类小分子的药物，会通过阻碍一种叫作"HMG–CoA还原酶"的分子功能来降低胆固醇水平。人们在提到"跟随性药物"（这类药物曾被称为派生药，但在过去几年里，这个称呼被一个更有势力的群体合法更改了）的时候总是会提到在相对较短的时间内被研发出的多种他汀类药物。第一种他汀类药物（洛伐他汀）于1987年获批，10年后，第五种他汀类药物（阿托伐他汀）开始上市销售。考虑到目前许多药物临床试验的平均时长都超过了10年，10年内批准5种药物的速度的确令人印象深刻。然而，对于PD–1/PD–L1药物来说，从2014年9月到2017年5月这段时间，就已经有5种不同的产品获得了批准。

更多基于PD–1的药物正处于临床试验阶段。制药行业往往有一种从众心理，而CTLA–4药物和之后PD–1/PD–L1药物的快速获批证明了那位评价詹姆斯·艾利森论文的审稿人的说法并不正确，你可能还记得他说的是："我们都知道免疫疗法是垃圾。"[6]

于是，人们开始一窝蜂地研究免疫疗法。根据美国药品研究和制造商协会（简称PhRMA）在2017年7月发布的报告，整个行业正在研发240多种新的肿瘤免疫产品。在这份报告的序言部分，美国癌症协会癌症行动网络主席断言："我们正处在一个充满机遇的时刻，完全可以找到方法去攻克我们目前见过的最棘手的癌症。"

2017年12月，非营利性组织癌症研究所（第5章中提到过它是由威廉·科利的女儿海伦·科利·诺茨于1953年创立的）宣布正在筹建一个包含2 000多种不同肿瘤免疫药物的数据库，其中有1/2已经开始在人身上进行试验了，从而将肿瘤免疫药物的数量提高了近10倍。[7]

这些鼓舞人心的发现降低了从风险资本家那里或通过首次公开募股筹集资金的难度。除了对药物研发一如既往的关注之外，肿瘤免疫领域创业可以说已经成为一种"非理性繁荣"的来源。这个词准确地反映出缺乏经验的"傻钱"涌入，以及与1999年首次踏入互联网泡沫或者是2007年年初进入房地产市场的新投资者一样明确的期望。比如，定格2016年6月22日这一天的是资深风险投资家布鲁斯·布思在LifeSciVC博客上发布的一篇博文，题目是《肿瘤免疫学：今日癌症领域的战略超新星》。我们顺着这个天文学主题简短地总结一下：超新星提供了生命所需的原始资源，而且为了做到这一点，它们在爆炸时势必要造成巨大的破坏。

从全球制药行业的角度来看肿瘤免疫学的发现情况，需要注意的是，单个企业可用的资源显然是有限的。因此，在肿瘤免疫学上投入的每一美元就不能用于现代社会其他疾病的治疗，包括日益泛滥的代谢性疾病（如肥胖症和糖尿病）以及神经退行性疾病（如阿尔茨海默病和帕金森病）。最近占据世界各地头条的一个问题，是日益严重的耐药性"超级细菌"危机。有关耐抗生素细菌的消息之所以越来越多，不仅仅是因为像几十年前的噬肉菌这样的特殊细菌，也和那些更普通的（而且真正危险的）细菌有关，例如分布在我们的肠道内、偶尔会污染我们食物的微生物（耐万古霉素肠球菌），还有存在于我们皮肤上（耐甲氧西林金黄色葡萄球菌）或呼吸系统中的微生物，因为尽管这些细菌在一些国家（比如美国）不会引起什么致命的疾病，但在发展中国家仍继续存在并有卷土重来的风险（耐多药结核分枝杆菌）。除了埃博拉病毒和其他新出现的病毒外，最危险的威胁来自大流行性流感病毒的复发，而且大多数的流行毒株已经对常规的抗病毒药物（比如达菲Tamiflu®以及瑞乐沙Relenza®）产生了耐药性。因此，肿瘤免疫药物带来的高额利润的诱惑可以说已经让太多的公司不再去攻克其他的公共卫生挑战，而且对其他这类适应证的探索可能永远停止了。

一个极端的例子是，世界上规模最大、最多元化也最有名的制药公司之一百时美施贵宝把全部家当都押在了肿瘤免疫学上。从2013年年末至2014年年初，这家公司公布了一系列减少对其他治疗领域的关注及人员和资产投入，从而将所有精力集中在肿瘤免疫学上的决定。这是一个相当大胆的决定，因为这家公司目前似乎只有两种结局。一种可能性是，百时美施贵宝会赢得胜利，在肿瘤免疫学领域中占据主导地位，直到那些有里程碑意义的药物的专利到期，同时这些产品的收益被仿制药夺走。到那个时候，百时美施贵宝在其他所有的治疗领域都会处于毫无准备的状态，在这样一个需要不断有新产品的行业中它将很难持续生存。如果百时美施贵宝不参与肿瘤免疫学的豪赌，看着自己在领域内的领先地位逐渐缩小，则会加速公司的震荡，最后就是另一种结局了。由于百时美施贵宝已经放弃了其他所有的治疗领域，因此它缺乏转向肿瘤以外的其他疾病或医疗需求的能力。尽管这个大胆的决定在短期内似乎是有好处的，但要弄清楚这样的趋势如何能让一家公司或者整个行业长期生存下去，还是很有挑战性的。

虽然这本书的基本观点是完全支持科学家、投资者，以及最重要的——患者在肿瘤免疫学方面付出的热情和取得的成就，但正如本章的章名《序章的结束》所揭示的那样，在迎来癌症"终结的序章"之前，我们还需要做很多的工作。接下来，我们要讨论一些可能会遇到的障碍，这不是要打消人们对即将到来的新时代的热情，而是为了恰当地控制大家的期望。

律师走进了实验室

在有很多钱和有希望赚更多钱的地方，一定很快就会有律师加入。就肿瘤免疫学来说，在过去几年占据头条的重大事件发生之前，律师就已经进入这个领域了。

当第一批PD-1抑制剂开始争相寻求批准的时候，法律战中的第一拨炮火早已击中了目标。法律诉讼构成了庞大的专利资产（个人专利的集合），而这些专利涉及几乎所有参与PD-1及其各种配体的发现或应用的私营企业和公共部门组织。这场斗争的主要参与者包括我们提到过的关键人物所在的学术机构，包括梅奥医学中心、丹娜-法伯癌症研究院、约翰斯·霍普金斯大学，还有与这些机构以及其他组织合作的无数私营企业实体。[8]牵涉其中的是有可能治愈那些疑难重症的新疗法带来的数十亿美元的收益。因此，大量的患者（以及他们的保险公司）获得的药物报价可能会非常高。

与其深入研究漫长的诉讼（其中一些仍有待解决）背后错综复杂的专利权诉求，我们不妨集中讨论两个有启发性的案例，这样既能理解当前的问题，也能认识到在未来更充分地发挥肿瘤免疫学潜力的可能性。

百时美施贵宝在肿瘤免疫学方面的实践体现了制药行业急转突变的特性。由于两次的收购，这家公司在一开始势头很强劲。第一次是1985年它收购了总部位于西雅图的Oncogen公司，从而在西雅图收获了一批杰出的科学家。回想起来，尽管它在1997年解散西雅图团队是很短视的决定，但把这些员工分散到其他地点让百时美施贵宝其他所有的研究基地都看到了肿瘤免疫学未被发掘的潜力（在那个时候，这个领域仍然受到人们轻视）。这些无心的结果使得百时美施贵宝更充分地体会到第二次收购，即2009年收购美达瑞公司带来的好处。这次收购美达瑞让公司拥有了两种商业利润丰厚而且具有开创性的癌症药物：一种CTLA–4抗体（伊匹单抗）和首个获得FDA批准的PD–1抗体（纳武利尤单抗）。

虽然百时美施贵宝在这场竞争的开始输给了默克公司，但最终还是赢了。这种看似矛盾的情况正是由其律师一手促成的。随着默克与百时美施贵宝之间的竞争日益激烈，两家公司的专利资产开始受到严格审查，最终有人发现默克侵犯了百时美施贵宝的知识产权，尤其是美达瑞和小野药业共同拥有的专利。在2017年1月公布的协议中，默克公司同意向百时美施贵宝和小野药业支付总共6.25亿美元外加健痊得到2023年为止销售额的6.5%（之后为2.5%）。因此，虽然"欧狄沃"在销量上输给了健痊得，但百时美施贵宝也获得了相当不错的安慰奖。

丹娜–法伯癌症研究院的尝试性做法可能会为这个行业和公众卫生带来更加可持续的发展前景。学术机构开发的知识产权通常会依照所谓的排他性协议，被授权给私营企业。这些协议将合作伙伴指定为唯一能够使用所许可专利中各种发明成果的组织。大多数公司都坚持要求这样的条款，因为它们不愿意像百时美施贵宝和默克公司那样，和有可能超过自己的对手竞争。

虽然这是常规的做法，但丹娜–法伯癌症研究院并没有这样做。事实上，它以一种非排他性方式向私营企业提供与PD–1相关的知识产权。尽管每份协议在财务上的要求都比较低，却把押在丹娜–法伯癌症研究院上的赌注分摊给了多个合作伙伴，从而产生了另一个更为积极的结果。其他合作伙伴（包括罗氏制药、诺华、默克雪兰诺和Amplimmune公司）纷纷争相研发自己特有的PD–1抗体，进一步扩大了我们之前看到的默克与百时美施贵宝两家公司（都获得了丹娜–法伯癌症研究院的专利授权）之间的竞争。[9]结果就是基于达尔文适者生存的理念，新型癌症产品在广度和深度上都有了迅速的发展。参与肿瘤免疫学竞赛的企业越多，就越有可能研发出治疗竞争对手没能攻克的癌症类型的特殊产品，我们将在本书的最后探讨这个话题。

如果你一开始没有成功，多失败几次就好了

肿瘤免疫学的典型代表CTLA–4和PD–1抗体靶向的都是调节性T细胞。然而，第一种有这样疗效的药物其实要比它们早出现15年以上。此外，率先进行这项研究的先驱者可能会让我们在肿瘤免疫学未来会遇到的障碍方面获得一些启发。

你可能还记得，调节性T细胞的一个关键特征是CD25分子（又叫作IL–2受体α链）的表达。在FDA批准的通过靶向CD25使免疫系统失能药物的影响下，靶向调节性T细胞的想法由此形成。

1996年，单克隆抗体领域早期的一位先驱人物在加利福尼亚州山景城成立了一家公司，以研发这类新的生物技术产品。我们已经知道，这些来自小鼠的产品会带来很大的问题，因为抗体中的鼠源成分会被视为异物，进而受到排斥。

卡里·奎因是毕业于加利福尼亚大学伯克利分校的数学家，尽管他作为康奈尔大学的教授，开始了前途无量的学术生涯，却对生物学问题带来的挑战越来越感兴趣。最终，他来到了位于贝塞斯达的国家癌症研究所，解决如何让鼠源抗体在免疫系统看来更接近人源抗体的问题。这项挑战需要对抗体与其抗原的结合方式有非常详

细的了解，而这正是计算数学家最擅长的。

1996年，奎因回到加利福尼亚州，创立了一家叫作"蛋白质设计实验室"（Protein Design Labs,简称PDL）的公司，推出的首款产品是一种现在被称为人源化的技术。这个词简化了将抗体的鼠源部分替换为人源部分所需的复杂操作。虽然这看上去就像把红色的乐高积木换成蓝色的乐高积木，但考虑到这样的交换可能给整个结构的形状带来巨大的变化时，你就知道人源化有多复杂了。相比乐高积木而言，这种技术其实更像另一种儿时的游戏层层叠，在这个游戏中，积木的细微变化都可能会导致塔的倾倒。蛋白质设计实验室已经掌握了人源化所需的方法，并将这些知识授权给许多早期的生物技术公司，其中就包括基因泰克、罗氏制药和MedImmune等公司。

与此同时，PDL公司也在研发自己的单克隆抗体产品，并且在公司成立后一年内就获得了FDA的批准。这种产品叫达利珠单抗（商品名称：赛尼哌，Zenapax®），是一种靶向CD25的单克隆抗体，1997年获FDA批准用于预防器官移植后的组织排斥反应。考虑到IL–2在控制免疫应答中的重要作用，这种药物本质上就是一把阻止机体排斥新移植肝脏的大锤。这看起来似乎有些极端，但想到这种药物是为了取代莫罗莫那–CD3（一种意在搜寻并摧毁体内所有T细胞的小鼠抗体），你就不会这样认为了。

在赛尼哌获得批准之前，PDL公司就已经将其授权给罗氏制药，它们预计这种药物仅在移植领域的年销售额就将达到约2.5亿美元。然而，这也只是冰山一角，因为PDL和罗氏制药已经开始探索赛尼哌对哮喘和其他肺部炎症性疾病的治疗效果。另一家生物技术先驱企业百健艾迪（BiogenIDEC）也在2005年与PDL建立了合作关系，以进一步扩大赛尼哌的适用范围，很可能会涵盖其他的自身免疫病，这里面最有希望的就是原本很难治愈的多发性硬化（也是一个巨大的市场机会），而赛尼哌在相关的临床试验中也取得了不错的效果。2008年的一份公告显示，PDL将把达利珠单抗和其他几种抗体产品剥离出来，成立一家新的生物技术公司Facet，尽管当时这被看作对产品过分乐观的表现，但现在看来可能并不完全是这样。

2008年，赛尼哌突然受到冷落，当时罗氏制药宣布终止与PDL的合作关系。一年后，也就是在2009年，赛尼哌意外退出市场，再次震惊了生物技术界。据说退出的理由是"市场需求减少"。为什么会突然发生变化呢？

尽管市场需求可能是一个必须要考虑的因素，但另一个长期困扰着赛尼哌的问题集中在毒性上。靶向CD25是一个粗略的目标，因为这种分子存在于细胞毒性（杀伤性）T细胞和许多辅助性T细胞的表面。人们预测达利珠单抗可能会引起严重的免疫抑制。而现实的情况则既在情理之中，又在意料之外。

赛尼哌主要的毒性反应包括感染的风险，原因是这种药物的作用机制是以抑制免疫系统为基础。2014年一份有关达利珠单抗疗效和安全性的报告指出："常见感染包括病毒性脑膜炎、淋巴结病和过敏反应。"[10] 据说还有一位患者患上了银屑病。从过去的情况看，淋巴结病、过敏反应和银屑病都被普遍认为是自身免疫病或者炎症性疾病，尽管这些病有可能是感染引起的，但也不是绝对的，通常并非如此。然而，考虑到赛尼哌具有很强的免疫抑制作用的假设，大多数专家都认为这些症状表明机体受到了各种病原体的感染，而这些病原体刚刚摆脱了正常运转的免疫系统对它们的限制。

赛尼哌退出市场后，这些副作用也基本上被人遗忘了。不过，在幕后进行的商业发展活动，比如雅培公司收购Facet生物技术公司等预示着赛尼哌背后的团队（罗氏制药和PDL）将很快被一个由百健和艾伯维（雅培制药的一个分支）组成的团队所取代。它们这次重新研究达利珠单抗的目标是攻克多发性硬化。

多发性硬化是一种危及生命的衰竭性自身免疫病，至少有40万美国人患有这种疾病。女性的患病率通常比男性高3倍，并且在45~49岁的人群中最为普遍。[11]这种病与人口结构和地理位置也有一些奇怪的关联，比如与美国南部或西部相比，美国东北部和中西部的患病率更高，这可能意味着与环境因素有关。除了对身体的破坏之外，多发性硬化往往在相对富裕的人群中更流行，这些人通常都有健康保险，因此对制药行业来说特别有吸引力。

达利珠单抗被重新命名为Zinbryta®，随后的二期和三期临床试验的数据显示，这款产品在治疗多发性硬化方面相当有希望。二期试验的结果表明，达利珠单抗优于现有的治疗方法，因为它将多发性硬化的复发率和病灶数量降低了45%，这对于一种已经被证明基本无法治愈的疾病来说是一个了不起的结果。[12]尽管受到患者倡导团体的称赞，但很多的监管机构并不那么兴奋，因为吹捧三期试验数据的新闻报道不怎么关注这种药物的副作用。例如，英国国家卫生与保健研究所的一项评估提到了传染性疾病的高发以及肝脏和皮肤的炎症反应。2016年10月3日，多发性硬化信托基金会（MS Trust）主任艾米·鲍恩在一份声明中对这些反应不屑一顾："英国国家卫生与保健研究所的评估系统将进一步推迟人们获得有效新药物的治疗，这太让人沮丧了。"[13]事实上，这一声明是在美国FDA批准达利珠单抗用于治疗多发性硬化的5个月后发布的。迫于该信托基金会的压力，英国国家卫生与保健研究所最终还是让步了，于2017年3月15日批准在英格兰和威尔士使用达利珠单抗（一个月后批准在苏格兰使用）。

遗憾的是，这次成功也没能持续太长的时间，因为2018年3月百健和雅培就宣布在全球范围内自愿撤回达利珠单抗。无法再以市场需求不足为理由的两家公司将第二次撤回归因于严重的脑部炎症，这会引发致命的脑炎及其他自身免疫和炎症反应。

这种毒性作用机制的源头还是调节性T细胞。达利珠单抗的靶点CD25是调节性T细胞特有的一种分子。因此，达利珠单抗已经松开了抑制不必要的炎症和自身免疫损伤的"刹车"。这样的结果应该是在意料之中的，尤其是考虑到TGN-1412带来的经验教训。事实上，2009年的一项研究就已经证明了达利珠单抗会攻击调节性T细胞的想法，结果表明达利珠单抗会阻断调节性T细胞，从而增强乳腺癌疫苗的抗肿瘤免疫活性。[14]事实上，功效与毒性之间的平衡将为用免疫疗法对抗癌症的序章画下句号。

别轻易许愿

对于过去10年间研发的第一代免疫疗法来说，期望与现实之间似乎总是不可避免地存在差异。第一条忠告是，并不是每种癌症都能接受免疫疗法的治疗。即使是黑色素瘤这种对新疗法反应最积极的病症，也只有将近1/3的患者得到了免疫疗法的帮助。对于这些少数的幸运者来说，治疗效果基本上都很持久，能延续数年，甚至在极少数情况下还有治愈的可能。

尽管如此，大多数患者对这些疗法是没有反应的，这就产生了一系列相应的问题。人们自然而然地把更多的注意力放在找到那些对疗法有反应的患者，并且通过免疫疗法加快他们的治疗过程上。事实上，监管机构和生物制药公司都强调治疗遗传基础明确的癌症需要颠覆性的新方法，从第一种抗癌药物健痊得的获批就可以看出这一点。同时，研究人员可以而且也应该继续探究能否为那些对目前的免疫疗法无反应的患者研发不同的治疗方法。随着我们越来越了解调节性T细胞及其在癌症中的作用，也迎来了大大改善免疫疗法的新机遇。

此外，患者和医生都应该认识到免疫疗法会不可避免地增加发生炎症和自身免疫病的风险。请注意这里的用词，因为尽管"不可避免"并不适用于每个个体，但一定适用于每种新的免疫疗法。就像达利珠单抗那样，有些患者会出现不良反应，所以需要予以高度重视，在避免对有毒性反应风险的个体进行治疗的同时，对那些可能产生积极反应且不会发生（或者发生可控）毒性反应的患者进行治疗。

达利珠单抗就是没能遵守这些要求的一个典型例子。尽管这种药物在治疗多发性硬化方面展现出了前所未有的能力，但最终还是由于无法分辨对哪些患者利大于弊而被放弃。尽管达利珠单抗似乎已经不太可能再次复活了，但我们仍然可以充分利用从这次实践中获得的经验，在风险效益比可以被降到最低的情况下，避免在面对未来其他药物的时候，再次把无用的和有用的东西一起丢掉。

沿着这样的思路，我们又回到了一开始的那个何时以及是否应该进行治疗的问题。在本书的开头，我讲到自己在得知转移性前列腺癌的普遍性后深感震惊。关键是如果我们检测疾病的能力没有任何提高，那么许多患有这种疾病的男性会被认定为死于与体内的转移性疾病完全无关的自然原因。尽管化疗方案有风险，但这种风险往往是急发性的（脱发、肠胃不适和免疫耗竭）。相比之下，新的免疫疗法无论是在功效还是毒性的持久度上都有所不同，有些疗法的功效和毒性可能会持续数十年。

终结的序章

回顾温斯顿·丘吉尔1942年庆祝第二次阿拉曼战役胜利的演讲，我们似乎正在向着一个可以被认为是"终结的序章"的时期过渡。第二次阿拉曼战役只是把隆美尔的部队从北非驱逐出去的第一步，在最后的胜利到来之前，还需要经历很多的斗争和挫折。同样地，与癌症的战争也需要经历非常多的不幸与阻碍。然而，向前的势头已经不可逆转。

和第二次世界大战的情况一样，我们与癌症的这场战役也将在两个主战场上展开。第一个是与癌症本身的斗争，而第二个则需要延伸到对抗免疫疗法带来的一些相对有害的结果。尽管我们会把剩下的大部分时间都集中在前者上，但花点儿时间来解决诱导性自身免疫日益凸显的问题还是很值得的。对肿瘤免疫产品越来越多的关注，必然会提高炎症和自身免疫病的发病率及严重程度。这些有害的影响也算是某种自我修正，因为人们很可能会因此更加重视控制自身免疫的手段。具体的方式有两种。在一种情况下，这样的结果将催生出用于对抗自身免疫病的精准度不高的工具。目前，这样的工具包括类固醇和CD20或细胞因子抗体药物，目的是阻断引起炎症/自身免疫损伤的关键成分。考虑到这类不良反应的发生率可能会增加，研发针对性更强的药物的压力也随之增大，这样的药物不会完全中断人体防御系统的正常运转，而只是阻断造成损害的那部分自身反应性细胞。随着我们越来越了解这些细胞的身份和它们之间的相互作用，就有可能研发出更多的"定制"药物，通过对调节性T细胞行为的诱导只让那些有害的细胞失活。未来的药物很可能会以类似的方式"去管制"那些负责阻止对肿瘤细胞进行攻击的调节性T细胞（而不是像现在这样一下子让所有的调节性T细胞都失效）。

另一种情况是，新的新生抗原（由罗伯特·施赖伯提出）被发现之后，在新癌症疫苗的研发和/或新一代高度特异性的单克隆抗体疗法的靶点选择上都会有进一步的改进。这类信息继续以指数级增长，将会为新疗法的出现提供越来越多的机会。

用于对抗癌症的技术将会不断改进。就在25年前，人们还普遍认为单克隆抗体疗法的风险和价格过高，不切实际。同样地，如今很多人对细胞疗法的可行性视而不见。尽管如此，这两种方法目前都在通过生物医学和工程学方面的改进日趋完善，有效性和可用性（比如通过大幅降低制造成本）都在稳步提高。

从最基本的层面上说，癌症是一种突变导致的疾病，所以癌症的治疗其实和很多传染病的治疗很相像。我们都知道，人类从诞生之日起，就一直在与细菌和病毒作战。从20世纪早期至中期开始，随着抗菌和抗病毒药物的出现，这场战争逐步升级。尽管这些技术上的进步一度让人类占据了上风，但进化与微生物对手高突变率和高增殖率的结合，很快就让双方重回同一起跑线，让几年前研制的药物彻底失效。从20世纪90年代到21世纪初抗击艾滋病的过程，就是一个典型的例子。当受到单一药物压制的时候，病毒在经典的达尔文式压力之下，将选择出能够逃脱药物攻击的突变体。这样的结果也确实发生了。真正的突破是多药联合，每种药物都针对病毒的不同弱点，这样会给病毒带来巨大的压力，使它无法利用自己在突变上的优势来逃避打击。癌症治疗中也可以采用类似的策略。

在过去的几十年里，人们用的都是常规肿瘤药物的鸡尾酒疗法，如今的免疫疗法也可以这样用。例如，对不同免疫机制（如 CD28、CTLA–4、PD–1 和 PD–L1）的多重调整可能会提高应对肿瘤的免疫应答的广度或深度。如果与 CAR–T 细胞和/或靶向新生抗原的疫苗相结合，这种方法的效果可能会得到进一步的加强。这样的方法仍处于起步阶段，部分原因是大部分的疗法还比较新。然而，这种组合的成本无疑会成为一个无法克服的实际障碍。目前，细胞疗法的费用通常都会超过 50 万美元，即便只是为了试验，联合疗法的测试成本也过于高昂了。传统的小分子药物最终会随着关键专利到期而变得越来越便宜，相比之下，保护抗体疗法和细胞疗法免受仿制药冲击的知识产权雷区则要复杂得多。这样的情况可能会限制对多种肿瘤免疫药物的组合使用。尽管这听起来是一个坏消息，但也可能只是一个很小的挫折，因为这些技术很快就会被新一拨生物医学产品彻底取代。

到下一个 10 年结束的时候，人们很可能会认为抗体及细胞肿瘤免疫药物古老、简单而且过时，就像一位 2018 年的特斯拉 Model X 车主眼中的 1908 年福特 T 型车一样。尽管常规的抗体及细胞技术会继续发展一段时间，但颠覆性的技术将会重塑免疫疗法。这类技术中的第一种就是基因组编辑，它能对基本 DNA 编码进行简单的修改。这样不仅可以识别和修复会引起疾病的缺陷（无论是在癌细胞还是自身免疫性细胞内），还能在疾病或症状被发现之前就阻止它们出现。

在第一代基因组工程技术中，最受追捧的就是CRISPR/Cas9，目前它已经在人身上开始试验了。我不会详细解释DNA和遗传密码是如何被轻易操纵的，读者只需要知道这项技术是DNA测序技术的一个分支，而DNA测序技术本身起源于20世纪90年代的人类基因组计划。随着我们对人类（和其他物种）DNA组成的认识在20世纪最后25年里不断加深，我们修改DNA的能力也在不断进步，从起初最初级的水平（单个核苷酸），逐步扩大到染色体水平（可能包含数以亿计的核苷酸对）。

这些新的基因组编辑技术将真正实现医学研究人员常说的一个流行词："个性化治疗"。在20世纪80年代，DNA测序不仅耗时费力，而且成本高昂，实验室可能要花一两周的时间才能完成对几百个DNA核苷酸的测序。如今，最新的DNA测序仪可以在几个小时内完成全基因组（30亿个碱基）测序，而这样一台由纳米孔技术公司（Nanopore Technologies）研发的"MinION"测序仪大约只有一部智能手机那么大。此外，识别DNA突变并对它们进行纠正的能力也在同步提高。

除了在改正缺陷从而预防或治疗疾病方面的巨大潜力之外，这项技术还与抗体及细胞疗法有着相当大的区别，因为选择基因组编辑实际上可能比常规的抗体或细胞疗法更便宜。如果能够实现这些改进，那么可以想象，癌症很快就会像曾经危害世界的天花那样，成为子孙后代眼中一个历史的注脚。

在未来几年里，用免疫疗法治疗癌症的成功率将会不断提高，可治愈的癌症种类也将不断增多。除了最近复兴的黑色素瘤疗法（成功治愈了一种彻底打败大多数常规药物的疾病）之外，其他的实体和液体肿瘤也开始通过药物，比如CTLA–4、PD–1和PD–L1抑制剂进行治疗。此外，正在研究中的新药即便没有上千种，也有几百种。我们没有理由认为上面提到的三个靶点最终会被证明是肿瘤免疫疗法仅有，甚至是最好的靶点。

毫无疑问，将不同的肿瘤免疫药物结合在一起会带来独特的优势。从抗击艾滋病的胜利中可以看出，取得这个重大的突破并不是因为出现了一种神奇的新药，而是来自药物的组合与协同。这些组合降低了突变的耐药病毒出现从而导致目前的疗法失效的可能性。标志这一成就的里程碑出现在20世纪早期，当时人寿保险公司开始向艾滋病病毒检测呈阳性的个人签发保单（根据附加条件，他们将继续严格地坚持治疗）。我们可以想到，类似的组合肿瘤免疫药物的方法也会在癌症领域产生同样的结果。

组合疗法的成本非常高。未来的一个关键问题将是肿瘤免疫药物的价格过高。例如，伊匹单抗一年的治疗费用是12万美元，而纳武利尤单抗（健痊得）一年的费用是15万美元。因此，这些（以及更多）药物的组合动辄就会超过每年50万美元。此外，单克隆抗体疗法（比如伊匹单抗和纳武利尤单抗）往往不太容易受到仿制药的影响，特别是在对于"生物仿制药"的争论已经持续了几十年的美国。因此，这些特殊药物的价格在短时间内是不太可能下降的。

另一个需要考虑的重要因素是早期使用肿瘤免疫学药物的情况，最终有大约1/4~1/3的患者因此受益。这些有反应的患者往往都有了显著的改善，比如肿瘤持续缩小和近似于治愈的情况。然而，剩下的患者则要么完全没有反应，要么反应持续的时间有限。或许这些患者还没有遇到适合他们的最佳药物。这种乐观的观点表明，为每位（能负担得起的）癌症患者找到个性化的治疗方案只是时间问题，或者可能是遗传问题。

如果真的能实现这样的结果，那么癌症完全可能会和天花、坏血病等其他"连环杀手"一起被丢进疾病的垃圾箱。很有前景的人乳头状瘤病毒疫苗、EB病毒疫苗和乙型肝炎病毒疫苗预示着在未来，会有很多癌症在发生之前（或者至少在出现症状之前）就可以得到预防。常言道，预防为主，治疗为辅。考虑到疫苗的成本远低于免疫疗法药物，先在了解癌症发病的原因以及提高预防癌症发生的能力上加大投资，要比继续依赖治疗策略更加有效。正如我在第二本书《希望与恐惧之间》里所写的那样，疫苗的主要问题是，疫苗开发商和制造商的商业机会似乎在急剧减少，可能会阻碍未来的发展。

如果我们能够在抗癌战争中让对手无条件地投降（尽管目前还处于初级阶段，但还是有可能实现的），那么可以预见到自身免疫病也会同时增多。许多人认为这是值得付出的代价。不过，与其只是屈从于这样的必然结果，我们不妨做出一个更具建设性，也能带来更大的经济效益的决定，那就是增加在治疗这些疾病方面的投资。那些有关调节性T细胞的知识不仅开创了肿瘤免疫学的新纪元，也可以被用于改进这些细胞，使其在阻断癌症和防止自身免疫损伤之间达到一种有利的平衡。

我们可能很快就会在回顾最新一代的肿瘤免疫药物，比如那些靶向CTLA–4和PD–1的药物时，认为这些药物是在小题大做，就像我们现在看待用砷和汞治疗梅毒或者用氮芥和抗代谢物治疗癌症的态度一样。因此，给潜在投资者和监管者的建议是，寻找并创造研发更细致的肿瘤免疫治疗方案的机会，以最大限度地提高效益风险比。

总的来说，正在发生变革的肿瘤免疫学领域带来的机遇似乎远远超过了成本和风险。未来几年里，肿瘤免疫学将会有更大的进步，因为过去几年中涌现的那些不可思议的疗法必定会得到改进和完善，在不久的将来，越来越高的治愈率将很可能会让癌症免疫疗法序章的结束过渡到开启终结癌症的序章。

　　有很多人对本书的完成起到了不可替代的作用。
首先，我要表达感谢与爱的还是我的家人。如正文
中所述，家人的健康和幸福支撑着我完成一生中的
众多选择，从决定从事癌症研究到我和妻子最终决
定离开学术界，并辗转美国各地——我们一家从北
卡罗来纳州来到印第安纳州，再到马里兰州，又到
了康涅狄格州，最后是密苏里州（有希望定居于
此）。正如在这本书的序言中提到的那样，我的母亲
苏·金奇曾经不得不忍受并亲眼看见癌症带来的创
伤，包括但不限于她的父亲和哥哥的去世，他们都
因癌症而过早地离开了这个世界。因癌症去世的哈
罗德·诺埃、托马斯·诺埃和威廉·泽尔纳彻底改变
了我妹妹贝丝·安妮·瓦西拉科斯和我的生活，而且
这种影响仅仅用语言是无法表达的。

　　我的妻子凯莉·卡尔斯－金奇博士及我们的孩子
萨拉和格兰特不断地给予我灵感，感谢他们愿意付

出时间和精力，支持我完成手稿的研究和撰写工作。

我还要感谢我的工作团队，特别是我专业上的灵感来源——霍尔登·索普博士，他鼓励和帮助我拓展了视野，为我们在圣路易斯华盛顿大学生物技术研究创新中心的工作（正是这本书的基础）提供了帮助。面对这本书带来的各种干扰，我们生物技术研究创新中心团队的丽贝卡·格里斯诺尔、康斯坦丁诺·谢列贝克斯和戴维·马内斯一直非常宽容。

我也要向很多参与完成本书出版所需的准备工作的人表示最深切的感谢。我要特别提到我的著作代理人——三叉戟传媒集团的唐·费尔，他帮助我与飞马出版社达成了合作关系，促成了《希望与恐惧之间》和现在这本书的出版。飞马出版社的工作人员，尤其是杰西卡·凯斯，为我提供了极大的帮助，弥补了我在撰写大众图书方面的不足，也没有嘲笑过我那些无知的表现。

我要感谢众多为根除癌症而奉献自己一生的科学家和医生。本书中的故事只是一些小的片段，原本的那个故事太过宏大，无法一一传达，甚至于读者也无法完全理解。这本书绝对涵盖不了世界各地众多的癌症研究人员所有的聪明才智和不懈努力。许多名字已经随着时间的流逝而被我遗忘或者我想不起来了。所有被遗忘的人都要归咎于我糟糕透顶的记忆力，我希望能得到他们的谅解。

最重要的是，要感谢这本书中的无名英雄：那些不知名的患者。他们自愿参加了无数次临床试验，尽管身患致命的疾病，还是义无反顾地忍受实验性的治疗，利用自己剩下的几年、几个月或几天的时间来帮助推进医学研究。他们的努力没有白费，如今终于有一些人因此获得了新生。他们的故事绝对不能被忘记。

第 1 章 一个日益令人关切的问题

1　D. Waters, D. Bostwick, and G. Murphy, "First international workshop on animal models of prostate cancer," *Prostate* 36 (1998): 45–67.

2　W. Sakr, et al., "The frequency of carcinoma and intraepithelial neoplasia of the prostate in young male patients," *The Journal of Urology* 150, no. 2 (1993): 379–85.

3　I. J. Powell, et al., "Prostate cancer biochemical recurrence stage for stage is more frequent among African-American than white men with locally advanced but not organ-confined disease," *Urology* 55, no. 2 (2000): 246–51.

4　A. R. Rich, "On the frequency of occurrence of occult carcinoma of the prostate," *CA: A Cancer Journal for Clinicians* 29, no. 2 (1979): 115–9.

5　J. M. Gulleyardo, et al., "Prevalence of latent prostate carcinoma in two US populations," *Journal of the National Cancer Institute* 65, no. 2 (1980): 311–6.

6　I. M. Thompson, M.S. Lucia, and C.M. Tangen, "Commentary: The ubiquity of prostate cancer: echoes of the past, implications for the present," *International Journal of Epidemiology* 36, no. 2 (2007): 287–9.

7　E. Bianconi, et al., "An estimation of the number of cells in the human body," *Annals of Human Biology* 40, no. 6 (2013): 463–71.

8　C. Sagan, *Cosmos* (New York, NY: Random House, 1980).

9　A. Derkachov and D. Jakubczyk, *Nanomedicine and Tissue Engineering State of the Art and Recent Trends* (Oakville, Ontario: Apple Academic Press, 2015).

10　J. Kerr, "A histochemical study of hypertrophy and ischaemic injury of rat liver with special reference to changes in lysosomes," *The Journal of Pathology and Bacteriology* 90, no. 2 (1965): 419–35.

11　J. E. Duque-Parra, "Note on the origin and history of the term 'apoptosis,'" *The New Anatomist* 283, no. 1 (2005): 2–4.

12　H. R. Horvitz, "Worms, life, and death (Nobel lecture)," *ChemBioChem* 4, no. 8 (2003): 697–711.

13　S. Brenner, "Nobel lecture: nature's gift to science," *Bioscience Reports* 23, no. 5 (2003): 225–37.

14　S. M. Frisch and H. Francis, "Disruption of epithelial cell-matrix interactions induces apoptosis," *Journal of Cell Biology* 124, no. 4 (1994): 619.

15   D. Oken, "What to tell cancer patients: a study of medical attitudes," *Journal of the American Medical Association* 175, no. 13 (1961): 1120–8.

16   C. Neal, et al., *Cancer Stigma and Silence Around the World: A Livestrong Report* (Austin, TX: Livestrong Foundation, 2007).

17   L. A.V. Marlow, J. Waller, and J. Wardle, "Variation in Blame Attributions across Different Cancer Types," *Cancer Epidemiology Biomarkers & Prevention* 19, no. 7 (2010): 1799–805.

18   M. J. Lerner and S. Clayton, *Justice and Self-Interest: Two Fundamental Motives* (Cambridge, United Kingdom: Cambridge University Press, 2011).

19   Neal, *Cancer Stigma and Silence Around the World.*

20   J. W. Johnsson and K. Dehlholm, *Den danske Laegestand 1901–1907* (Copenhagen, Denmark: Jacob Lunds Forlag, 1907).

21   V. Ellerman, "A new strain of transmissible leucemia in fowls (strain H)," *Journal of Experimental Medicine* 33, no. 4 (1921): 539–52.

22   O. Thomsen and V. Jensen, "Shaving brushes infected with anthrax spores," *Acta Pathologica Microbiologica Scandinavica* 1, no. 2 (1924): 114–31.

23   C. M. Szablewski, et al., "Anthrax Cases Associated with Animal-Hair Shaving Brushes," *Emerging Infectious Diseases* 23, no. 5 (2017): 806.

24   "British Medical Journal," *Br Med J* 1, no. 3349 (1925): 467–73.

25   Szablewski, "Anthrax Cases Associated with Animal-Hair Shaving Brushes," 806.

26   T. Christofferson, *Tripping over the Truth: How the Metabolic Theory of Cancer Is Overturning One of Medicine's Most Entrenched Paradigms* (Hartford, VT: Chelsea Green Publishing, 2017).

27   "Peyton Rous—Biographical," in Nobel Lectures, *Physiology or Medicine 1963–1970* (Amsterdam: Elsevier Publishing Company, 1972). Found online, accessed April 3, 2018, https://www.nobelprize.org/nobel_prizes/medicine/laureates/1966/rous-bio.

28   Ibid.

29   J. T. Flexner, *An American Saga: The Story of Helen Thomas and Simon Flexner* (New York: Fordham University Press, 1993).

30   P. Rous, "A transmissible avian neoplasm," *Journal of Experimental Medicine* 12, no. 5 (1910): 696.

31   P. Rous, "A sarcoma of the fowl transmissible by an agent separable from the tumor cells," *Journal of Experimental Medicine* 13, no. 4 (1911): 397–411.

32   Rous, "A sarcoma of the fowl transmissible by an agent separable from the tumor cells," 397–411.

33   R. E. Shope and E.W. Hurst, "Infectious papillomatosis of rabbits: with a note on the histopathology," *Journal of Experimental Medicine* 58, no. 5 (1933): 607.

34   E. J. Odes, et al., "Earliest hominin cancer: 1.7-million-year-old osteosarcoma from Swartkrans Cave, South Africa," *South African Journal of Science* 112, no. 7–8 (2016): 1–5.

35   G. K. Ostrander, et al., "Shark cartilage, cancer and the growing threat of pseudoscience," *Cancer Research* 64, no. 23 (2004): 8485–91.

36   J. Graham, "Cancer and evolution: synthesis," *Journal of Theoretical Biology* 101, no. 4 (1983): 657–9.

37   J. Graham, *Cancer selection: The New Theory of Evolution* (Lexington, VA: Aculeus Pr, 1992).

38   A. M. Leroi, V. Koufopanou, and A. Burt, "Cancer selection," *Nature Reviews Cancer* 3, no. 3 (2003): 226–31.

39   L. M. Merlo, et al., "Cancer as an evolutionary and ecological process," *Nature Reviews Cancer* 6, no. 12 (2006): 924–35.

40   E. Littré, *Oeuvres Complètes d'Hippocrate*, vol. 10 (Paris, France: JB Baillière, 1861).

41   S. Gibaud and G. Jaouen, *Medicinal Organometallic Chemistry* (New York: Springer, 2010), 1–20.

42   F. Bosch and L. Rosich, "The contributions of Paul Ehrlich to pharmacology: a tribute on the occasion of the centenary of his Nobel Prize," *Pharmacology* 82, no. 3 (2008): 171–9.

43   W. S. Halsted, "I. The results of operations for the cure of cancer of the breast performed at the Johns Hopkins Hospital from June, 1889, to January, 1894," *Annals of Surgery* 20, no. 5 (1894): 497.

44   J. Toland, *Adolf Hitler* (Garden City, NY: Doubleday, 1976).

45   M. S. Kinch, *A Prescription For Change: The Looming Crisis in Drug Discovery* (Chapel Hill, NC: UNC Press, 2016).

46   E. C. Miller and J.A. Miller, "Charles Heidelberger: December 23, 1920-January 18, 1983," *Biographical Memoirs. National Academy of Sciences (US)* 58 (1989): 259.

第 2 章　免疫监视

1   G. Weissmann, *Lewis Thomas*, in *Biographical Memoirs*, vol. 85 (Washington, D.C.: The National Academies Press, 2004), 315–35.

2   Ibid.

3   G. Weissmann, "Arts and Science: Lewis Thomas and F. Scott Fitzgerald," *FASEB Journal* 25, no. 3 (2011): 809–12.

4   Ibid.

5   H. Zinsser, *Rats, Lice and History* (Boston, MA: Little Brown, 1935).

6   W. C. Summers, "Hans Zinsser: a tale of two cultures," *The Yale Journal of Biology and Medicine* 72 no. 5 (1999): 341.

7   Weissmann, *Lewis Thomas*, 315–35.

8   H. S. Lawrence, *Cellular and Humoral Aspects of the Hypersensitive States: A Symposium Held at the New York Academy of Medicine* (New York: PB Hoeber, 1959).

9   Ibid.

10   P. R. Ehrlich and F. Himmelweit, *The Collected Papers of Paul Ehrlich*, vol. 1 (Oxford, UK: Pergamon, 1956).

11   M. S. Kinch, *Between Hope & Fear: A History of Vaccines and Human Immunity* (New York: Pegasus Books, 2018), 360.

12   M. S. Kinch, *A Prescription for Change* (Chapel Hill, NC: UNC Press, 2016).

13   "Geschichte des Paul-Ehrlich-Instituts," Paul-Ehrlich-Institute, accessed April 5, 2018, https://www.pei.de/DE/institut/geschichte/geschichte-node.html.

14   Ibid.

15   H. Pakula, *An Uncommon Woman: The Empress Frederick, Daughter of Queen Victoria, Wife of the Crown Prince of Prussia, Mother of the Kaiser Willheim* (New York: Simon and Schuster, 1997).

16   M. Fulbrook, *A Concise History of Germany* (Cambridge, United Kingdom: Cambridge University Press, 2004).

17   Pakula, *An Uncommon Woman*.

18   G. MacDonogh, *The Last Kaiser: William the Impetuous* (London: Weidenfeld & Nicolson, 2000).

19   J. C. Röhl, *Young Wilhelm: The Kaiser's Early Life, 1859–1888* (Cambridge, United Kingdom: Cambridge University Press, 1998).

20   R. K. Massie, *Dreadnought: Britain, Germany, and the Coming of the Great War* (New York: Random House, 2007).

21   MacDonogh, *The Last Kaiser*.

22   Röhl, *Young Wilhelm*.

23   Pakula, *An Uncommon Woman*.

24   Ibid.

25   "Geschichte des Paul-Ehrlich-Instituts."

26   Ehrlich and Himmelweit, *The Collected Papers of Paul Ehrlich*.

27   A. Gelpi, A. Gilbertson, and J.D. Tucker, "Magic bullet: Paul Ehrlich, Salvarsan and the birth of venereology," *Sexually Transmitted Infections* 91, no. 1 (2015): 68–9.

28   H. O., Schembs, G. Speyer, and F. Speyer, *Georg und Franziska Speyer-Stifter und Mäzene für Frankfurt am Main* (Frankfurt am Main, Germany: Waldemar Kramer, 2001).

29   F. Heynick, *Jews and Medicine: An Epic Saga* (Brooklyn, NY: KTAV Publishing House, Inc., 2002).

30   M. Burnet, "Cancer—a biological approach: I. The processes of control. II. The significance of somatic mutation," *British Medical Journal* 1, no. 5022 (1957): 779.

31   R. A. Kyle and M.A. Shampo, "Peter Medawar—Discoverer of Immunologic Tolerance," *Mayo Clinic Proceedings* 78, no. 4 (2003): 401–3.

32   Ibid.

33   R. E. Billingham, L. Brent, and P. B. Medawar, "Quantitative studies on tissue transplantation immunity. III. Actively acquired tolerance," *Philosophical Transactions of the Royal Society of London* 239, no. 666 (1956): 357–414.

34   D. Grimm, "Dawn of the dog," *Science* 348, no. 6,232 (2015): 274–9.

35   L. R. Botigué, et al., "Ancient European dog genomes reveal continuity since the Early Neolithic," *Nature Communications* 8 (2017).

36   D. Palmer, "Obituary: Norman Roy Grist (1918–2010)," *The Glasgow Naturalist* 25 (2012), https://www.glasgownaturalhistory.org.uk/gn25_4/obit_norman_grist.pdf.

37   "Laboratory Animals: Origin of nude mouse," *Nature* 224 (1969): 114–5.

38   M. Nehls, et al., "Two Genetically Separable Steps in the Differentiation of Thymic Epithelium," *Science* 272, no. 5263 (1996): 886–9.

39   A. J. Laster, et al., "The human thymic microenvironment: thymic epithelium contains specific keratins associated with early and late stages of epidermal keratinocyte maturation," *Differentiation* 31, no. 1 (1986): 67–77.

40   M. Nishino, et al., "The thymus: a comprehensive review," *Radiographics* 26, no. 2: 335–48.

41   Laster, "The human thymic microenvironment," 67–77.

42   A. Liston, "The development of T-cell immunity:, no," *Progress in Molecular Biology and Translational Science* 92 1–3.

43   J. F. Miller, "A scientific odyssey: unravelling the secrets of the thymus" *Medical Journal of Australia* 183, no. 11–12: 582–4.

44   J. F. Miller, (1999): "Immunological function of the thymus," *The Lancet* 278, no. 7205: 748–9.

45   Ibid.

46   J. F. Miller, "Discovering the origins of immunological competence," *Annual Review of Immunology* 17 (2005), no. 1–17.

47   A. Luch, "Nature and nurture-lessons from chemical carcinogenesis," *Nature Reviews: Cancer* 5, no. 2 (2005): 113.

48   J. R. Brown and J.L. Thornton, "Percivall Pott (1714–1788) and chimney sweepers' cancer of the scrotumt zu Tokyo," *British Journal of Industrial Medicine* 1 (1915): 68.

49   K. Yamagiwa and K. Ichikawa, *Experimentelle Studie über die Pathogenese der Epithelialgeschwülste* no. 24, (1974): (Tokyo, Japan: Medizinische Facultat der Kaiserlichen Universit) 295–344.

50   O. Stutman, "Tumor development after 3-methylcholanthrene in immunologically deficient athymic-nude mice." *Science* 183(4124): (1974): 534–6.

51   V. Vetvicka, et al., "Macrophages of athymic nude mice: Fc receptors, C receptors, phagocytic and pinocytic activities" *European Journal of Cell Biology* 35(1): (1984): 35–40.

52   I. S. Pogany, *Righting Wrongs in Eastern Europe* (Manchester, United Kingdom: Manchester University Press, 1997).

53 D. S. Cornelius, *Hungary in World War II: Caught in the Cauldron* (New York: Fordham University Press, 2011).

54 Ibid.

55 T. Sakmyster, "From Habsburg Admiral to Hungarian Regent: The Political Metamorphosis of Miklós Horthy, 1918–1921," *East European Quarterly* 17, no. 2 (1983): 129.

56 J. Bierman, *Righteous Gentile: The Story of Raoul Wallenberg, Missing Hero of the Holocaust* (London: Penguin UK, 1995).

57 G. Klein and E. Klein, "How one thing has led to another," *Annual Review of Immunology* 7, no. 1 (1989): 1–34.

58 K. Rajewsky, "George Klein: 1925–2016," *Proceedings of the National Academy of Sciences* 114, no. 13 (2017): 3275–7.

59 E. Klein, et al., "Surface IgM-kappa specificity on a Burkitt lymphoma cell in vivo and in derived culture lines," *Cancer Research* 28, no. 7 (1968): 1300–10.

60 R. Kiessling, E. Klein, and H. Wigzell, "'Natural' killer cells in the mouse. I. Cytotoxic cells with specificity for mouse Moloney leukemia cells. Specificity and distribution according to genotype," *European Journal of Immunology* 5, no. 2 (1975): 112–7.

61 R. Kiessling, et al., "'Natural' killer cells in the mouse. II. Cytotoxic cells with specificity for mouse Moloney leukemia cells. Characteristics of the killer cell," *European Journal of Immunology* 5, no. 2 (1975): 117–21.

62 H.F. Pross and M. Jondal, "Cytotoxic lymphocytes from normal donors. A functional marker of human non-T lymphocytes," *Clinical and Experimental Immunology* 21, no. 2 (1975): 226–35.

63 W. Budzynski and C. Radzikowski, "Cytotoxic cells in immunodeficient athymic mice," *Immunopharmacology and Immunotoxicology* 16, no. 3 (1994): 319–46.

64 M. Kaposi, "Idiopathisches multiples pigmentsarkom der haut," *Archives of the Dermatology and Syphilology* 4 (1872): 265–73.

65 M. Schalling, et al., "A role for a new herpes virus (KSHV) in different forms of Kaposi's sarcoma," *Nature Medicine* 1, no. 7 (1995): 707–8.

66 M. Hutt, "The Epidemiology of Kaposi's Sarcoma," in *Kaposi's Sarcoma* (Basel, Switzerland: Karger Publishers, 1981): 3–8.

67 R. Shiels, "A history of Kaposi's sarcoma," *Journal of the Royal Society of Medicine* 79, no. 9 (1986): 532–4.

68 G. Sternbach and J. Varon, "Moritz Kaposi: idiopathic pigmented sarcoma of the skin," *The Journal of Emergency Medicine* 13, no. 5 (1995): 671–4.

69 A. Friedman-Kien, et al., "Kaposis sarcoma and Pneumocystis pneumonia among homosexual men—New York City and California," *MMWR: Morbidity and Mortality Weekly Report* 30, no. 25 (1981): 305–8.

第 3 章　那些杀不死你的

1 A. A. Sall, et al., "Yellow Fever Virus Exhibits Slower Evolutionary Dynamics than Dengue Virus," *Journal of Virology* 84, no. 2 (2010): 765–72.

2 W. S. Middleton, "The Yellow Fever Epidemic of 1793 in Philadelphia," *Annals of Medical History* 10, no. 4 (1928).

3 M. S. Kinch, *Between Hope & Fear: A History of Vaccines and Human Immunity* (New York: Pegasus, 2018).

4 W. Dunn, "Adrian Stokes, D.S.O., O.B.E., M.D.Dubl., F.R.C.S.I., M.R.C.P.Lond., Sir William Dumn Professor Of Pathology At Guy's Hospital, London University," *The British Medical Journal* 2, no. 3,482 (1927): 615–8.

5 Ibid.

6 N. P. Hudson, "Adrian Stokes and yellow fever research: a tribute," *Transactions of the Royal Society of Tropical Medicine and Hygiene* 60, no. 2 (1966): 170–4.

7   G. W. Corner, *A History of the Rockefeller Institute, 1901–1953: Origins and Growth* (New York: Rockefeller University Press, 1965).

8   Dunn, "Adrian Stokes," 615–8.

9   A. Stokes, J.H. Bauer, and N.P. Hudson, "Experimental Transmission of Yellow Fever to Laboratory Animals 1," *The American Journal of Tropical Medicine and Hygiene* 1, no. 2 (1928): 103–64.

10 Corner, *A History of the Rockefeller Institute, 1901–1953*.

11 Stokes, Bauer, and Hudson, "Experimental Transmission of Yellow Fever to Laboratory Animals," *The American Journal of Tropical Medicine and Hygiene* 8, no. 2 (1928): 103–64.

12 A. W. Sellards, "The behavior of the virus of yellow fever in monkeys and mice," *Proceedings of the National Academy of Sciences* 17, no. 6 (1931): 339–43.

13 N. C. Davis, W. Lloyd, and M. Frobisher Jr., "The transmission of neurotropic yellow fever virus by Stegomyia mosquitoes," *Journal of Experimental Medicine* 56, no. 6 (1932): 853.

14 N. R. Grist, "Frederick Ogden MacCallum," *Bulletin of the Royal College of Pathology* 90 (1995): 6–7.

15 G. Findlay and F. MacCallum, "An interference phenomenon in relation to yellow fever and other viruses," *The Journal of Pathology* 44, no. 2 (1937): 405–24.

16 N. R. Grist, "Frederick Ogden MacCallum," *Bulletin of the Royal College of Pathology* 90, no. 10 (1995): 6–7.

17 L. C. Norkin, *Virology: Molecular Biology and Pathogenesis* (Sterling, VA: American Society for Microbiology Press, 2010).

18 J. K. Taubenberger and D.M. Morens, "1918 Influenza: the Mother of All Pandemics," *Emerging Infectious Diseases* 12, no. 1 (2006): 15–22.

19 M. S. Kinch, *A Prescription For Change: The Looming Crisis in Drug Discovery* (Chapel Hill, NC: UNC Press, 2016).

20 C. H. Andrewes, "Alick Isaacs. 1921–1967," *Biographical Memoirs of Fellows of the Royal Society* 13 (1967): 205–21.

21 A. Isaacs and M. Edney, "Interference between inactive and active influenza viruses in the chick embryo: I. Quantitative aspects of interference," *Australian Journal of Experimental Biology & Medical Science* 28, no. 2 (1950).

22 A. Isaacs and M. Edney, "Interference between inactive and active influenza viruses in the chick embryo: II. The site of interference," *Australian Journal of Experimental Biology & Medical Science* 28, no. 2 (1950).

23 C. H. Andrewes, "Alick Isaacs, 1921–1967," *Biographical Memoirs of Fellows of the Royal Society* 13: (1967): 204–21.

24 A. Isaacs and J. Lindenmann, "Virus interference. I. The interferon," *Proceedings of the Royal Society of London* 147, no. 927 (1957): 258–67.

25 A. Isaacs, J. Lindenmann, and R.C. Valentine, "Virus interference. II. Some properties of interferon," *Proceedings of the Royal Society of London* 147, no. 927 (1957): 268–73.

26 J. Lindenmann, D. Burke, and A. Isaacs, "Studies on the production, mode of action and properties of interferon," *British Journal of Experimental Pathology* 38, no. 5 (1957): 551.

27 D. Burke, "The purification of interferon," *Biochemical Journal* 78, no. 3 (1961): 556.

28 I. Gresser and C. Bourali, "Antitumor effects of interferon preparations in mice," *Journal of the National Cancer Institute* 45, no. 2 (1970): 365–76.

29 E. Landhuis and M. Jones, "Mathilde Krim's Life of Causes," LSF Magazine, accessed April 24, 2018, https://medium.com/lsf-magazine/mathilde-krim-a707d55e7bef.

30 E. Pace, "Arthur B. Krim, 89, ex-chief of movie studios," *The New York Times*, September 22, 1994, http://query.nytimes.com/gst/fullpage.html?res=9C01EED6163AF931A1575 AC0A962958260.

31   D. E. Lipstadt, "The Third Reich in the Ivory Tower: Complicity and Conflict on American Campuses," *American Jewish History* 95, no. 3 (2009): 313–5.

32   Pace, "Arthur B. Krim, 89, ex-chief of movie studios."

33   Landhuis and Jones, "Mathilde Krim's Life of Causes."

34   G. Johnson, "Dr. Krim's Crusade," *The New York Times Magazine*, February 14, 1988.

35   Landhuis and Jones, "Mathilde Krim's Life of Causes."

36   J. Klemesrud, "Dr. Mathilde Krim: Focusing attention on AIDS research," *The New York Times*, November 3, 1984, http://www.nytimes.com/1984/11/03/style /dr-mathilde-krim-focusing-attention-on-aids-research.html.

37   Johnson, "Dr. Krim's Crusade."

38   D. Goldstein and J. Laszlo, "The role of interferon in cancer therapy: a current perspective," *CA Cancer Journal for Clinicians* 38, no. 5 (1988): 258–77.

39   S. D. Fossa, "Interferon in metastatic renal cell carcinoma," *Seminars in Oncology* 27, no. 2 (2000): 187–93.

40   R. Lancour, "Beaver Castor," North American Fur Auctions, accessed April 19, 2018, http://www.nafa.ca/wp-content/uploads/Beaver-Castor.pdf.

41   S. Lohman, "A Brief History of Castoreum, the Beaver Butt Secretion Used as Flavoring," Mental Floss, June 13, 2017, http://mentalfloss.com/article/501813/ brief-history-castoreum-beaver-butt-secretion-used-flavoring.

42   A. M. Carlos and F. D. Lewis, "The Economic History of the Fur Trade: 1670 to 1870," EH.net, March, 16, 2008, https://eh.net/encyclopedia/the-economic -history-of-the-fur-trade-1670-to-1870/. *EH. Net Encyclopedia.*

43   H. Mutlu and M. A. Meier, "Castor oil as a renewable resource for the chemical industry," *European Journal of Lipid Science and Technology* 112, no. 1 (2010): 10–30.

44   T. Anderson, *Monkeys, Myths, and Molecules: Separating Fact from Fiction in the Science of Everyday Life* (New York: Reed Business Information, 2015).

45   Kinch, *Between Hope & Fear.*

46   D. R. Franz and N.K. Jaax, "Ricin toxin," *Medical Aspects of Chemical and Biological Warfare* (1997): 631–42.

47   D. B. Roth, "Peter C. Nowell, MD, 1928–2016," *American Journal of Pathology* 187, no. 4 (2017): 696.

48   E. Benton, *US Naval Radiological Defense Laboratory* (1968), *San Francisco Report* NRDL-TR-68-14.

49   P. C. Nowell and D. A. Hungerford, "Chromosome studies on normal and leukemic human leukocytes," *Journal of the National Cancer Institute* 25, no. 1 (1960): 85–109.

50   P. C. Nowell, "Discovery of the Philadelphia chromosome: a personal perspective," *Journal of Clinical Investigation* 117, no. 8 (2007): 2033.

51   J. D. Rowley, "A new consistent chromosomal abnormality in chronic myelogenous leukaemia identified by quinacrine fluorescence and Giemsa staining," *Nature* 243, no. 5,405 (1973): 290–3.

52   R. Capdeville, et al., "Glivec (STI571, imatinib), a rationally developed, targeted anticancer drug," *Nature Reviews in Drug Discovery* 1, no. 7 (2002): 493–502.

53   P. C. Nowell, "Phytohemagglutinin: an initiator of mitosis in cultures of normal human leukocytes," *Cancer Research* 20, no. 4 (1960): 462–6.

54   S. A. Rosenberg, "IL-2: the first effective immunotherapy for human cancer," *The Journal of Immunology* 192, no. 12 (2014): 5451–8.

55   N. R. Faria, et al., "The early spread and epidemic ignition of HIV-1 in human populations." *Science* 346, no. 6,205 (2014): 56–61.

56   S. Kasakura and L. Lowenstein, "A factor stimulating DNA synthesis derived from the medium of leucocyte cultures," *Nature* 208, no. 5,012 (1965): 794–5.

57   J. Gordon and L. MacLean, "A lymphocyte-stimulating factor produced in vitro," *Nature* 208, no. 5,012 (1965): 795–6.

58   K. A. Smith and C.E. Mengel, "Association of iron-dextran-induced hemolysis and lipid peroxidation in mice," *The Journal of Laboratory and Clinical Medicine* 72, no. 3: (1968) 505–10.

59   K. A. Smith, "The discovery of the interleukin 2 molecule," Dr. Kendall Smith's Immunology resource site, accessed April 19, 2018, http://www.kendallasmith.com/molecule.html.

60   Ibid.

61   R. C. Gallo and L. Montagnier, "The discovery of HIV as the cause of AIDS," *New England Journal of Medicine* 349, no. 24 (2003): 2283–5.

62   L. Montagnier, "A history of HIV discovery," *Science* 298, no. 5,599 (2002): 1727–8.

63   J. W. Mier and R. C. Gallo, "Purification and some characteristics of human T-cell growth factor from phytohemagglutinin-stimulated lymphocyte-conditioned media," *Proceedings of the National Academy of Sciences* 77, no. 10 (1980): 6134–8.

64   D. A. Morgan, F. W. Ruscetti, and R. Gallo, "Selective in vitro growth of T lymphocytes from normal human bone marrows," *Science* 193, no. 4,257 (1976): 1007–8.

65   Smith, "The discovery of the interleukin 2 molecule."

66   R. J. Robb, A. Munck, and K. A. Smith, "T cell growth factor receptors. Quantitation, specificity, and biological relevance," *Journal of Experimental Medicine* 154, no. 5 (1981): 1455–74.

67   K. A. Smith, M. F. Favata, and S. Oroszlan, "Production and characterization of monoclonal antibodies to human interleukin 2: strategy and tactics," *The Journal of Immunology* 131, no. 4 (1983): 1808–15.

68   A. Pope, *Pope's Rape of the Lock* (London: Blackie & Son, 1899).

69   H. Harrer, *Seven Years in Tibet* (London: Penguin UK, 2009).

70   J.-b. Wang and L. Wang, "A Study of P. 3492v: A Fragment of Tang Dynasty's Divination Book for Moles," *Dunhuang Research* 1 (2005): 3.

71   F. Rochberg, *The Heavenly Writing: Divination, Horoscopy, and Astronomy in Mesopotamian Culture* (Cambridge, United Kingdom: Cambridge University Press, 2004).

72   B. Urteaga and G.T. Pack, "On the antiquity of melanoma," *Cancer* 19, no. 5 (1966): 607–10.

73   A. Jemal, et al., "Recent trends in cutaneous melanoma incidence among whites in the United States," *Journal of the National Cancer Institute* 93, no. 9 (2001), 678–83.

74   D. Albreski and S.B. Sloan, "Melanoma of the feet: misdiagnosed and misunderstood," *Clinics in Dermatology* 27, no. 6 (2009): 556–63.

75   S. A. Rosenberg and J.M. Barry, *The Transformed Cell: Unlocking the Mysteries of Cancer* (New York: Putnam, 1992).

76   Rosenberg, "IL-2: the first effective immunotherapy for human cancer," 5451–8.

77   A. Pollack, "Setting the Body's 'Serial Killers' Loose on Cancer," *The New York Times*, August 1, 2016, https://www.nytimes.com/2016/08/02/health/cancer-cell-therapy-immune-system.html.

78   R. McManus, "NIH science permits 'command performance,'" *NIH Record* 66, no. 2 (2014): 1.

79   Ibid.

第 4 章　不可饶恕的罪行

1   H. Wallop, "The day I tried to match Churchill drink for drink," *The Telegraph*, January 28, 2015, http://www.telegraph.co.uk/food-and-drink/drinks/the-day-i-tried-to-match-churchill-drink-for-drink/.

2   D. B. Goldstein, "Effect of alcohol on cellular membranes," *Annals of Emergency Medicine* 15, no. 9 (1986): 1013–8.

3   E. Cockayne, "Catarrhal jaundice, sporadic and epidemic, and its relation to acute yellow atrophy of the liver," *QJM: An International Journal of Medicine* no. 1 (1912): 1–29.

4   G. Findlay and F. MacCallum, "Note on acute hepatitis and yellow fever immunization," *Transactions of the Royal Society of Tropical Medicine and Hygiene* 31, no. 3 (1937): 297–308.

5   A. Lürman, "Eine icterusepidemie," *Berlin Klinische Wochenschrift* 22 (1885): 20–3.

6   J. R. Paul, et al., "Transmission experiments in serum jaundice and infectious hepatitis," *Journal of the American Medical Association* 128, no. 13 (1945): 911–5.

7   J. A. Cuthbert, "Hepatitis A: old and new," *Clinical Microbiology Reviews* 14, no. 1 (2001): 38–58.

8   S. M. Feinstone, A.Z. Kapikian, and R.H. Purceli, "Hepatitis A: detection by immune electron microscopy of a virus-like antigen associated with acute illness," *Science* 182, no. 4,116 (1973): 1026–8.

9   E. K. Thelin, *Unforgettable* (Berkeley, CA: M&P Publishers, 2017).

10   B. S. Blumberg, *Hepatitis B: The Hunt for a Killer Virus* (Princeton, NJ: Princeton University Press, 2002).

11   C. Darwin, F. Burkhardt, and S. Smith, *The Correspondence of Charles Darwin: 1856–1857*, vol. 6. (Cambridge, United Kingdom: Cambridge University Press, 1985).

12   J. Huxley, *New systematics* (Oxford, United Kingdom: Oxford University Press, 1940).

13   M. Hasan and P. R. de Olano, *The House of Wisdom: How Arabic Science Saved Ancient Knowledge and Gave Us the Renaissance* (College Park, MD: American Association of Physics Teachers, 2012).

14   M. Qari, "Abul Qasim Khalaf ibn al-Abbas al-Zahrawi (Abulcasis)," *Journal of Applied Hematology* 1, no. 1 (2010): 66.

15   V. A. McKusick, "The royal hemophilia," *Scientific American* 213, no. 2 (1965): 88–95.

16   S. S. Montefiore, *The Romanovs: 1613-1918* (New York: Vintage, 2017).

17   M. E. Reid, C. Lomas-Francis, and M.L. Olsson, *The Blood Group Antigen Factsbook* (Ontario, Canada: Academic Press, 2012).

18   C. J. Chen, L. Y. Wang, and M. W. Yu, "Epidemiology of hepatitis B virus infection in the Asia–Pacific region," *Journal of Gastroenterology and Hepatology* 15, no. s2 (2000).

19   D. Dane, C. Cameron, and M. Briggs, "Virus-like particles in serum of patients with Australia-antigen-associated hepatitis," *The Lancet* 295, no. 7,649 (1970): 695–8.

20   M. Patlak et al., *The Hepatitis B Story. Beyond Discovery: The Path from Research to Human Benefit* (Washington, D.C.: National Academy of Science, 2000).

21   L. C. Norkin, *Virology: Molecular Biology and Pathogenesis* (Sterling, VA: American Society for Microbiology Press, 2010).

22   P. A. Offit, *Vaccinated: One Man's Quest to Defeat the World's Deadliest Diseases* (New York: Harper Collins, 2007).

23   Ibid.

24   M. S. Kinch, *Between Hope & Fear: A History of Vaccines and Human Immunity* (New York: Pegasus, 2018), 360.

25   E. B. Buynak, et al., "Vaccine against human hepatitis B," *Journal of the American Medical Association* 235, no. 26 (1976): 2832–4.

26   M. S. Kinch, *Between Hope & Fear: A History of Vaccines and Human Immunity* (New York: Pegasus, 2018).

27   L. G. Horowitz, "About Dr Len Horowitz," accessed March 23, 2018, http://drle nhorowitz.com/about 2017.

28   G. O'Connor, *Alec Guinness: The Unknown* (London: Pan, 2003).

29   P. P. Read, *Alec Guinness: The Authorised Biography* (New York: Simon and Schuster, 2003).

30   H. Tang, et al., "Molecular functions and biological roles of hepatitis B virus x protein," *Cancer Science* 97, no. 10 (2006): 977–83.

31 S. Katyal, et al., "Extrahepatic metastases of hepatocellular carcinoma," *Radiology* 216, no. 3 (2000): 698–703.

32 P. A. Offit, *Deadly Choices: How the Anti-vaccine Movement Threatens Us All* (New York: Basic Books, 2015).

33 A. Sayeed, *Women and the Transmission of Religious Knowledge in Islam* (Cambridge, United Kingdom: Cambridge University Press, 2013).

34 B. Moor and E. Rezvan, "Al-Qazwīnī's' Ajā'ib Al-MakhlŪqāt wa Gharā'ib Al-MawjŪdāt: Manuscript D 370," *Manuscripta Orientalia* 8, no. 4 (2002): 38–68.

35 J. Bonar, *Pride, Power, Progress: Wyoming's First 100 Years* (Laramie, WY: Wyoming Historical Press, 1987).

36 L. Hancock, "Wyoming Lawmakers Consider Declaring Jackalope State's Official Mythical Creature," January 12, 2013, https://trib.com/news/state-and-regional /govt-and-politics/wyoming-lawmakers-consider-declaring-jackalope-state-s -official-mythical-creature/article_3c49017f-1bfd-5c07-a9cd-c7fb707b210e.html.

37 L. P. Gross, J.S. Katz, and J. Ruby, *Image Ethics in the Digital Age* (Minneapolis, MN: University of Minnesota Press, 2003).

38 A. Erkoreka, "Origins of the Spanish Influenza pandemic (1918–1920) and its relation to the First World War," *Journal of Molecular and Genetic Medicine* 3, no. 2 (2009): 190–4.

39 W. Smith, C. Andrewes, and P. Laidlaw, "A virus obtained from influenza patients," *The Lancet* 222, no. 5,732 (1933): 66–8.

40 R. E. Shope, "A transmissible tumor-like condition in rabbits," *Journal of Experimental Medicine* 56, no. 6 (1932): 793–802.

41 R. E. Shope and E.W. Hurst, "Infectious papillomatosis of rabbits: with a note on the histopathology," *Journal of Experimental Medicine* 58, no. 5 (1933): 607.

42 D. Burns, "'Warts and all'-the history and folklore of warts: a review," *Journal of the Royal Society of Medicine* 85, no. 1 (1992): 37.

43 D. Chouhy, et al., "Analysis of the genetic diversity and phylogenetic relationships of putative human papillomavirus types," *Journal of General Virology* 94, no. 11 (2013): 2480–8.

44 S. Jablonska, J. Dabrowski, and K. Jakubowicz, "Epidermodysplasia verruciformis as a model in studies on the role of papovaviruses in oncogenesis," *Cancer Research* 32, no. 3 (1972): 583–9.

45 N. Ramoz, et al., "Mutations in two adjacent novel genes are associated with epidermodysplasia verruciformi,." *Nature Genetics* 32, no. 4 (2002): 579–81.

46 D. P. Burkitt, "Charles S. Mott Award. The discovery of Burkitt's lymphoma," *Cancer* 51, no. 10 (1983): 1777–86.

47 Ibid.

48 D. Chen and B. Yen-Lieberman, "Epstein-Barr Virus," in *Clinical Virology Manual, Fifth Edition* (Washington, D.C.: American Society of Microbiology, 2010).

49 D. Esau, "Viral Causes of Lymphoma: The History of Epstein-Barr Virus and Human T-Lymphotropic Virus 1," *Virology: Research and Treatment* 8 (2017).

50 D. Holmes, "The cancer-virus cures," *Nature Medicine* 20 (2014): 571–4.

51 W. Henle, et al., "Herpes-type virus and chromosome marker in normal leukocytes after growth with irradiated Burkitt cells," *Science* 157, no. 3,792 (1967): 1064–5.

52 J. I. Cohen, et al., "Epstein-Barr virus: an important vaccine target for cancer prevention," *Science Translational Medicine* 3, no. 107 (2011): 107fs7-fs7.

53 "Harald zur Hausen—Biographical," NobelPrize.org, November 2, 2018, https://www .nobelprize.org/nobel_prizes/medicine/laureates/2008/hausen-bio.html.

54 R. Skloot, *The Immortal Life of Henrietta Lacks* (New York: Crown, 2010).

55 I. Petrea, "Aurel A. Babes (1886-1961)," *Neoplasma* 9 (1961): 445–6.

56 B. Naylor, et al., "In Romania it's the Méthode Babeş-Papanicolaou," *ACTA Cytologica* 46, no. 1 (2002): 1–12.

57 C. Daniel, "Babes A. Posibilitatea diagnosticului cancerului cu ajutorul frotiului," *Proceedings of the Bucharest Gynecology Society* 55 (1927).

58 B. Naylor, "The century for cytopathology," *ACTA cytologica* 44, no. 5 (2000): 709–25.

59 P. A. Elgert and G. W. Gill, "George N. Papanicolaou, MD, PhDCytopathology," *Laboratory Medicine* 40, no. 4 (2009): 245–6.

60 I. N. Mammas and D. A. Spandidos, "George N. Papanicolaou (1883–1962), an exceptional human, scientist and academic teacher: An interview with Dr Neda Voutsa-Perdiki," *Experimental and Therapeutic Medicine* 14, no. 4 (2017): 3346–9.

61 S. Y. Tan and Y. Tatsumura, "George Papanicolaou (1883–1962): Discoverer of the Pap smear," *Singapore Medical Journal* 56, no. 10 (2015): 586–7.

62 G. N. Papanicolaou and H. F. Traut, "The diagnostic value of vaginal smears in carcinoma of the uterus," *American Journal of Obstetrics and Gynecology* 42, no. 2 (1941): 193–206.

63 S. McGuire, "World cancer report 2014. Geneva, Switzerland: World Health Organization, international agency for research on cancer, WHO Press, 2015," *Advances in Nutrition: An International Review Journal* 7, no. 2 (2016): 418–9.

64 I. Frazer and R. Williams, "Professor Ian Frazer, immunologist," Australian Academy of Science, 2008, https://www.science.org.au/learning/general-audience/history/interviews -australian-scientists/professor-ian-frazer-immunologist.

65 Ibid.

66 R. E., Billingham, L. Brent, and P. B. Medawar, "Quantitative studies on tissue transplantation immunity. III. Actively acquired tolerance," *Philosophical Transactions of the Royal Society of London* 239, no. 666 (1956): 357–414.

67 J. T. Bryan, et al., "Prevention of cervical cancer: journey to develop the first human papillomavirus virus-like particle vaccine and the next generation vaccine," *Current Opinions in Chemical Biology* 32 (2016): 34–47.

68 K. N. Zhao, L. Zhang, and J. Qu, "Dr. Jian Zhou: The great inventor of cervical cancer vaccine," *Protein & Cell* 8, no. 2 (2017): 79–82.

69 J. Zhou, et al., "Expression of vaccinia recombinant HPV 16 L1 and L2 ORF proteins in epithelial cells is sufficient for assembly of HPV virion-like particles," *Virology* 185, no. 1 (1991): 251–7.

70 Frazer and Williams, "Professor Ian Frazer, immunologist."

71 S. Inglis, A. Shaw, and S. Koenig, "HPV vaccines: commercial research & development," *Vaccine* 24 (2006): S99-S105.

72 J. L. Grimes, "HPV vaccine development: a case study of prevention and politics," *Biochemistry and Molecular Biology Education* 34, no. 2 (2006): 148–54.

73 J. Walker, "Tribute to vaccine's forgotten man," *The Australian*, May 3, 2008, http://www .theaustralian.com.au/archive/news/tribute-to-vaccines-forgotten-man /news-story/d9a9c9f41d2c3668048cc8e61a57c9b8.

74 A. Forster, et al., "Passport to promiscuity or lifesaver: press coverage of HPV vaccination and risky sexual behavior," *Journal of Health Communication* 15, no. 2 (2010): 205–17.

75 A. Gillen and R. Gibbs, "Serratia marcescens: The Miracle Bacillus," Answers in Genesis, July 20, 2011, https://answersingenesis.org/biology/microbiology/serratia -marcescens-the-miracle-bacillus/.

76 N. Gibbs, "Defusing the war over the 'promiscuity' vaccine," *Time Magazine Online*, June 21, 2006, http://content.time.com/time/nation/article/0,8599,1206813,00.html.

77 S. L. Small, "Warts and All: HPV Vaccine Uptake" (PhD diss., University of Michigan, 2011), https://deepblue.lib.umich.edu/bitstream/handle/2027.42/89781/stesmall_1.pdf ?sequence=1.

78 J. S. Lawson, et al., "Human Papilloma Viruses and Breast Cancer," *Frontiers in Oncology* 5 (2015): 277.

79 M. Pascale, et al., "Is Human Papillomavirus Associated with Prostate Cancer Survival?," *Disease Markers* 35, no. 6 (2013): 607–13.

第 5 章　免疫抑制

1 R. Chernow, *Titan: The Life of John D. Rockefeller, Sr.* (New York: Random House, 1998).

2 J. Corbett, "Meet William Rockefeller, Snake Oil Salesman," The Corbett Report, June 22, 2011, https://www.corbettreport.com/meet-william-rockefeller-snake-oil-salesman/.

3 P. B. Doran, *Breaking Rockefeller: The Incredible Story of the Ambitious Rivals Who Toppled an Oil Empire* (New York: Viking, 2016).

4 G. S. Kienle, "Fever in Cancer Treatment: Coley's Therapy and Epidemiologic Observations," *Global Advances in Health and Medicine* 1, no. 1 (2012): 92–100.

5 C. Engelking, "Germ of an Idea: William Coley's Cancer-Killing Toxins," *Discover Magazine*, April 21, 2016.

6 S. S. Hall, *A Commotion in the Blood* (New York: Henry Holt, 1997).

7 A. F. Schenkel, *The Rich Man and the Kingdom: John D. Rockefeller, Jr., and the Protestant Establishment* (Minneapolis, MN: Augsburg Fortress Publishers, 1996).

8 E. Shorter, *The Health Century* (New York: Doubleday, 1987).

9 W. Busch, "Aus Der Sitzung Der Medicinischen Section Vom 13. November 1867," *Berliner Klinische Wochenschrift* 5 (1868): 137.

10 P. Bruns, "Die Heilwirkung Des Erysipels Auf Geschwulste," *Beitrage fur Klinische Chirugie* 3, no. 3 (1887): 443–66.

11 F. Fehleisen, "Ueber Die Züchtung Der Erysipelkokken Auf Künstlichem Nährboden Und Ihre Übertragbarkeit Auf Den Menschen," *Deutsche Medizinische Wochenschrift* 8 (1882): 553–54.

12 W. F. Morano et al., "Intraperitoneal Immunotherapy: Historical Perspectives and Modern Therapy," *Cancer Gene Therapy* 23, no. 11 (2016): 373.

13 B. Wiemann and C. O. Starnes, "Coley's Toxins, Tumor Necrosis Factor and Cancer Research: A Historical Perspective," *Pharmacology & Therapeutics* 64, no. 3 (1994): 529–64.

14 H. C. Nauts, W. E. Swift, and B. L. Coley, "The Treatment of Malignant Tumors by Bacterial Toxins as Developed by the Late William B. Coley, MD, Reviewed in the Light of Modern Research," *Cancer Research* 6, no. 4 (1946): 205–16.

15 D. B. Levine, "The Hospital for the Ruptured and Crippled: William Bradley Coley, Third Surgeon-in-Chief 1925–1933," *Hospital for Special Surgery Journal* 4, no. 1 (2008): 1–9.

16 E. Nagourney, "Helen C. Nauts, 93, Champion of Her Father's Cancer Work," *The New York Times*, January 9, 2001.

17 M. Tontonoz, "Beyond Magic Bullets: Helen Coley Nauts and the Battle for Immunotherapy," Cancer Research Institute, April 1, 2015, https://cancerresearch.org/blog/april-2015/helen-coley-nauts-and-the-battle-for-immunotherapy.

18 B. Benacerraf, *From Caracas to Stockholm: A Life in Medical Science* (New York: Prometheus Books, 1998).

19 H. S. Jennings, "Biographical Memoir of Raymond Pearl," in *Biographical Memoirs* (Washington, D.C.: National Academy of Sciences, 1942): 293–347.

20 M. S. Kinch, *A Prescription for Change* (Chapel Hill, NC: UNC Press, 2016).

21 R. Pearl, "Cancer and Tuberculosis," *American Journal of Epidemiology* 9, no. 1 (1929): 97–159.

22 E. A. Boyse, and Old, L.J. "Some Aspects of Normal and Abnormal Cell Surface Genetics," *Annual Review of Genetics* 3, no. 1 (1969): 269–90.

23 A. Govaerts, "Cellular Antibodies in Kidney Homotransplantation," *The Journal of Immunology* 85, no. 5 (1960): 516–22.

24   Y. Nishizuka and T. Sakakura, "Thymus and Reproduction: Sex-Linked Dysgenesis of the Gonad after Neonatal Thymectomy in Mice," *Science* 166, no. 3,906 (1969): 753–55.

25   M. E. Dorf, and B. Benacerraf, "I-J as a Restriction Element in the Suppressor T Cell System," *Immunology Reviews* 83 (April 1985): 23–40.

26   iayork, "How to Embarass an Immunologist: The I-J Story," Mystery Rays from Outer Space., accessed April 27, 2018, http://www.iayork.com/MysteryRays/2007/11/02/how-to-embarass-an-immunologist-the-i-j-story/.

第 6 章   制导导弹与弹头

1   L. M. Nadler, et. al., "Serotherapy of a Patient with a Monoclonal Antibody Directed against a Human Lymphoma-Associated Antigen," *Cancer Research* 40, no. 9 (1980): 3147–54.

2   S. Mukherjee, *The Emperor of All Maladies: A Biography of Cancer* (New York: Simon and Schuster, 2010).

3   D. R. Miller, "A Tribute to Sidney Farber—the Father of Modern Chemotherapy," *British Journal of Haematology* 134, no. 1 (2006): 20–26.

4   G. MarieKrueger, "'For Jimmy and the Boys and Girls of America': Publicizing Child-hood Cancers in Twentieth-Century America," *Bulletin of the History of Medicine* 81, no. 1 (2007): 70–93.

5   D. Martin, "Einar Gustafson, 65, 'Jimmy' of Child Cancer Fund, Dies," *The New York Times*, January 24, 2001.

6   Miller, "A Tribute to Sidney Farber—the Father of Modern Chemotherapy," 20–26.

7   S. Farber, et. al., "Temporary Remissions in Acute Leukemia in Children Produced by Folic Acid Antagonist, 4-Aminopteroyl-Glutamic Acid (Aminopterin)," *New England Journal of Medicine* 238, no. 23 (1948): 787–93.

8   L. M. Nadler and W. C. Roberts, "Lee Marshall Nadler, MD: A Conversation with the Editor," *Baylor University Medical Center Proceedings* 20, no. 4 (2007): 381–89.

9   J. Toobin, *The Nine: Inside the Secret World of the Supreme Court* (New York: Anchor, 2008).

10   M. Bailey, "How a Former 'Street Kid' Scooped up NIH Grants and Shook up Medical Research," STAT News, December 3, 2015, https://www.statnews.com/2015/12/03/lee-nadler-harvard/.

11   Nadler and Roberts, "Lee Marshall Nadler, MD: A Conversation with the Editor," 381–89.

12   Ibid.

13   M. S. Kinch, *A Prescription for Change* (Chapel Hill, NC: UNC Press, 2016).

14   M. S. Kinch, *Between Hope & Fear: A History of Vaccines and Human Immunity* (New York: Pegasus Books, 2018).

15   L. M. Nadler, P. Stashenko, R. Hardy, and S.F. Schlossman, "A monoclonal antibody defining a lymphoma-associated antigen in man," *The Journal of Immunology* 125, no. 2 (1980): 570–77.

16   Ibid.

17   Nadler, et. al., "Serotherapy of a Patient with a Monoclonal Antibody Directed against a Human Lymphoma-Associated Antigen," 3147–54.

18   Ibid.

19   Nadler, Stashenko, Hardy, and Schlossman, "A monoclonal antibody defining a lymphoma-associated antigen in man," 570–77.

20   H. C. Oettgen, et.al., "Further Biochemical Studies of the Human B-Cell Differentiation Antigens B1 and B2," *Hybridoma* 2, no. 1 (1983): 17–28.

21   T. F. Tedder, et. al., "The B Cell Surface Molecule B1 Is Functionally Linked with B Cell Activation and Differentiation," *The Journal of Immunology* 135, no. 2 (1985): 973–79.

22 N. R. Kleinfeld, "Birth of a Health-Care Concern," *The New York Times,* July 11, 1983.

23 L. H. Schloen, "Immortalizing Immunity," *The Sciences* 20, no. 6 (1980): 14–17.

24 Howard Birndorf, interview by M. Shindell, *The San Diego Technology Archive,* April 30, 2008, http://libraries.ucsd.edu/sdta/transcripts/birndorf-howard_20080430.html Web., April 1, 2018.

25 J. A. Ledbetter and E. A. Clark, "Surface Phenotype and Function of Tonsillar Germinal Center and Mantle Zone B Cell Subsets," *Human Immunology* 15, no. 1 (1986): 30–43.

26 I. Hellström, K.E. Hellström, and M. Yeh, "Lymphocyte-Dependent Antibodies to Antigen 3.1, a Cell-Surface Antigen Expressed by a Subgroup of Human Melanomas," *International Journal of Cancer* 27, no. 3 (1981): 281–85.

27 O. W. Press et al., "Monoclonal Antibody 1f5 (Anti-CD20) Serotherapy of Human B Cell Lymphomas," *Blood* 69, no. 2 (1987): 584–91.

28 M. Barinaga, "Biotechnology on the Auction Block," *Science* 247, no. 4,945 (1990): 906–8.

29 A. Y. Liu, et. al., "Production of a Mouse-Human Chimeric Monoclonal Antibody to Cd20 with Potent Fc-Dependent Biologic Activity," *The Journal of Immunology* 139, no. 10 (1987): 3521–26.

30 A. Pollack, "A Biotech King, Dethroned," *The New York Times,* September 5, 2013.

31 Birndorf interview by M. Shindell.

32 F. J. Cummings, "In Memoriam: Mathilda Dodge Wilson (1883–1967)," *Bulletin of the Detroit Institute of Arts* (1975): 4–4.

33 Birndorf interview by M. Shindell.

34 Ibid.

35 Ibid.

36 Ibid.

37 E. K. Wilson, "Biotech Eden," *Chemical and Engineering News* 79, no. 10 (2001): 41–9.

38 K. R. Chi, "The Birth of Biotech-How One Company Helped Seed San Diego's Industry," *The Scientist* 21, no. 12 (2007): 75–77.

39 M. E. Reff, et. al., "Depletion of B Cells in Vivo by a Chimeric Mouse Human Monoclonal Antibody to CD20," *Blood* 83, no. 2 (1994): 435–45.

40 D. G. Maloney et al., "Phase I Clinical Trial Using Escalating Single-Dose Infusion of Chimeric Anti-Cd20 Monoclonal Antibody (Idec-C2b8) in Patients with Recurrent B-Cell Lymphoma," *Blood* 84, no. 8 (1994): 2457–66.

41 A. J. Grillo-López, et. al., "Overview of the clinical development of rituximab," *Seminars in Oncology* 26 (1999): 66–73.

42 D. Fauls and E.M. Sorkin, "Abciximab (C7e3 Fab): A review of its pharmacology and therapeutic potential in ischemic heart disease," *Drugs* 48 (1994): 583–98.

43 P. Smolewski and T. Robak, "The Preclinical Discovery of Rituximab for the Treatment of Non-Hodgkin's Lymphoma," *Expert Opinion on Drug Discovery* 10, no. 7 (2015): 791–808.

44 M. S. Kinch, "An Overview of FDA-Approved Biologics Medicines," *Drug Discovery Today* 20, no. 4 (2014): 393–8.

45 M. S. Kinch, "An Analysis of FDA-Approved Drugs for Oncology," *Drug Discovery Today* 19, no. 12 (2014): 1831–5.

46 U. Storz, "Rituximab: How Approval History Is Reflected by a Corresponding Patent Filing Strategy," *MAbs* 6, no. 4 (2014): 820–37.

47 R. Lorenzi, "Alexander the Great Killed by Toxic Bacteria?" NBC News, June 16, 2010, http://www.nbcnews.com/id/38282729/ns/technology_and_science-science/t/alexander-great-killed-toxic-bacteria/#.WqK4goJG2ek.

48 J. Lu, F. Jiang, A. Lu, and G. Zhang, "Linkers Having a Crucial Role in Antibody–Drug Conjugates," *International Journal of Molecular Sciences* 17, no. 561.

49   P. Loftus and A. Hufford, "Seattle Genetics Cancer-Drug Trials on Hold after Four Patient Deaths," *The Wall Street Journal*, December 27, 2016.

50   A. Skerra and A. Pluckthun, "Assembly of a Functional Immunoglobulin Fv Fragment in Escherichia Coli," *Science* 240, no. 4,855 (1988): 1038–41.

第 7 章　药物设计师

1   J. Adams, "The Case of Scirrhous of the Prostate Gland with Corresponding Affliction of the Lymphatic Glands in the Lumbar Region and in the Pelvis," *Lancet* 1, no. 1 (1853): 393–93.

2   W. Lawrence, "Cases of Fungus Haematodes, with Observations, by George Langstaff, Esq. And an Appendix, Containing Two Cases of Analogous Affections," *Medico-Chirurgical Transactions* 8 (1817): 272.

3   D. L. Bilhartz, D. J. Tindall, and J. E. Oesterling, "Prostate-Specific Antigen and Prostatic Acid Phosphatase: Biomolecular and Physiologic Characteristics," *Urology* 38, no. 2 (August 1991): 95–102.

4   A. B. Gutman and E. B. Gutman, "An 'Acid' Phosphatase Occurring in the Serum of Patients with Metastasizing Carcinoma of the Prostate Gland," *The Journal of Clinical Investigation* 17, no. 4 (1938): 473–78.

5   W. Kutscher and H. Wolbergs, "Prostataphosphatase," *Hoppe-Seyler's Zeitschrift für physiologische Chemie* 236, no. 4–6 (1935): 237–40.

6   H. Popper, "Alexander B. Gutman, 1902–1973," *The American Journal of Medicine* 54, no. 6 (1973): 689–93.

7   I. Weise, *Die Berliner Kartoffelrevolution: Eine Fallstudie Zum Sozialen Protest Im Vormärz*, (Berlin: Freien Universität Berlin, 1991).

8   R. Tsuchiya and N. Fujisawa, "On the Etymology of 'Pancreas,'" *International Journal of Gastrointestinal Cancer* 21, no. 3 (1997): 269–72.

9   S. Jolles, "Paul Langerhans," *Journal of Clinical Pathology* 55, no. 4 (2002): 243–43.

10   I. Silberberg, "Apposition of Mononuclear Cells to Langerhans Cells in Contact Allergic Reactions. An Ultrastructural Study," *Acta Dermato-Venereologica* 53, no. 1 (1973): 1–12.

11   P. P. Jones and L.A. Herzenberg, "The Early History of Stanford Immunology," *Immunologic Research* 58, no. 2–3 (2014): 164–78.

12   R. Richter, "Research at Blood Center Led to Cancer Vaccine," Stanford Medicine News Center, June 7, 2010, https://med.stanford.edu/news/all-news/2010/06/research-at-blood-center-led-to-cancer-vaccine.html.

13   S. Markowicz and E. G. Engleman, "Granulocyte-Macrophage Colony-Stimulating Factor Promotes Differentiation and Survival of Human Peripheral Blood Dendritic Cells in Vitro," *The Journal of Clinical Investigation* 85, no. 3 (1990): 955–61.

14   H. Ledford, "Therapeutic Cancer Vaccine Survives Biotech Bust," *Nature* 519, no. 7,541 (2015): 17–18.

15   N. M. Durham and C. G. Drake, "Dendritic Cell Vaccines: Sipuleucel-T and Other Approaches," in *Cancer Immunotherapy, Second Edition* (Toronto, Canada: Elsevier, 2013): 273–86.

16   "The Regulator Disapproves," *Nature Biotechnology* 26, no. 1 (January 2008): 1.

17   R. Baghdadi, "Dendreon Vs Cms: Why the Provenge Coverage Controversy Is Bigger Than Just One Product," *Oncology* 24, no. 10 (2010): 881.

18   G. Lorge, "Closing in on Cancer," *Stanford Alumni Magazine*, January 7, 2016, https://medium.com/@stanfordmag/closing-in-on-cancer-e56cff95af0b.

19   M. Abou-El-Enein, A. Elsanhoury, and P. Reinke, "Overcoming Challenges Facing Advanced Therapies in the Eu Market," *Cell: Stem Cell* 19, no. 3 (2016): 293–97.

20   P. Holko and P. Kawalec, "Economic Evaluation of Sipuleucel-T Immunotherapy in Castration-Resistant Prostate Cancer," *Expert Review of Anticancer Therapy* 14, no. 1 (January 2014): 63–73.

21   S. Reisfeld, "The Story Beind an Israeli Immunologist's Cancer-Fighting Breakthrough," *Haaretz*, November 10, 2017.

22   G. Köhler and C. Milstein, "Continuous Cultures of Fused Cells Secreting Antibody of Pre-defined Specificity," *Nature* 256, no. 5,517 (1975): 495–97.

23   J. Couzin-Frankel, "The Dizzying Journey to a New Cancer Arsenal," *Science* 340, no. 6,140 (2013), 1514–8.

24   G. Gross, T. Waks, and Z. Eshhar, "Expression of Immunoglobulin-T-Cell Receptor Chimeric Molecules as Functional Receptors with Antibody-Type Specificity," *Proceedings of the National Academy of Sciences, USA* 86, no. 24 (December 1989): 10024–8.

25   S. Huler, "Nurturing Science's Young Elite: Westinghouse Talent Search," *Scientist* 5, no. 8 (1991): 20–22.

26   J. Goverman, et. al., "Chimeric Immunoglobulin-T Cell Receptor Proteins Form Functional Receptors: Implications for T Cell Receptor Complex Formation and Activation," *Cell* 60, no. 6 (1990): 929–39.

27   P. S. Linsley and J. A. Ledbetter, "The Role of the Cd28 Receptor During T Cell Responses to Antigen," *Annual Review of Immunology* 11, no. 1 (1993): 191–212.

28   F. L. Locke, et. al., "Clinical and Biologic Covariates of Outcomes in Zuma-1: A Pivotal Trial of Axicabtagene Ciloleucel (Axi-Cel; Kte-C19) in Patients with Refractory Aggressive Non-Hodgkin Lymphoma (R-Nhl)," *Journal of Clinical Oncology* 35, no. 15 (2017): 7512.

29   G. Gross and Z. Eshhar, "Therapeutic Potential of T Cell Chimeric Antigen Receptors (Cars) in Cancer Treatment: Counteracting Off-Tumor Toxicities for Safe Car T Cell Therapy," *Annual Review of Pharmacology and Toxicology* 56 (2016): 59–83.

30   E. Levi-Weinrib, "Israeli Professors Fight for Kite Pharma Sale Spoils," *Globes*, November 5, 2017.

31   N. Holt, *Cured: The People Who Defeated HIV* (New York: Penguin, 2014).

32   C. H. June, "Toward Synthetic Biology with Engineered T Cells: A Long Journey Just Begun," *Human Gene Therapy* 25, no. 9 (2014): 779–84.

33   J. Akst, "Commander of an Immune Flotilla," *Scientist* 28, no. 4 (2014): 56-58.

34   June, "Toward Synthetic Biology with Engineered T Cells: A Long Journey Just Begun" (2014): 779–84.

35   "Doug's Story," PennMedicine.org, accessed May 1, 2018, https://www.pennmedicine.org /cancer/about/patient-stories/cll-doug.

36   Ibid.

37   M. Kalos et al., "T Cells with Chimeric Antigen Receptors Have Potent Antitumor Effects and Can Establish Memory in Patients with Advanced Leukemia," *Science Translational Medicine* 3, no. 95 (2011): 95ra73.

38   H. Auer, "Genetically Modified 'Serial Killer' T Cells Obliterate Tumors in Patients with Chronic Lymphocytic Leukemia, Penn Researchers Report," PennMedicine.org, August 10, 2011, https://www.pennmedicine.org/news/news-releases/2011/august /genetically-modified-serial-ki.

39   S. Barlas, "The White House Launches a Cancer Moonshot: Despite Funding Questions, the Progress Appears Promising," *Pharmacy and Therapeutics* 41, no. 5 (2016): 290.

40   Auer, "Genetically Modified 'Serial Killer' T Cells Obliterate Tumors in Patients with Chronic Lymphocytic Leukemia, Penn Researchers Report."

41   Associated Press, "VP Joe Biden Says Politics Are Impeding Cancer Cure," CBS News, January 15, 2016, https://www.cbsnews.com/news/vice-president-joe-biden-says-politics -are-impeding-cancer-cure/.

42   J. N. Kochenderfer and S. A. Rosenberg, "Chimeric Antigen Receptor–Modified T Cells in Cll," *The New England Journal of Medicine* 365, no. 20 (2011): 1937.

43 A. Zak, "Novartis to Pay June $12.25m+ to Settle Car Patent Lawsuits," Genetic Engineering & Biotechnology News, April 6, 2015, https://www.genengnews.com /gen-news-highlights/novartis-to-pay-juno-12-25m-to-settle-car-patent-lawsuits/81251117/.

44 A. Regalado, "T-Cell Pioneer Carl June Acknowledges Key Ingredient Wasn't His," MIT Technology Review, March 14, 2016, https://www.technologyreview.com/s/601027/t-cell -pioneer-carl-june-acknowledges-key-ingredient-wasnt-his/.

第 8 章 这局棋，将死！

1 "A Few Holes to Fill," Nature Physics 4 (2008): 257.

2 "Just Thanck Planck," The Economist, December 7, 2000, https://www.economist.com/node /443258.

3 H. Schorle et al., "Development and Function of T Cells in Mice Rendered Interleukin-2 Deficient by Gene Targeting," Nature 352, no. 6,336 (1991): 621–4.

4 H. P. Erickson, "Gene Knockouts of C-Src, Transforming Growth Factor Beta 1, and Tenascin Suggest Superfluous, Nonfunctional Expression of Proteins," The Journal of Cell Biology 120, no. 5 (1993): 1079–81.

5 B. Sadlack et al., "Ulcerative Colitis-Like Disease in Mice with a Disrupted Interleukin-2 Gene," Cell 75, no. 2 (1993): 253–61.

6 D. M. Willerford et al., "Interleukin-2 Receptor A Chain Regulates the Size and Content of the Peripheral Lymphoid Compartment," Immunity 3, no. 4 (October 1995): 521–30.

7 W. J. Penhale, A. Farmer, R. P. McKenna, and W. J. Irvine, "Spontaneous Thyroiditis in Thymectomized and Irradiated Wistar Rats," Clinical and Experimental Immunology 15, no. 2 (1973): 225.

8 W. J. Penhale et al., "Induction of Diabetes in Pvg/C Strain Rats by Manipulation of the Immune System," Autoimmunity 7, no. 2–3 (1990): 169–79.

9 D. Fowell and D. Mason, "Evidence That the T Cell Repertoire of Normal Rats Contains Cells with the Potential to Cause Diabetes. Characterization of the Cd4+ T Cell Subset That Inhibits This Autoimmune Potential," Journal of Experimental Medicine 177, no. 3 (1993): 627–36.

10 S. Sakaguchi, K. Fukuma, K. Kuribayashi, and T. Masuda, "Organ-Specific Autoimmune Diseases Induced in Mice by Elimination of T Cell Subset. I. Evidence for the Active Participation of T Cells in Natural Self-Tolerance; Deficit of a T Cell Subset as a Possible Cause of Autoimmune Disease," Journal of Experimental Medicine 161, no. 1 (1985): 72–87.

11 S. Sakaguchi, N. Sakaguchi, M. Asano, M. Itoh, and M. Toda, "Immunologic Self-Tolerance Maintained by Activated T Cells Expressing Il-2 Receptor Alpha-Chains (Cd25). Breakdown of a Single Mechanism of Self-Tolerance Causes Various Autoimmune Diseases," Journal of Immunology 155, no. 3 (1995): 1151–64.

12 R. Setoguchi, S. Hori, T. Takahashi, and S. Sakaguchi, "Homeostatic Maintenance of Natural Foxp3+ Cd25+ Cd4+ Regulatory T Cells by Interleukin (Il)-2 and Induction of Autoimmune Disease by Il-2 Neutralization," Journal of Experimental Medicine 201, no. 5 (2005): 723–35.

13 E. Suri-Payer, A.Z. Amar, A.M. Thornton, and E.M. Shevach, "Cd4+ Cd25+ T Cells Inhibit Both the Induction and Effector Function of Autoreactive T Cells and Represent a Unique Lineage of Immunoregulatory Cells," The Journal of Immunology 160, no. 3 (1998): 1212–18.

14 Sakaguchi, "Immunologic Self-Tolerance Maintained by Activated T Cells Expressing Il-2 Receptor Alpha-Chains (Cd25). Breakdown of a Single Mechanism of Self-Tolerance Causes Various Autoimmune Diseases," 1151–64.

15 E. M. Shevach, "Regulatory T Cells in Autoimmmunity," Annual Review of Immunology 18, no. 1 (2000): 423–49.

16 C. Sun et al., "Small Intestine Lamina Propria Dendritic Cells Promote De Novo Generation of Foxp3 T Reg Cells Via Retinoic Acid," *The Journal of Experimental Medicine* 204, no. 8 (2007): 1775–85.

17 D. Mucida et al., "Reciprocal Th17 and Regulatory T Cell Differentiation Mediated by Retinoic Acid," *Science* 317, no. 5,835 (2007): 256–60.

18 G. P. Dunn, L.J. Old, and R.D. Schreiber, "The Three Es of Cancer Immunoediting," *Annual Review of Immunology* 22, no. 1 (2004): 329–60.

19 D. Bradford, "Experience: I Ran a Medical Trial That Went Wrong," *The Guardian*, April 22, 2016, https://www.theguardian.com/lifeandstyle/2016/apr/22/experience-i-ran-medical-trial-that-went-wrong.

20 T. Hünig, "The Storm Has Cleared: Lessons from the Cd28 Superagonist Tgn1412 Trial," *Nature Reviews Immunology* 12, no. 5 (2012): 317–18.

21 M. S. Kinch, *A Prescription for Change* (Chapel Hill, NC: UNC Press, 2016).

22 B. McLaurin, "The Drug Trial: Emergency at the Hospital," BBC2, February 21, 2017, http://www.bbc.co.uk/mediacentre/proginfo/2017/08/the-drug-trial.

23 Ibid.

24 Bradford, "Experience: I Ran a Medical Trial That Went Wrong."

25 McLaurin, "The Drug Trial: Emergency at the Hospital."

26 J. Cavallo, "Immunotherapy Research of James P. Allison, Phd, Has Led to a Paradigm Shift in the Treatment of Cancer," The ASCO Post, September 15, 2014, http://www.ascopost.com/issues/september-15-2014/immunotherapy-research-of-james-p-allison-phd-has-led-to-a-paradigm-shift-in-the-treatment-of-cancer/.

27 Ibid.

28 E. Benson, "The Iconoclast," *Texas Monthly*, November 2016, https://www.texasmonthly.com/articles/jim-allison-and-the-search-for-the-cure-for-cancer/.

29 A. Piore, "James Allison Has Unfinished Business with Cancer," *Technology Review* 120, no. 3 (2017): 78–85.

30 G. J. Freeman et al., "B7, a New Member of the Ig Superfamily with Unique Expression on Activated and Neoplastic B Cells," *Journal of Immunology* 143, no. 8 (1989): 2714–22.

31 P. S. Linsley et al., "Binding of the B Cell Activation Antigen B7 to Cd28 Costimulates T Cell Proliferation and Interleukin 2 Mrna Accumulation," *The Journal of Experimental Medicine* 173, no. 3 (1991): 721–30.

32 *The Big Bang Theory*, season 7, episode 10, "The Discovery Dissipation," directed by M. Cendrowski, aired Deember 5, 2013, on CBS.

33 D. R. Leach, M. F. Krummel, and J. P. Allison, "Enhancement of Antitumor Immunity by Ctla-4 Blockade," *Science* 271, no. 5,256 (1996): 1734–36.

34 Piore, "James Allison Has Unfinished Business with Cancer," 78–85.

35 Ibid.

36 F. S. Hodi et al., "Improved Survival with Ipilimumab in Patients with Metastatic Melanoma," *New England Journal of Medicine* 363, no. 8 (2010): 711–23.

37 Benson, "The Iconoclast."

38 T. Bakacs, J.N. Mehrishi, and R.W. Moss, "Ipilimumab (Yervoy) and the Tgn1412 Catastrophe," *Immunobiology* 217, no. 6 (2012): 583–9.

39 M. A. Curran, M. K. Callahan, S. K. Subudhi, and J. P. Allison, "Response to 'Ipilimumab (Yervoy) and the Tgn1412 Catastrophe,'" *Immunobiology* 217, no. 6 (2012): 590–92.

40 G. Hodgson, *The Colonel: The Life and Wars of Henry Stimson, 1867-1950* (New York: Alfred A Knopf Inc, 1990).

41 H. L. Stimson and H. S. Truman, "The Decision to Use the Atomic Bomb," *Bulletin of the Atomic Scientists* 3, no. 2 (1947): 37–67.

42 M. Oi, "The Man Who Saved Kyoto from the Atomic Bomb," BBC News, August 9, 2015, http://www.bbc.com/news/world-asia-33755182.

43 S. Malloy, "Four Days in May: Henry L. Stimson and the Decision to Use the Atomic Bomb," *The Asia Pacific Journal: Japan Focus* 7, no. 14 (2009).

44 P. Revy et al., "Activation-Induced Cytidine Deaminase (Aid) Deficiency Causes the Auto-somal Recessive Form of the Hyper-Igm Syndrome (Higm2)," *Cell* 102, no. 5 (2000): 565–75.

45 Y. Ishida, Y. Agata, K. Shibahara, and T. Honjo, "Induced Expression of Pd-1, a Novel Member of the Immunoglobulin Gene Superfamily, Upon Programmed Cell Death," *The EMBO Journal* 11, no. 11 (1992): 3887–95.

46 Ibid.

47 Y. Agata et al., "Expression of the Pd-1 Antigen on the Surface of Stimulated Mouse T and B Lymphocytes," *International Immunology* 8, no. 5 (1996): 765–72.

48 H. Nishimura, N. Minato, T. Nakano, and T. Honjo, "Immunological Studies on Pd-1 Deficient Mice: Implication of Pd-1 as a Negative Regulator for B Cell Responses," *International immunology* 10, no. 10 (1998): 1563–72.

49 H. Nishimura et al., "Development of Lupus-Like Autoimmune Diseases by Disruption of the Pd-1 Gene Encoding an Itim Motif-Carrying Immunoreceptor," *Immunity* 11, no. 2 (1999): 141–51.

50 H. Dong, G. Zhu, K. Tamada, and L. Chen, "B7-H1, a Third Member of the B7 Family, Co-Stimulates T-Cell Proliferation and Interleukin-10 Secretion," *Nature Medicine* 5, no. 12 (1999): 1365–9.

51 S. Tseng et al., "B7-Dc, a New Dendritic Cell Molecule with Potent Costimulatory Properties for T Cells," *The Journal of Experimental Medicine* 193, no. 7 (2001): 839-46.

52 H. Dong et al., "Tumor-Associated B7-H1 Promotes T-Cell Apoptosis: A Potential Mechanism of Immune Evasion," *Nature Medicine* 8, no. 9 (2002).

53 J. R. Brahmer et al., "Phase I Study of Single-Agent Anti–Programmed Death-1 (Mdx-1106) in Refractory Solid Tumors: Safety, Clinical Activity, Pharmacodynamics, and Immunologic Correlates," *Journal of Clinical Oncology* 28, no. 19 (2010): 3167-75.

54 J. S. Weber et al., "Safety, Efficacy, and Biomarkers of Nivolumab with Vaccine in Ipilimumab-Refractory or -Naive Melanoma," *Journal of Clinical Oncology* 31, no. 34 (2013): 4311–18.

55 D. Berman et al.,"The Development of Immunomodulatory Monoclonal Antibodies as a New Therapeutic Modality for Cancer: The Bristol-Myers Squibb Experience," *Pharmacology and Therapeutics* 148 (2015): 132–53.

56 M. I. Zia, L.L. Siu, G. R. Pond, and E. X. Chen, "Comparison of Outcomes of Phase II Studies and Subsequent Randomized Control Studies Using Identical Chemotherapeutic Regimens," *Journal of Clinical Oncology* 23, no. 28 (2005): 6982–91.

57 S. Koenig, "Positive Phase 3 Data for Opdivo (Nivolumab) in Advanced Melanoma Patients Previously Treated with Yervoy (Ipilimumab) Presented at the Esmo 2014 Congress; First Phase 3 Results Presented for a Pd-1 Immune Checkpoint Inhibitor," Bristol-Myers Squibb, September 29, 2014, https://news.bms.com/press-release/rd-news /positive-phase-3-data-opdivo-nivolumab-advanced-melanoma-patients-previously-t.

58 L. A. Raedler, "Opdivo (Nivolumab): Second Pd-1 Inhibitor Receives Fda Approval for Unresectable or Metastatic Melanoma," *American Health & Drug Benefits* 8 (2015): 180–83.

第 9 章　序章的结束

1 S. P. Kang et al., "Pembrolizumab Keynote-001: An Adaptive Study Leading to Accelerated Approval for Two Indications and a Companion Diagnostic," *Annals of Oncology* 28, no. 6 (2017): 1388–98.

2 D. Shaywitz, "The Startling History Behind Merck's New Cancer Blockbuster," Forbes.com, July 26, 2017, https://www.forbes.com/sites/davidshaywitz/2017/07/26 /the-startling-history-behind-mercks-new-cancer-blockbuster/#512ddf0d948d.

3   Kang, "Pembrolizumab Keynote-001: An Adaptive Study Leading to Accelerated Approval for Two Indications and a Companion Diagnostic," 1388–98.

4   J. Rockoff and P. Loftus, "Bristol-Myers Bucks Trend toward Precision Medicine," *The Wall Street Journal*, March 13, 2016.

5   K. Garber, "In a Major Shift, Cancer Drugs Go 'Tissue-Agnostic,'" *Science* 356, no. 6,343 (2017): 1111–2.

6   A. Piore, "James Allison Has Unfinished Business with Cancer," *Technology Review* 120, no. 3 (2017): 78–85.

7   J. Tang, A. Shalabi, and V. M. Hubbard-Lucey, "Comprehensive Analysis of the Clinical Immuno-Oncology Landscape," *Annals of Oncology* 29, no. 1 (2018): 84–91.

8   U. Storz, "Intellectual Property Issues of Immune Checkpoint Inhibitors," *mAbs* no. 8 (2016): 10–26.

9   Ibid.

10   R. Milo, "The Efficacy and Safety of Daclizumab and Its Potential Role in the Treatment of Multiple Sclerosis," *Therapeutic Advances in Neurological Disorders* 7, no. 1 (2014): 7–21.

11   P. Dilokthornsakul, et. al., "Multiple Sclerosis Prevalence in the United States Commercially Insured Population," *Neurology* 86, no. 11 (2016): 1014–21.

12   L. Kappos et al., "Daclizumab Hyp Versus Interferon Beta-1a in Relapsing Multiple Sclerosis," *New England Journal of Medicine* 373, no. 15 (2015): 1418–28.

13   "Nice Says No to Daclizumab (Zinbryta)," Multiple Sclerosis Trust, October 3, 2016, https://www.mstrust.org.uk/news/news-about-ms/nice-says-no-daclizumab-zinbryta.

14   A. J. Rech and R. H. Vonderheide, "Clinical Use of Anti-CD25 Antibody Daclizumab to Enhance Immune Responses to Tumor Antigen Vaccination by Targeting Regulatory T Cells," *Annals of the New York Academy of Sciences* 1,174, no. 1 (2009): 99–106.